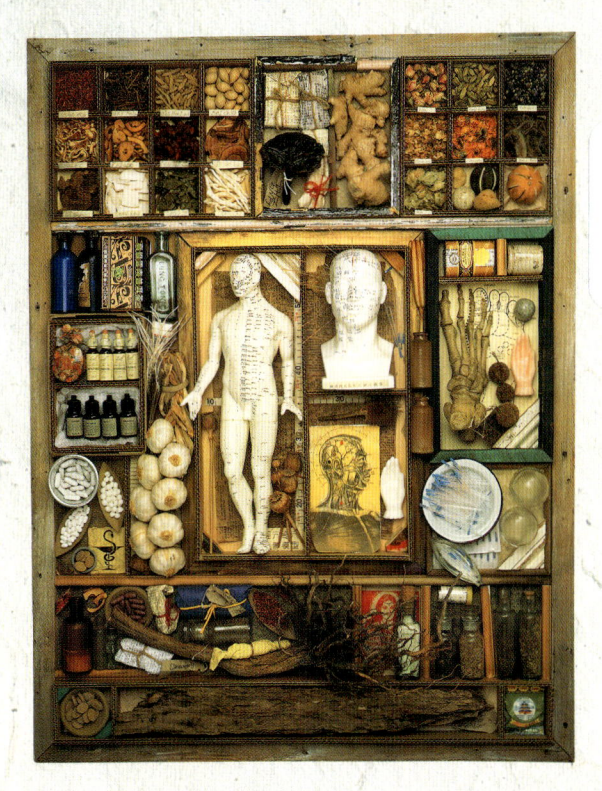

PRACTICAL CHINESE MEDICINE

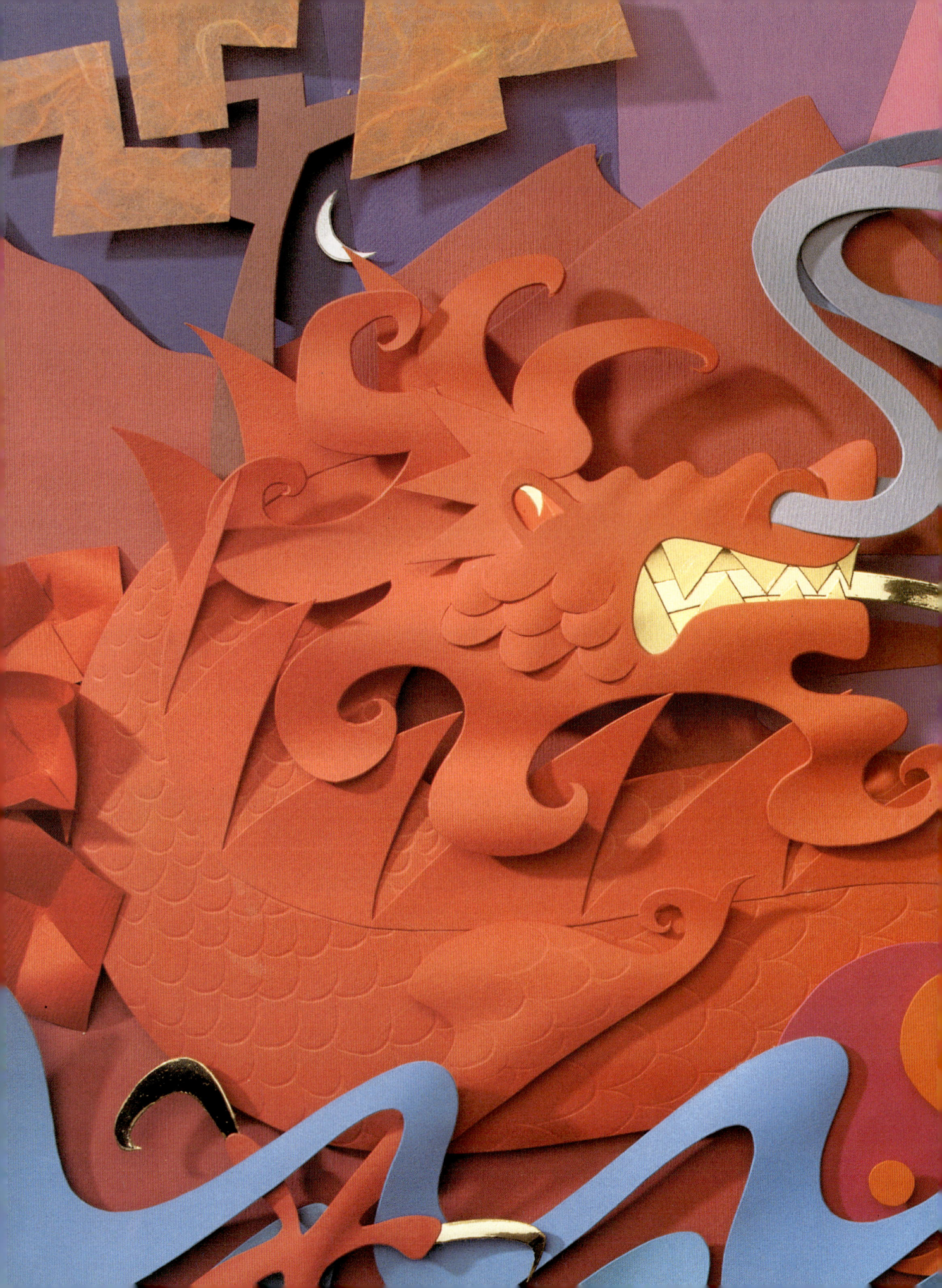

中薬

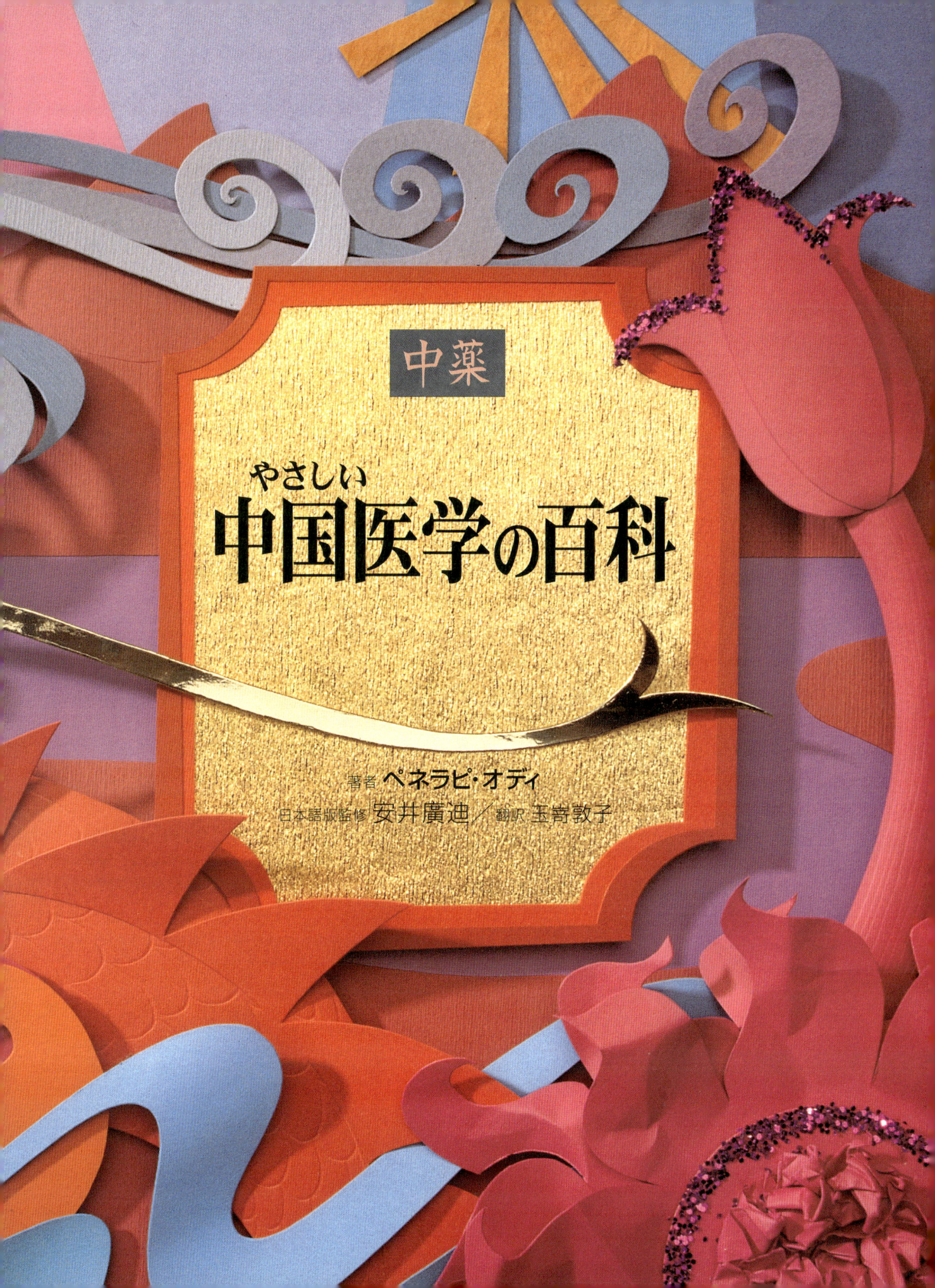

やさしい
中国医学の百科

著者 ペネラピ・オディ
日本語版監修 安井廣迪／翻訳 玉嵜敦子

推薦いたします

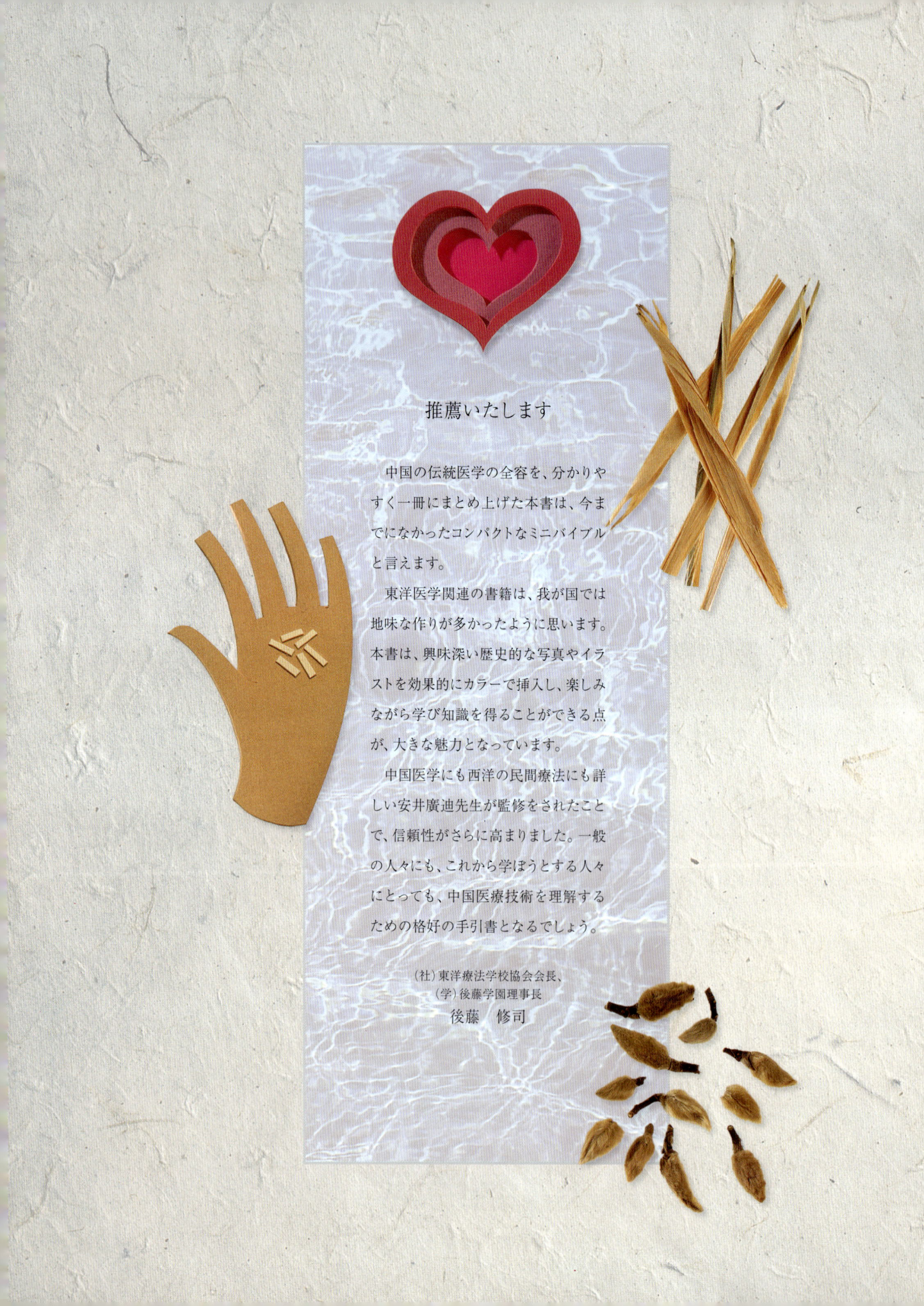

　中国の伝統医学の全容を、分かりやすく一冊にまとめ上げた本書は、今までになかったコンパクトなミニバイブルと言えます。

　東洋医学関連の書籍は、我が国では地味な作りが多かったように思います。本書は、興味深い歴史的な写真やイラストを効果的にカラーで挿入し、楽しみながら学び知識を得ることができる点が、大きな魅力となっています。

　中国医学にも西洋の民間療法にも詳しい安井廣迪先生が監修をされたことで、信頼性がさらに高まりました。一般の人々にも、これから学ぼうとする人々にとっても、中国医療技術を理解するための格好の手引書となるでしょう。

(社)東洋療法学校協会会長、
(学)後藤学園理事長

後藤　修司

目次

起源・理論・診断法
中国医学の歴史　　7
陰と陽　　10
五行論　　12
臓　　14
腑　　18
七情（七つの感情）　　20
人体の基本要素　　22
経絡　　28
病気の外的要因（外因）　　32
病気の内的要因（内因と内生の邪）　　34
中国医学の病理学　　36
中国医学の診断学　　38
外感病の治療　　44
内傷病の治療　　46
証を判断する　　48

治療方法
漢方療法　　51
古来より伝わる生薬の特徴　　52
漢方薬の服用　　55
漢方薬一覧　　57
漢方薬に使用される珍しい材料　　86
鍼治療の起源　　88
現代の鍼治療　　90
耳鍼療法と灸療法　　92
その他の中国伝統療法　　94

セルフヘルプ
健康な食事　　99
刺激を与える陽の食物　　100
鎮静作用のある陰の食物　　102
美味しい食事　　104
ヘルシーメニュー　　106
薬膳粥　　110
強壮酒　　112
健康のための指圧　　114
家庭で行う指圧による応急処置　　116
生命エネルギーをもたらす呼吸法　　126
太極拳とインナーバランス　　130
太極拳の実践　　132
太極拳と健康　　134

監修のことば　安井廣迪　　136
用語解説　　137
索引　　139

出版社からのお知らせ
本書に掲載されている一切の情報は、医学的診断に代わるものではありません。
医学的治療が必要な方は、正式な資格を有する医者か療法士にご相談下さい。

中薬

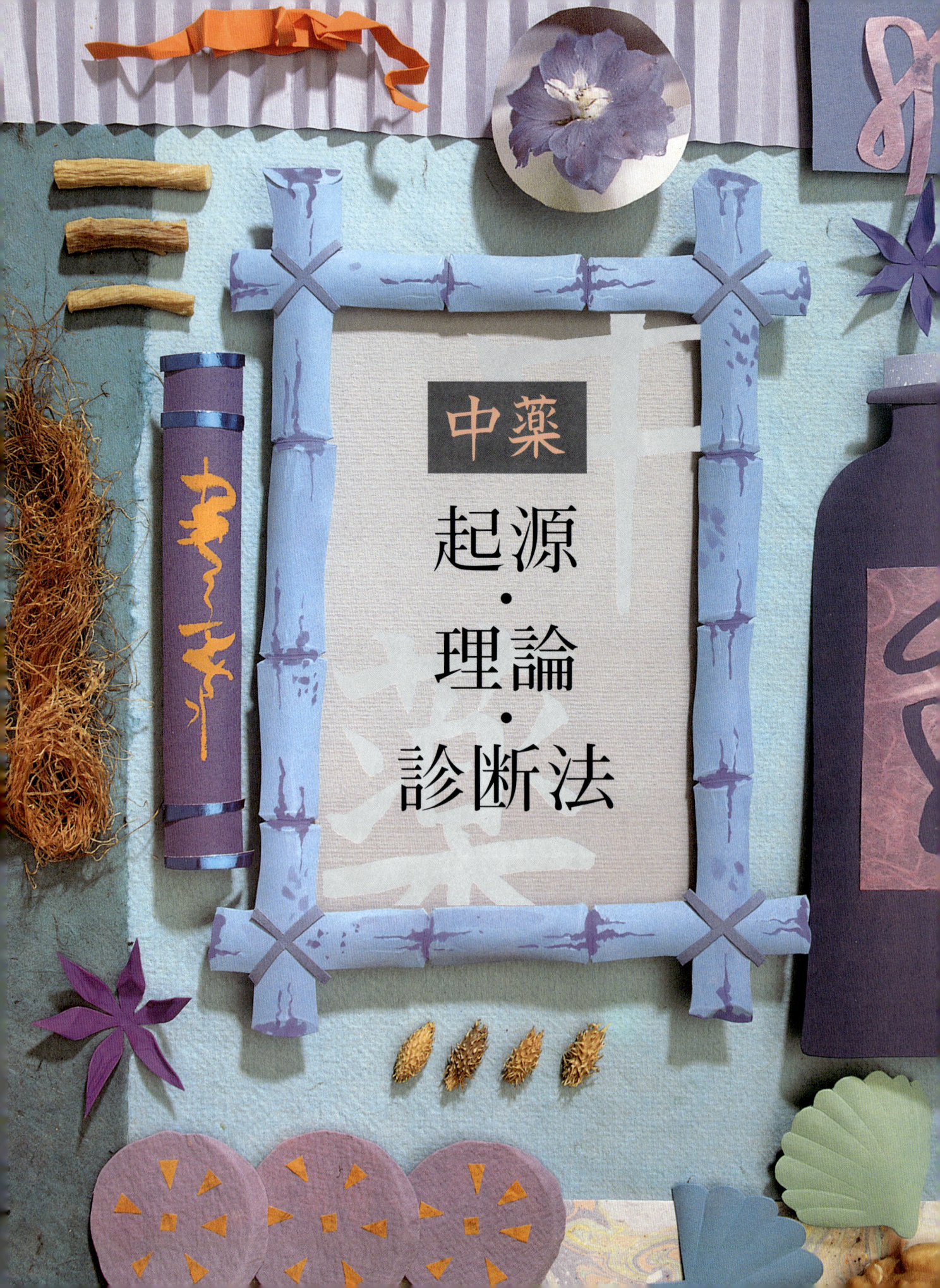

起源・理論・診断法

中国医学の歴史

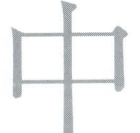

中国医学の起源は、哲学者で鍼治療士だった「伏義」、「神農」、そして「黄帝」という伝説上の3人の皇帝が、薬草、漢方薬、治療法を発見したことにさかのぼるといわれています。しかし多くの伝統治療がそうであるように、正確な起源は時の流れとともに霧の中に包まれ、定かではありません。

古典医学の発祥

遠い昔、遥か彼方の地で世界が誕生したとき、中国で最初に影響力を持った皇帝、伏義が登場しました。彼は、森羅万象を解き明かす宇宙哲学(易学)をもたらしたほか、最初に鍼治療の鍼を考案したと伝えられています。

伏義の後を継いだ神農は、人々に初めて穀物の耕作を教えました。また膨大な数の薬草を自分の体で試して、その薬効を解明したのです。

第3の統治者は黄帝でした。彼は万物最高位の皇帝として、音楽(音律)、医学、算数、書物、武器を導入しました。

この3人の伝説上の皇帝は紀元前4000年から2500年の間に存在していたと伝えられています。現在、彼らが本当に存在していたか否かを確かめる術はありませんが、彼らの教えは後世の人々によってしっかりと守り伝えられてきたのです。

例えば、伏義が考案した八卦という3本の線からなる図形文字は、現在も易経の基盤をなし、易や易断を下す際の指針として利用されています。『神農本草経』は、その後数多く生まれる中国漢方薬の解説書の草分けとして、現在も参考にされています。また黄帝が臣下と、病や治療法について論じた『黄帝内経素問霊枢』は、何世代にもわたって中国医学の主軸をなす教本とされてきました。

学者は概してこれら初期の書物が実際には紀元前500年～紀元前400年の間に書かれたものだと言っていますが、もっと昔からの伝統医学が基盤となっていることは間違いありません。彼らが提案した処方薬や治療の技術は、現在も活用されています。例えば神農は、「当帰」を生理不順の治療、「麻黄」を喘息の治療のための薬草として紹介しました。現代の医者も、この薬草から抽出したエフェドリンを呼吸器系のあらゆる病に処方しています。

中国医学の基盤：道教

当時、中国では道教が圧倒的に支持されていました。道教とは、繁栄、不老長寿を実現するための理想的な方法として「道」を唱える哲学です。「道」とは、自然の摂理に従い、万物と調和して生活することを意味します。道教の説く自然世界との密接なつながりは、中国における健康と薬に対するアプローチの根底に流れる、もう1つの重要な拠り所です。それは、五行色体表(12-13ページ参照)や陰陽が与える重要な影響力(10-11ページ参照)にも明らかに現れています。

当時の中国医学は、西洋と同様、人体の解剖学や生理学を正確に理解しておらず、現在私たちが手術と呼ぶような行為もほとんど行っていませんでした。医者は体内の機能を外的情報からのみ推測するだけで、細菌が病気の原因になる場合があるといった概念は持っていませんでした。

その代わりに、真の道教の考えに基づき、病と健康は環境と関連があると考えました(同じ頃、西洋社会に登場したヒポクラテスもこのような考えを持っていました)。また病の原因は、外的弊害(外邪)と、体内に想定される経絡(血管のように全身を巡るネットワーク)を流れるエネルギーのアンバランスにあると考えました。

紀元前4世紀には、秦越人またの名を扁鵲が初めて4つの診断法(四診：望診・聞診・問診・切診の4つ)を考案しました。現在も多くの中国医学の医者がこの診断法を利用しています。

> 66 医療は陰陽に従って行わなければならない。陰陽は母と子、あるいは兄弟のようなものなのだ 99
> (神農本草経)

5つのレベルに分けられた医者

紀元前約3000年頃、中国では精神のアンバランスから身体の基本的な病に至るまで、あらゆる人の病を治す医者を次の5つのレベルに分類しました。

- **聖人**：最高位の医者。精神を治療する能力があるほか、将来に向けて正しい道を説くことができた。
- **食医**：食事治療を行った。
- **疾医（内科）**：漢方治療、鍼、指圧、マッサージ、灸などによる治療を行った。
- **瘍医（外科医）**：皮膚の化膿症や骨折を治す医者。
- **獣医**：馬や犬の治療に適した医者。人の治療は行わなかった。

監注：『周礼』天宮によれば、周王室には食医、疾医、瘍医、獣医の4つの分野の医師と、それを統括する医師がいた。

さまざまな治療法

記録に残っている最古の中国医療の大半は漢方薬によるものですが、鍼治療などその他の治療法も同じくらい昔から利用されていたことが知られています。漢王朝（紀元前206～紀元後220年）の古墳からは金と銀の鍼が発見され、前述の『内経（だいけい）』には鍼灸治療で利用するあらゆるエネルギーの道筋（経絡（けいらく））が明らかにされています。鍼治療が最初に文献に登場するのは、少なくとも紀元前1500年以降ですが、1世紀以降にはさらに多くの詳細な治療法が示され、現在まで継承されています。

その他の健康法も同じ時期までさかのぼります。紀元前2世紀ごろの漢王朝の古墳で発見された絹織物には、現在も盛んな太極拳に非常によく似た体操が紹介されています（130-135ページ参照）。紀元前300年頃に書かれた別の文献、『荘子』では、規則的な呼吸を伴う運動が体を活性化させる効果を詳述しており、気功にも通じる内容となっています（126-129ページ参照）。

目新しいものを避ける

昔の中国人は、変化と変容は避けるべき事だと考えていました。よく使われる「興味深い時間を過ごせますように」という言葉は、彼らにとって呪いであって祝福ではなかったのです。

そのため中国文化は、約5000年にもわたって西洋社会による劇的な変化がもたらされることなく、確立されたパターンを繰り返してきたのです。西洋世界から見れば、長い間信仰による大きな影響もなく、イスラムの脅威といったものもなく、そのため国境を越えて開拓や貿易を行いたいという真の欲求もありませんでした。ただ、非常に階級性の強い伝統的な社会が存続し、太古の伝説上の創始者の信念や手法をゆっくりと発展させていったのです。

さまざまな漢方薬

中医学における漢方薬のレパートリーの数は確実に増え続けました。『神農本草経』に掲載された361種の漢方薬は、6世紀の陶弘景（とうこうけい）による同書の改訂により730種になり、639年の蘇敬（そけい）による3度めの大幅な改訂により744種に、そして1082年には、唐慎微（とうしんび）が編纂した『証類本草（しょうるいほんぞう）』では1,746種となりました。

上記の書物に掲載された漢方薬の成分は植物だけではありません。中国人は常に、治療に鉱物からの抽出分と動物の体の一部を用います。漢方医、李時珍（りじちん）（1518年～1583年）が1578年に完成した『本草綱目（ほんぞうこうもく）』には、1,892種類もの野菜、動物、鉱物が常用の漢方薬として列記されています。

李時珍はまた、脈診（脈拍から病症を診断する方法）に関する正確な教本も著し、あらゆる証（病症）のための11,096種にものぼる漢方薬の処方を明らかにしました。

17世紀と18世紀には、大量の医学書が出版されました。その1つである『医宗金鑑（いそうきんかん）』は現在も中国の医科大学で使用されています。これらの著書はすべて黄帝が提唱した原則に従い、道教の教えに基づく陰陽五行論を反映しています。

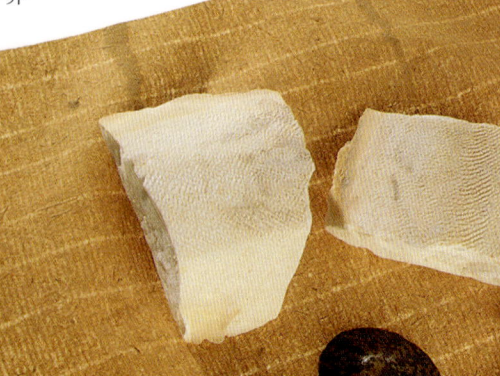

右：漢方薬では植物以外のものも使用される。処方箋には、ここに示すような鉱物からの抽出分や動物の体の一部、イカや貝殻が含まれていた。

中国医学の歴史

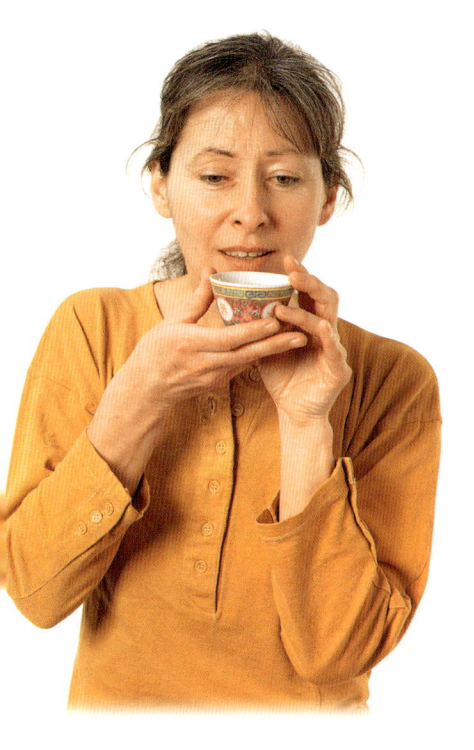

上：中国の茶を飲む習慣は、薬草治療を発見した農業専門家「神農」の時代にまでさかのぼる。

民間伝承

黄帝の理論や、李時珍（りじちん）の何千にものぼる治療法は、裕福な支配階級だけに許される唯一の中国医学のスタイルを形成しました。一方、民間療法は、世界中の民間療法がそうであるように、非常にシンプルなものでした。各家庭に伝わる知恵として代々伝えられたり、中世のヨーロッパのように、僻地の村から村へ渡り歩く、特定の技術を得意とする巡回医師によって広められたのです。中国の巡回医師は、昔から鈴を鳴らして町に来たことを知らせたため、「鈴医」と呼ばれていました。彼らは、地元で入手可能な薬草を用いたため、古来より伝わる薬草の処方とは必ずしも正確に一致していませんでした。また鈴医たちは、世界中の民間治療医と同じように、シャーマニズム、漢方療法、儀式を組み合わせて治療に利用しました。

西洋人の到来

中国が西洋社会に門戸を開き始め、西洋人が中国を訪れると、その固定的な状況が少しずつ侵食されました。18世紀以降、宣教師たちはキリスト教だけでなく、西洋医学をも伝えたのです。そして、中国人の解剖学や生理学に対する知識のギャップを無遠慮に暴いたのでした。例えば、死体解剖により中国医学が説く規則正しい呼吸をコントロールする24個の穴は肺に存在しないこと、記憶や思考と心臓はほとんど関係がなく、実際はそれまでほとんど無視されていた脳と呼ばれる臓器に保存されていることなどが、ついに明らかになったのです。

まもなく中国の医者は、外国に渡って勉強を始めました。その先駆けとなったのは黄寛（ファンクァン）(1828〜1879)で、1860年代に英国エジンバラ大学に留学しています。その後、1890年までに香港に西洋医学の大学が設立されました。1911年に中華民国が誕生すると、政府閣僚らは西洋医学の手法を重んじ、伝統的な医学を積極的に抑圧しようとしました。

昔ながらの「鈴医」が中国僻地で治療を続ける一方、伝統的な医学校が閉鎖され、古典的な医学書は非科学的だとして捨て去られました。そのため、伝統医療の多くは、シンガポール、カリフォルニア、香港、その他世界中の「チャイナタウン」の華僑によって存続されたのです。

変化と復活

1949年、すべてが変わりました。共産主義を掲げる人々が政権を握り、公衆衛生が政府の優先事項となったのです。伝統的な中国医学大学と、基本的な保健技術の訓練を受けた「裸足の医者」のネットワークが新たに設立され、僻地の遅れた医療施設の改善が決定されました。また大量市場向けの治療薬を一般市民に販売するために医薬品製造工場が新設され、古くから伝わる治療薬が復活しました。

現在、伝統医学は中国全土で簡単に利用可能です。また新たに医者の資格を得た中国人医師たちは、治療法に対する飽くなき研究心を満たすために、北米やヨーロッパに渡っています。同時に、古来より伝わる中国の治療薬は、西洋の医薬品企業により大量販売されています。

沢瀉（たくしゃ）

見慣れた庭の草木の多くが重要な薬草だ。

白芍（びゃくしゃく）

辛夷花（しんいか）

陰と陽

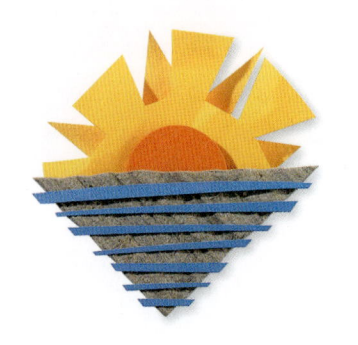

陰と陽の概念は、中国哲学の根源であり、伝統医学の主な基盤をなしています。西洋人がそれを理解することは容易ではありません。陰と陽の概念は相互に複雑にからみ合い、また万物に陰陽の両方の側面が含まれているといいます。

2つの大きな力

太古の道教家は、陰と陽は万物の基盤をなし、交互に作用して創造力となる2つの大きな力であると考えていました。それは、山の太陽の当たる側面と当たらない側面、上と下、外側と内側であり、常に対をなす、分けては考えられない両極に例えられていました。

西洋では陽を、動き、力、外向性、積極性などの言葉でより「男性的」に表現することがあります。それに対して陰は、物静か、かよわい、内向的、受動的など、いわゆる女性的な言葉で表現されています。しかし、この捉え方はどちらかというと人為的です。陰と陽は等しく、すべての事象に含まれているからです。男性的あるいは女性的であることを本当に決定づけているのは、陰と陽という2つの力のバランスが示す、相対的な重点や方向性なのです。

道教は、自然、宇宙、そして人々の環境への関わり方に関連があります。そのため、陽と陰がそれぞれ火と水に最も近いとされるのもうなずけます。中国人にとって、火は陽を意味するほか、温かい、明るい、光、動き、上昇、活動的、活気的など、火と似た性質を持つ事象も陽とみなされています。それに対して、水は冷たく、重く、下降する動きを示し、消極的で、抑制（あるいは後退）を表す陰を示しているといいます。

しかし、物事には常に両方の面が存在しています。例えば、暑くて明るい季節である夏は陽を強く示していますが、陰の要素も含まれており、じめじめして寒いヨーロッパの冬は、陰に密接な関係がありますが、陽の要素も含まれているのです。

陰陽と健康

伝統中国医学では人体に陰陽の概念が適用され、物質（静的なもの）は陰、機能（活動）は陽に近いとみなしています。

例えば、臓器、血液、体液は陰、そして呼吸や消化など体内で輸送や変化させる機能は陽に近いとされています。

同様に、体の外側にあるものは陽、内側にあるものは陰に近いとみなされています。例えば、頭（火のように上向き）は陽、足（水のように下向き）は陰です。腕、足、背中の外側にある鍼治療における経絡（エネルギーの道筋）は陽であり、腕や足の内側や腹部にある経絡は陰です。

体内のさまざまな臓器は、その機能にしたがって陰に近い「臓」と、陽に近い「腑」に分類されます。ただし、いずれも陰陽両方の性質を持っています。

心臓（臓に分類される臓器）は陰の要素が強いのですが、体の上半分に位置するため、その性質においては腹部の下に位置する肝臓（これも陰の臓と分類される）より、陽に近いとされています。

関係と抑制

健康な体では、陰陽の関係が常に変化しています。運動すると陽に近くなり、室内で休むと陰に近くなります。この2つのエネルギーは、変化するニーズに合わせて適応したり調和したりもします。これを中国医学では、陰と陽が互いに抑制し合う「相互抑制」と呼んでいます。

病気の時、この相互抑制が崩壊し、陰か陽の制止がきかなくなります。中国医学は、陰陽のアンバランスを以下の4つのカテゴリーに厳密に分類しています。

- 陰盛陽虚（陰が強く、陽に悪い影響を与えている状態）
- 陽盛陰虚（陽が強く、陰に悪い影響を与えている状態）
- 陰虚陽亢（陰が弱まったことにより、陽の力が上回った状態）
- 陽虚陰盛（陽が弱まったことにより、陰の力が上回った状態）

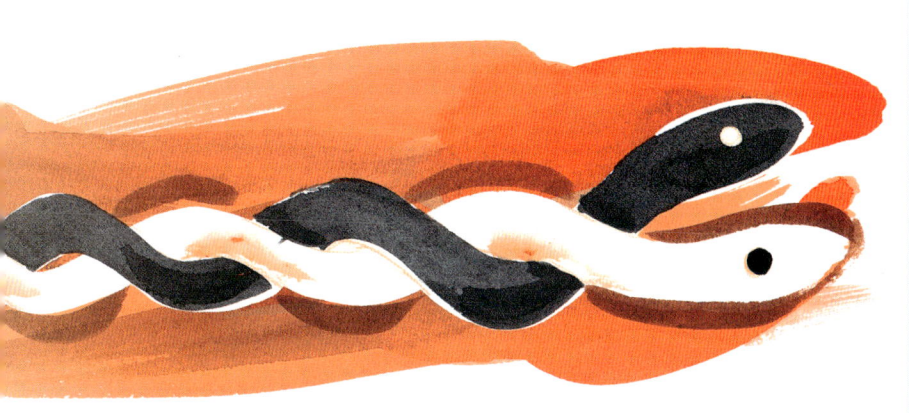

陰と陽

> 陰の中に陽があり、陽の中に陰がある。夜明けから正午までは、天の陽は陽の中にある。正午から日没までは、天の陽は陽の中の陰にある。日没から午前12時までは、天の陰は陰の中の陰にある。午前12時から夜明けまでは、天の陰は陰の中の陽にある
>
> （黄帝内経）

証（病症）も陰と陽に分けられます。適切な治療を行うには、陰陽のアンバランスの性質を明らかにすることが重要です。例えば、熱と炎症を起こす病は、陽が強すぎるためだとみなされます。ただし、陽が強すぎるのは、陽の働きが強すぎることが原因である場合と、陰が弱まったことが原因である場合があります。

そのため、陽の働きが強すぎることが原因であれば、陽を減少させるか制御する治療が適切ですが、真の原因が陰の弱まりにある場合、陽の抑制はエネルギーレベルが下がった患者をさらに弱らせることにしかなりません。

左：西洋人は陰を女性と結び付ける傾向があるが、陰は主に受動的、内向的、静的な状態を表している。

右：陽は、熱や動きに特徴付けられる、活動的、外交的、そして活気がある状態を表す。

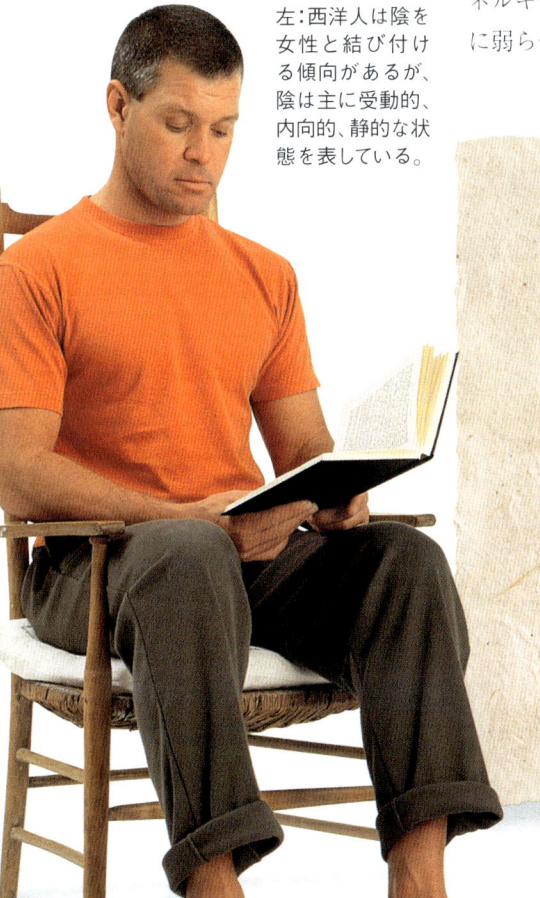

陰と陽の特徴

陰	陽
水	火
闇	光
冷	熱
消極的	積極的
内面	外面
遅	速
暗	明
下方	上方
物質	機能
実質	エネルギー

起源・理論・診断法

五行論

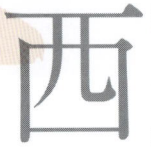

西洋の哲学者は当初、世界が地、空、火、水の4つの要素から成り立っていると信じていましたが、中国人は、身の回りの自然世界と密接な関係がある5つの原始的事象から成り立っていると考えていました。

自然界のパターン

中国の初期の思想家は、季節の移り変わりを観察して、1つのパターンがあることに気がつき始めました。冬に大雨が降ると、春に新たな植物が生まれ、真夏の熱で枯れると、森林の火事が発生し、植物が灰になって地に還ります。すでに地中には、貴重な金属鉱石があることが知られていました。金属の表面は熱を伝えやすく、すぐに冷たくなります。その性質が水を凝結させて、冬に大雨を降らせて植物を育て、上記のサイクルをもう一度繰り返すことになるというわけです。

この観察は、現在「五行論」と呼ばれる概念に発展しました。ただし太古の中国人は、この基本的要素を定義するだけに留まらず、万物は本質的に1つなのだから、万物の性質がこの要素に適合するはずだと考えたのです。そこで、五季、五方、五色、五臓、五志、五味、五音、五香など、5つの要素からなる様々な組み合わせが集められました。

抑制と制御

5つの基本的要素に相互作用があるように、その様々な特性も互いに影響を与えています。簡単にいうと、水は木の成長を促し、木は火を生み、火は土を生み、土は金の生成を促し、金は水に戻ります。中国人はこれを「母子」の関係とみなし、母なる水が、その息子である木を生んだなどと表現します。これらの基本要素は、相互に制御する機能も備えています。この考え方も観察から導かれました。例えば、水は火を制御し、火は金を制御するのです。金は木を切ることができ、木は地中に根をのばして土を支配します。土は雨を蒸発させたり、川を作ったりして水を制御します。これを逆に考えると、促進したり制御したりする作用は、同じ要素を抑制あるいは弱める作用も持っていることになります。

促進と抑制のサイクルは、バランスと調和を維持するのに必要不可欠です。仮にいずれかの要素が強くなりすぎてサイクルを支配すると、アンバランスが発生します。しかし、五行論によると、アンバランスは最終的に調和のとれた通常の状態に戻ることになるといいます。

例えば、火が金を制御する力が大きすぎると、金の力は弱まり、木を制御する能力を失います。すると木は活力を増し過ぎて、土を過剰に支配し始めます。土は水を抑制することができず、過剰に力を得た水は、問題の発端となった強すぎる火を制御します。しかし、ある要素があまりにも強すぎるあるいは弱っていると、この制御／抑制のバランスが保てなくなり、深刻なダメージとなることもあります。

土 水 木 火 金

> 66 木は金に倒される。火は水に消される。地には木の根が張り地を緩める。金は火に溶かされる。そして水は地に遮断される。これが物事の関係だが、その数は膨大すぎて1つ1つ語り尽くすことはできない 99
>
> （黄帝内経）

アンバランスと病

5つの基本要素の相互作用は、伝統的な中国の診断法や証（病症）の分類において重要な役割を果たしています。例えば中国の医者は、水（腎臓に関連）が弱まると、火を制御できなくなり、火が金（肺に関連）を攻撃すると説明します。そのため喘息が起きると、腎臓が弱まっていると診断し、呼吸器の治療を行わず腎臓の強壮剤を処方する場合があるのです。

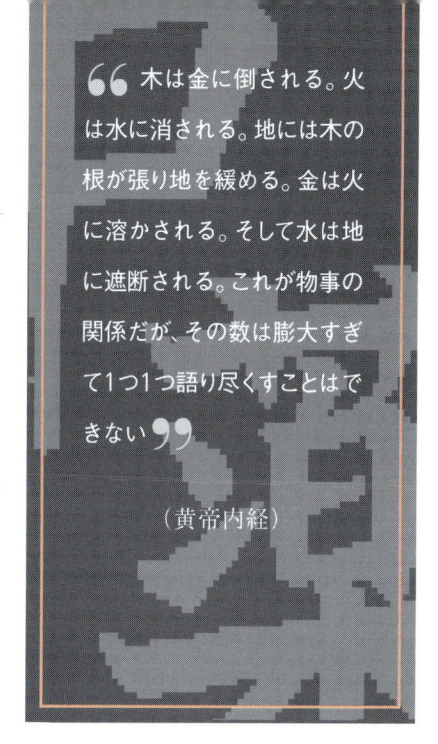

上および右：万物が由来する5つの基本要素は物事だけでなく感情や季節の変化もつかさどる。

五行色体表

要素	木	火	地	金	水
五方（方角）	東	南	中央	西	北
五色（色）	緑	赤	黄	白	黒
五季（季節）	春	夏	長夏（通常7月7日より1ヵ月間）	秋	冬
五気（気候）	風	暑	湿	燥	寒
五臓（実質臓器）	肝	心	脾	肺	腎
五腑（中空臓器）	胆（胆嚢）	小腸	胃	大腸	膀胱
五竅（感覚器官）	目／視覚	舌／会話	口／味覚	鼻／嗅覚	耳／聴覚
五志（感情）	怒	喜／驚	思	悲／憂	恐
五味（味）	酸	苦	甘	辛	塩辛い
五主（体）	筋	血脈	肌肉	皮	骨
五華（体）	爪	面色	唇	毛	髪
五声（声）	呼	笑	歌	哭	呻
五嗅（臭）	酸敗臭	焦	香	生臭い	腐敗臭
五液（体液）	涙	汗	涎	涕（鼻水）	尿*
五畜（食肉）	鶏	羊	牛	馬	豚
五穀（穀物）	小麦	もちきび	きび	米	豆

＊監注：中国の一般の教科書では「唾」となっている。

起源・理論・診断法

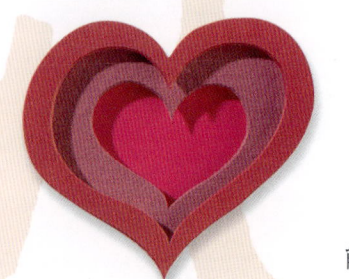

臓(ぞう)

中国の医者は当初、体内には5つの実質臓器があると想像していました。しかし彼らが想定した各臓器の機能は、現代の解剖学に基づく理解とかけ離れています。中国医学によると、5つの臓器には身体機能があるほか、感情や精神と関連性があるといいます。

実質臓器

中国医学では、身体機能は主として腎臓、肝臓、心臓、脾臓、肺の五臓(内臓あるいは実質臓器と訳される)に基づいているとされています。これらの身体機能は、解剖学的研究ではなく体の外側からの観察によって推測されたもので、標準的な西洋の考え方とはかけ離れています。実際の臓器の病理学を論じているわけではなく、理論上の機能を論じていることを明確に示すために、西洋では、このような中国の「臓器に関する概念」を大文字で記して、西洋の考え方と区別するのが慣例となっています。

五臓には、五行色体表に基づく相関関係があると同時に、それぞれ関連する「腸」あるいは「中空臓器」(腑、18-19ページ参照)があり、鍼治療に基づく経絡(けいらく)でつながっています。

これらの臓器は、人体の5つの基本要素(精・気・血・体液・神、22-27ページ参照)を含む複雑なネットワークの一部で、五行色体表で隣にある項目の強さや弱さだけでなく、この基本要素の影響を受けます。また各臓器には非常に厳密な機能が備わっています。

心臓

- 精神活動を制御する。
- 血液循環と血管を統御する。
- (心の状態は)顔色に表れる。
- 舌と関連性がある。

心臓は、臓腑の中でも支配的な存在で、すべての生命活動を制御すると言われています。この考え方は、心臓が精神や感情と密接な関係があるとしたアーユルヴェーダや古代エジプトの考え方など、他の伝統的医学理論と似ています。

中国医学において、心臓は脳よりも「精神活動」を制御するものとみなされています。中国人は、「精神活動」を、広範囲に渡る思考プロセス、認識、精神的健康であると理解しています。それとは対照的に、脳は情報を受け取って蓄積するシステムにすぎず、思考プロセスには実際に関与していないとみなされています。

そのため精神障害は心臓に何らかの損傷が発生したからだと考えられています。「心を落ち着かせる」とは西洋でもよく言われる言葉ですが、中国医学では心臓の機能を整えるための治療法として行われる行為です。

こうなると、心臓が血液と血管も制御していると考えられている事は驚くに足りないでしょう。中国医学では、心臓のエネルギー(気)が強まると、血液が活性化し、健康と活気にあふれる生活が得られると考えられているのです。

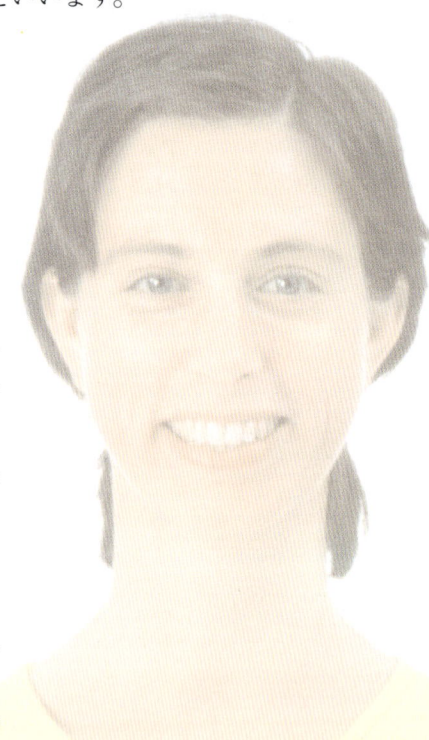

心臓と血管の密接な関係は、心臓の健康状態が顔色に反映することからも分かります。心臓の気が強ければ、顔には赤みがまし、健康的になります。気が弱まると、顔色は青白くなります。また心臓は五行色体表の「舌」と関連があります。そのため、中国の人々は、味覚は心臓の気の活力を反映するものだと考えています。

脾臓

- 消化を制御する。
- 四肢と筋肉を制御する。
- 血管中の血液の流れを維持する。
- 意志や決断を蓄える。*
- 口／食欲と関連性があり、唇に健康状態が表れる。

　脾臓に関する概念は、西洋人にとって実に理解し難いものです。西洋人は脾臓を、古い血液細胞の処理に何らかの関係があるといった程度の、ややあいまいな存在として捉えています。そのため、脾臓が消化の中心的役割を果たし、筋肉を発達させるという中国の見解にはいささか驚かされます。

　脾臓は古くから、食物からの栄養を吸収し「食物のエッセンス」の全身への分散を促進するものだと信じられています。脾臓の気が強ければこの作用が強化されて健康になりますが、弱いと各内臓が栄養不良になるのです。

　脾臓は食物から抽出した水分に対しても同じ働きをし、全身に水分を行き渡らせた後、腎臓に送り出します。

　この脾臓と栄養分の関係から、なぜ脾臓に強い四肢や非常に発達した筋肉を作る働きがあるのかも説明することができます。

　筋肉は、口や唇と関係があり、脾臓の状態を反映すると言われています。健康的なピンクの唇は、栄養が十分に行き渡り、脾臓の気が強力であることを示しています。それに対して、血の気がない唇、味覚の混乱や食欲減退は、脾臓の弱まりと関係があります。

　また、血管中の血液の流れを維持するためにも、脾臓の気の強さが必要です。脾臓の気が弱いと、出血あるいは皮下出血を起こすことがあります。

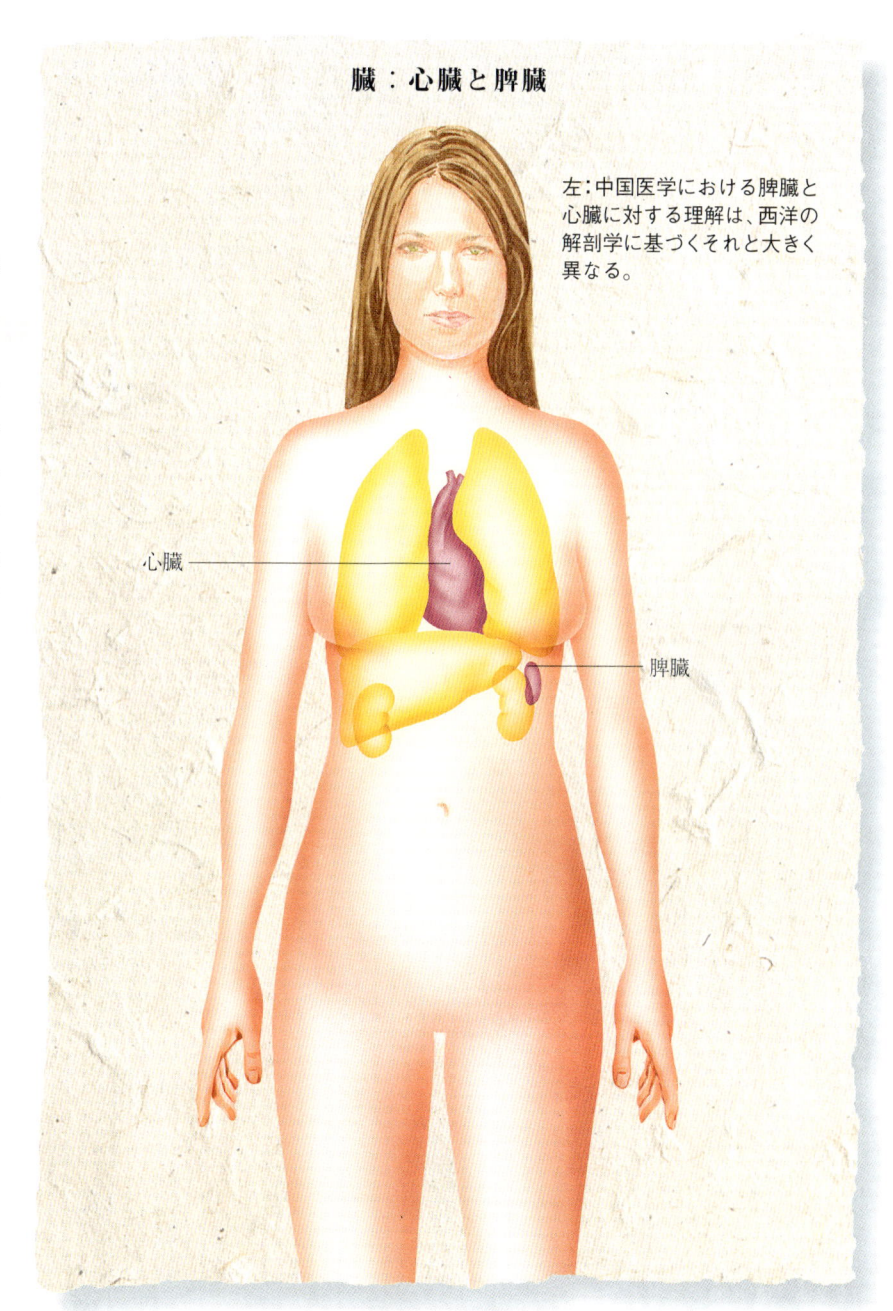

　心臓など他の臓器と同様、脾臓は精神活動に関係があり、とくに「意」をつかさどっているといいます。「意」は意図、意志、決断、生活に変化をもたらす可能性の予見など、様々な言葉に訳されています。

*監注：現代中医学では、脾の作用は、①運化を主る、②昇清を主る、③統血を主るとあり、この項は存在しない。ただし、脾は「意」と関係がある。

臓：心臓と脾臓

左：中国医学における脾臓と心臓に対する理解は、西洋の解剖学に基づくそれと大きく異なる。

心臓
脾臓

起源・理論・診断法

肺

- 気と呼吸を制御する。
- 体液の下半身への流れを維持し、水分の循環を調整する。
- 生命力や「動物的エネルギー」*を蓄える。
- 鼻と関連がある。
- 肌や毛に、気の状態が表れる。

*監注：現代中医学では、肺の機能は、①気を主り、呼吸を主る、②宣発粛降を主る、③水道を通調する、④百脈を朝め、治療を主る、とあり、この項は存在しない。ただし、肺は「魄」と関係がある。

中国医学では、肺が呼吸をつかさどっており、呼吸は生命力とも深い関係があるとみなされています。

呼吸とエネルギーを結び付ける考え方は、ヨガや気功などの運動分野を通じて、西洋人にもなじみがあります。そのため、「肺が気を制御する」という中国医学の説は論理的であるように思われます。気は数多くの異なるカテゴリーに分類されますが、肺は特に「衛気」と関わり、体表面に衛気を送って、体を脅かすアンバランスや不健康の原因となる「邪」を追い出すのに役立っています。

肺の気も下に向かって流れ、全身の水分や体液が腎臓や膀胱に流れ込むのを促進します。そのため中国医学では、水腫（むくみ）や体液の鬱滞の原因は、肺の疾患にあると考えられるのです。

肺の精神活動（波）は、生命力などと訳され、思考過程よりも集中力など身体的側面に関係があるといわれています。

肺は鼻と嗅覚に関係があります。また、外気や体表エネルギーとの関連性から、肺の気の状態が肌や体毛に表れるとされています。健康的な肌は、肺の気が強いことを示しているのです。

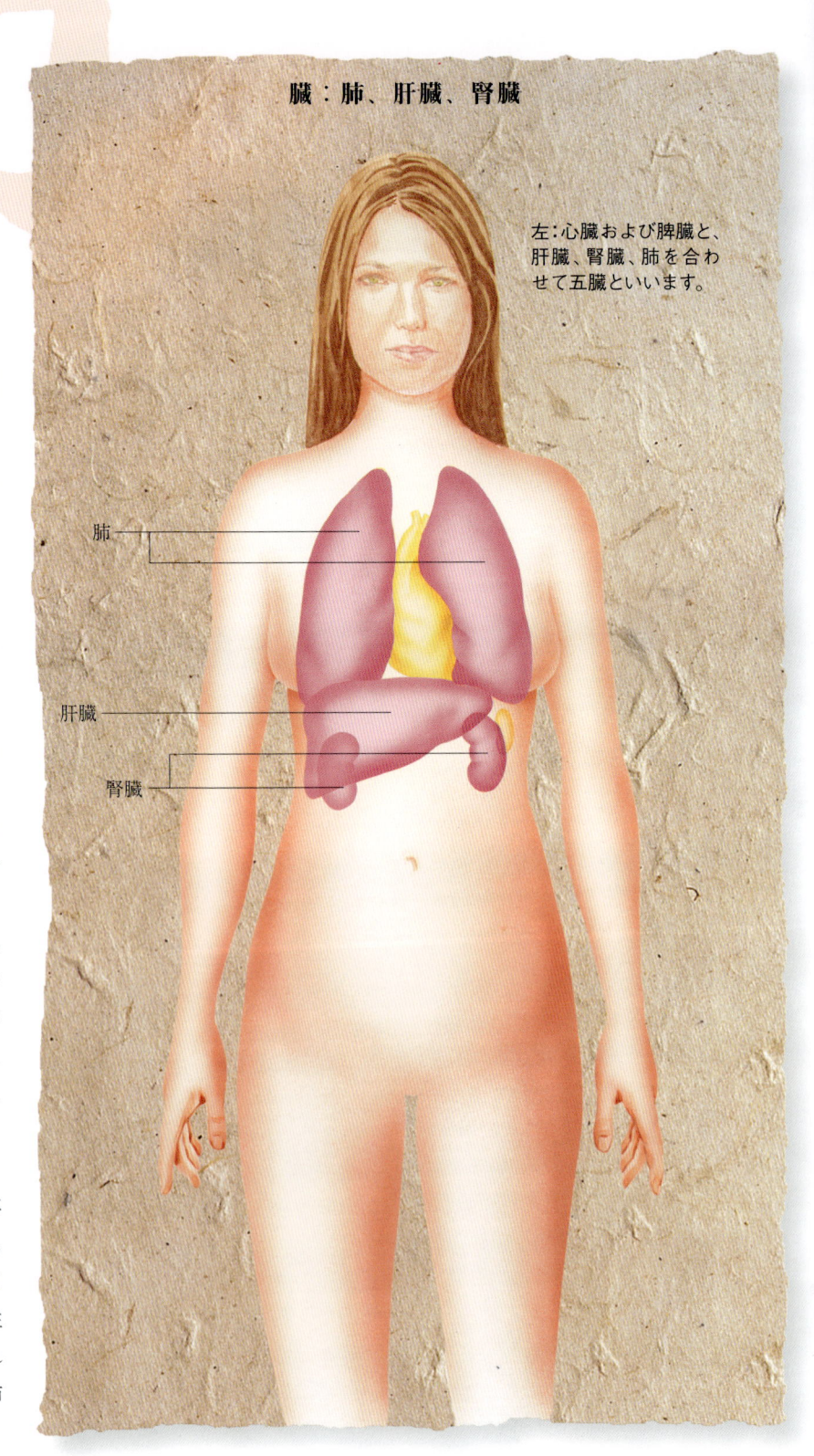

臓：肺、肝臓、腎臓

左：心臓および脾臓と、肝臓、腎臓、肺を合わせて五臓といいます。

肺 ——
肝臓 ——
腎臓 ——

腎臓

- 体内の水分を調整する。
- 呼吸を調整する。
- 精気を蓄える。
- 骨髄を作る。
- 決断力を蓄える。*
- 耳と生殖器に関連がある。
- 気の状態が髪に表れる。

*監注：現代中医学では、腎の機能は、①精を蔵し、生長・発育・生殖を主る、②水を主る、③納気を主る、とあり、この項は存在しない。ただし、腎は「志」と関係がある。

腎臓が水分の代謝や調整と深い関係があることは理解できます。そうすると、(水分の循環や調整をつかさどる)肺と関連性があることになり、ひいては呼吸プロセスに一役かっていることにもなります。中国医学では、水分調整と「津液(体液)」に関連性があるとしています。津液は、臓器や組織を循環する「清の津液」と、汗や尿に形を変えて排出される「濁の津液」に分かれます。腎臓は清の津液を体の上部に送る一方、濁の津液を下部に送って排出します。また腎臓は、気の流れを下方に向ける役割も果たすため、肺が空気を吸う働きを助けます。腎臓の気が弱いと、呼吸に問題が生じ、喘息の一種を引き起こすことがあります。腎臓は強い精気(「精」)を保つためにも(22-27ページ参照)重要な役割を果たします。精の一部は腎臓の気となり、エネルギーや加齢プロセスに影響を与えます。

古来より伝わる理論によると、腎臓に蓄えられた精気は骨髄に姿を変え、脊髄を通って脳に広がるといいます。脳は当初、骨髄からできていると信じられていたのです。脊髄と脳の関連性から、腎臓は髪と関係があるとみられています。たっぷりとした艶のある髪は、腎臓の気が健康であることを示し、精気と創造力が強いと考えられます。

また腎臓の気が生殖器官と関連性があることから、腎臓と外性器も関連付けられています。

肝臓

- 血液を蓄える。
- 気の流れを調整する。
- 生気を蓄える。*
- 筋を制御する
- 健康状態が爪に表れる。
- 目と関連がある。

*監注：現代中医学では、肝の作用は、①疏泄を主る、②血を蔵する、とあり、この項は存在しない。ただし、肝は「魂」と関係がある。

心臓が血流をつかさどるのに対して、肝臓は血液を蓄え、必要に応じて体内に放出する調整機能を果たすと考えられています。そのため中国では、肝臓と女性の月経を関連付けたり、婦人科系の病気に肝臓の薬を処方したりするのです。

肝臓は「気の流れ」、つまり、生命エネルギーが全身を循環する道筋を制御します。気が滞ることなくスムーズに流れることが理想です(中国医学では気の停滞は機能不全を引き起こすと考えられています)。鍼治療は通常、気の流れを促進し、停滞を無くすことを目的としています。

また肝臓は、「魂を蓄える」とも言われています。これは西洋人にとっていささか異質な考え方です。中国医学において「精神」は複雑な概念で、精神活動、意識、判断、「波」(身体を中心とした精神の状態を意味する比較的わかりやすい概念。生命力と定義して肺と関連付ける場合もある)、そして「魂」という霊的な精神性が含まれます。魂は西洋人にとってなじみ深い、soulの概念に等しいものです。

道教の世界観では、冷静沈着を保ち、物事に積極的に介入するのではなく、それを眺め、待つことが重要視されています。そのため、肝臓におけるスムーズな気の流れにより冷静な魂を維持することは、健康と長寿に不可欠なのです。

五行色体表によると、肝臓は筋、目、爪と関連性があります。したがって膝の痛みに代表されるような筋の痛みは、肝臓のアンバランスを示しており、強くてピンク色の爪は肝臓の気が良好であることを示しています。視力の低下は肝臓における血液の停滞が原因であり、結膜炎などの炎症は、「熱」あるいは「風」が肝臓あるいは肝臓の経絡に影響を及ぼしているとみられます。

下：肝臓の健康状態は爪に表れる。強くて健康な爪は肝臓の状態も良好であることを示している。

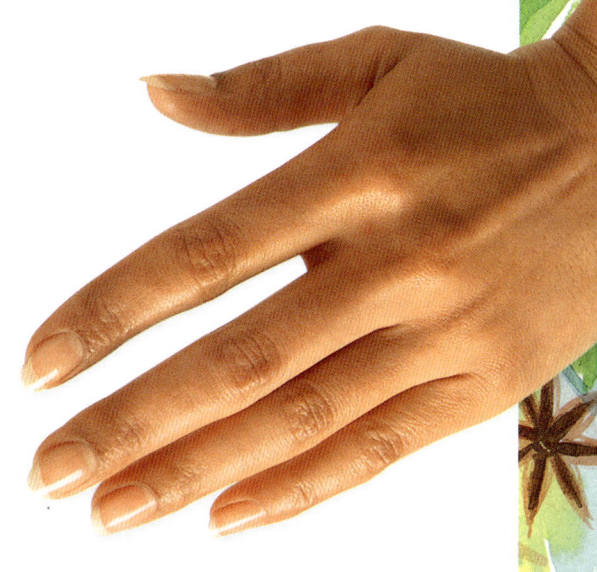

腑
ふ

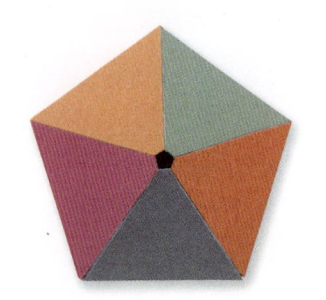

実質臓器はそれぞれ経絡で結びついた以下の中空臓器あるいは「腸」と関連しています。小腸、胃、大腸、膀胱、胆（胆嚢）、の5腑はそれぞれ実質臓器とペアを組んで臓腑と呼ばれます。

小腸

小腸は心臓とペアを組み、水分や食物を「受取り、蓄える」と考えられています。小腸が水や食物を有益な物質に作りかえるという考え方は、従来型の西洋の解剖学と全く同じです。

また小腸は、不要な物質を排泄するために送り出します。中国医学は通常、このような有益な物質や不要な物質をそれぞれ「清」、「濁」と表現します。内臓器官の過剰な熱や湿は「濁」を増長し、その結果として排尿障害を発生させることがあります。

胃

胃は脾臓とペアを組み、食物を受け取って消化するほか、中国医学では食物や水分の保存機能があるとみなされています。また胃の気の働きにより消化プロセスが開始すると考えられています。胃の気が強いと食物は小腸に送り込まれ、弱いと胃の中に停滞する傾向があるというのです。

脾臓と胃は、他の臓腑に比べて非常に密接な関係にあり、脾胃と併せて記されることもあります。

重要な点は、胃の気は、送り出す栄養分や下方への排出物の中に含まれているため、常に少し濁っていたり、湿っていたりすることです。それに対して脾臓の気は、上部に運ばれる水分に含まれているため常に透明で、湿を嫌います。

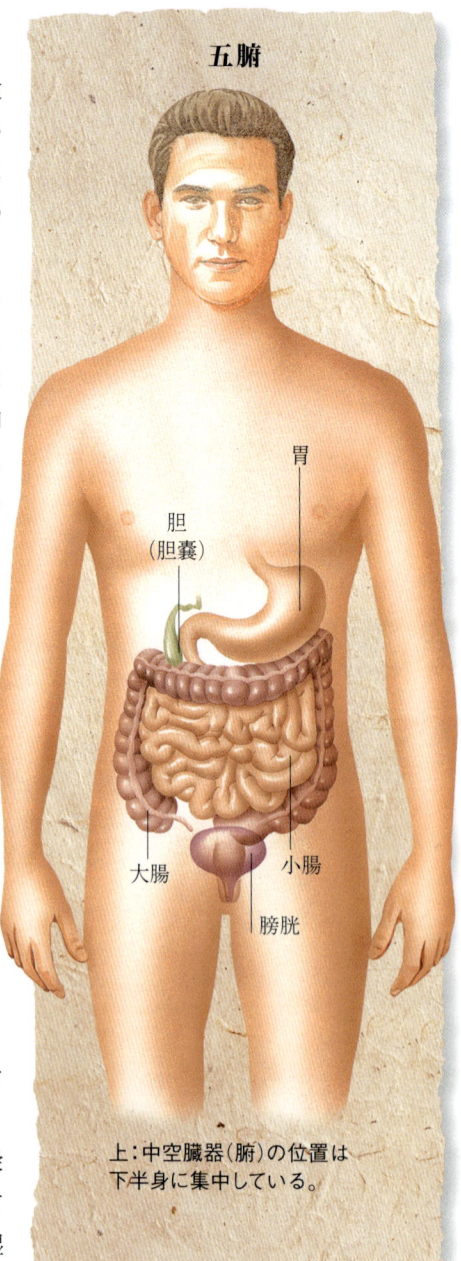

大腸

大腸は肺と関連性があります。他の腑と同様、大腸は主に養分の輸送と変換に関与しています。また、食物から固形の排泄物を作る働きがあるため、中国医学では「体液をつかさどる」と表現されます。

もし大腸で十分に水分を再吸収できなければ、大便の水分が過剰となり、下痢を起こします。また、大腸が閉塞して便秘になるのは、肺の気の降下作用が阻害されたためだと考えられています。

膀胱

膀胱は腎臓とペアを組んでおり、従来より尿を蓄え排泄する役割を果たしていると考えられてきました。腎臓は（有用な）「清」の体液を、無用な「濁」の成分と分離します。ペアを組む膀胱は主に濁の物質を体内から排出する役割を担っています。

排尿作用を制御するのは腎臓の陽で、弱まると、夜間多尿症や頻尿などの症状を引き起こすといわれています。中

五腑

胃
胆（胆嚢）
大腸
小腸
膀胱

上：中空臓器（腑）の位置は下半身に集中している。

国人はこの腎臓のエネルギーを、「中華鍋に対する火」に例えています。強くなれば尿が「蒸発」して、頻繁に排尿する必要がなくなるというわけです。

胆（胆囊）

胆囊は肝臓とペアを組んでおり、従来型の医学の考え方と同様、胆汁を蓄えていると考えられています。ただし中国医学では、胆汁は消化の分解産物ではなく、肝臓から出た残滓とみなしています。

胆囊は、決意、活動、判断に関連があります。「大きな胆を持っている」というのは、活力がある様子や、特に勇敢な人を表すときによく使われる慣用表現です。

胆囊のエネルギーが低下すると、動揺し、判断を下すのが困難になります。胆囊も、肝臓と共に、気と血液のスムーズな流れに関与しているのです。

三焦

中国医学では6つ目の腑、「三焦」が存在します。この概念は、身体の消化機能を説明しようとした黄帝の時代までさかのぼります。三焦は、実体のない一種の排出器官で、不要な物質を排除しながら栄養を運び、変換しています。その他、古来の教本は三焦があらゆる種類の気を支えていることを示唆しています。

三焦は、西洋人にとって理解し難い概念ですが、調節と消化に関連する体内機能があると概括して問題ないでしょう。三焦は次の3つの部分から成り立っています。

- 上焦：横隔膜より上の胸部。心臓と肺の総合的な機能と関係がある。
- 中焦：横隔膜とへその間。脾臓と胃の機能と関係がある。
- 下焦：へそより下の下腹部。腎臓と膀胱の機能と関係がある。

三焦は、鍼治療において重要な意味があります。正確を期する人は、三焦と関連する臓器である「心包（心臓を包む膜）」を、臓のリストに加えることもありますが、また古典中国医学の教本の多くは、心包と三焦のペアを小腸に付随するものであるとみなしています。

奇恒の腑

その他の6つの臓器はいずれも「精」と関係があり、「奇恒の腑」と呼ばれています。これに含まれるのは、脳、骨髄、血管、子宮、経絡、そしてやや混乱を招き易いのですが、胆（胆囊）です。胆は精神活動にも関係があるため、両方の腑のカテゴリーに属しているのです。

上：三焦は、消化のエネルギーと栄養分の代謝を表す。

七情（七つの感情）

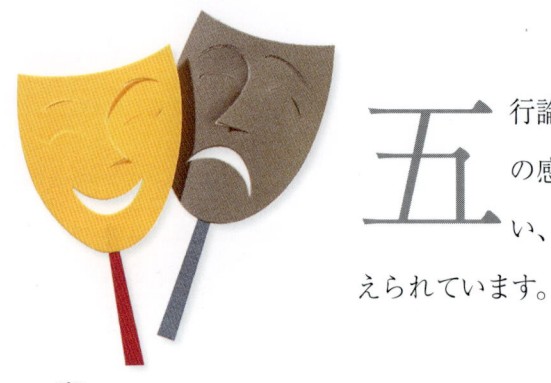

五行論において、臓腑はそれぞれ特定の感情と結びついています。この感情を「七情（肺と心臓はそれぞれ2つの感情を持っている）」といい、それぞれの感情の度が過ぎると病気や不健康の原因になると考えられています。

喜

「喜」は心臓と関係があります。西洋人にとってこの言葉は明るく、前向きな概念があるため、有害な点を見出すのは困難です。この場合、「喜」は有益だといえます。

しかし、階級性が非常に強く徹底的に保守的な伝統的中国社会では、「喜」は活気があふれ過ぎ、不適切な行動に至ると有害になると考えられていました。中国における「喜」を考える時は、西洋社会でイメージするような充足感や明るい精神状態ではなく、興奮したティーンエイジャーの騒々しいグループが、通りで大声を出して年上の通行人を怒らせている様子を想像するとよいでしょう。

この「不適切さ」が「喜」の欠点で、それが過剰になると心臓と、上焦に位置する肺が損傷を受けるといいます。過剰な「喜」が心臓の気に損傷を与えると集中力がなくなります。また、精神障害の症状の1つであるヒステリックな笑いも、心臓の気の損傷と関連付けられています。

驚

急激な外的事象が原因で起こるパニックあるいは突然の恐怖も、心臓と関連付けられています。これは西洋人にも理解しやすい関連性で、「パニック発作」と呼ばれ、動悸、精神的不安、冷や汗などの症状が出ると考えられています。しかし中国医学では、「驚」は心臓の気を「放浪させ、何にも執着しない状態に置く」とみなしています。

思

この感情は脾臓に関連して、「物思いに沈む」、心配する、「考えすぎる」状態、つまり、特定の問題にこだわり過ぎたり、余りにも長く強く集中し過ぎる状態を表します。

その結果、脾臓の気の停滞を引き起こします。中国医学では、これが憂鬱、不安、食欲低下、手足の弱体化、腹部膨満、女性の月経不順の原因であるとしています。

物思いに沈む状態は、心臓で発生するとみなされているため、それが過剰になると心臓の気に損傷を与えることになります。「思」が過剰になった状態は、「心臓と脾臓の虚熱」と表現され、不眠症、動悸、便秘などの症状が表れることがあるとされています。

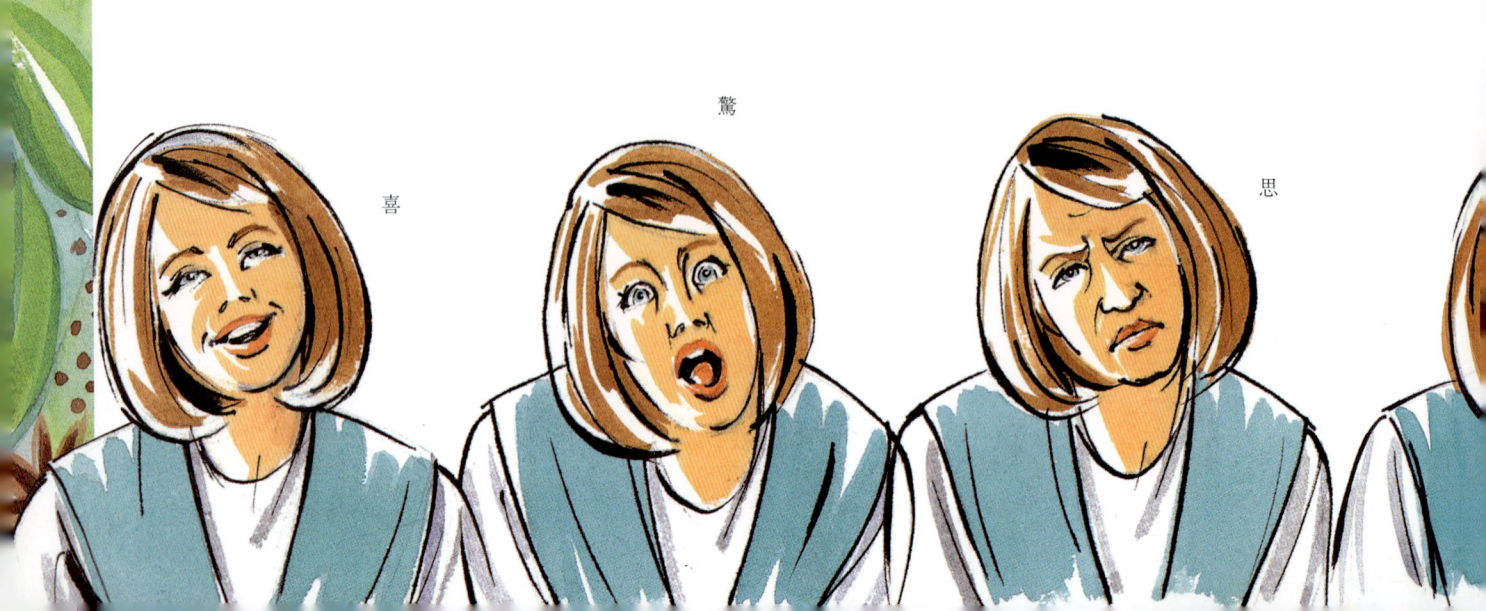

悲

「悲」は、肺に関連し、過剰になると、「肺の気を消耗させ」、呼吸器官の問題や停滞を引き起こし、ひいては、関連する臓器（五行色体表に基づく）の生命力に影響を与える可能性があります。

「悲」が肺に影響を与えることは非常に一般的で、気管支炎や喘息などの症状に表れます。この症状は近親者との死別の後に発生することが多く、不幸にある人がよく胸部疾患性の咳を発症することが知られています。

憂

非常に強い哀しみやショックも肺と関連します。肺は気の循環を担っているため、深刻なショックは全身に影響を与えます。

ショックが引き起こす症例としては、西洋の考えと同じく、顔面蒼白、呼吸障害、胸部の窒息感、食欲減退、便秘、排尿障害があげられます。

恐

「恐」は腎臓と関連します。過剰な「恐」は、上方に向かう正常な腎臓の気を逆流させ、倦怠感、腰痛、排尿障害、孤独願望を引き起こします。臆病さや内気な性格がこの症状を生むため、子供のおねしょの原因となることもあります。女性の場合、「恐」が腎臓に損傷を与えると、月経不順が起きることがあります。

怒

中国医学では、肝臓と「怒」が関連しています。怒り過ぎると、肝臓の気が高まり、頭痛、顔面紅潮、めまい、目の充血を引き起こします。

西洋では従来より、肝臓と強い感情、特に愛情と勇気を結び付けてきました。西洋人は、肝臓の過剰な活動を軍隊の攻撃になぞらえた、中国の「gung-ho（熱血的）」という言葉を取り入れました。この言葉は、中国語で「肝臓の攻撃」という意味を表しています。

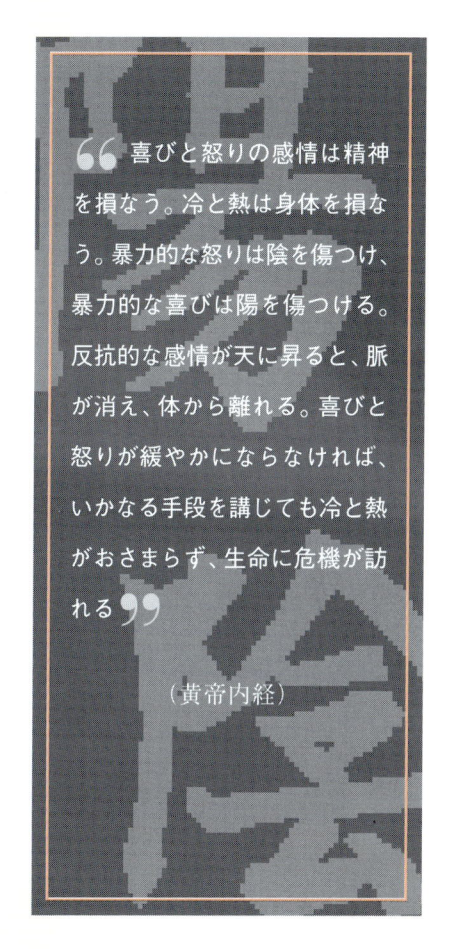

> 喜びと怒りの感情は精神を損なう。冷と熱は身体を損なう。暴力的な怒りは陰を傷つけ、暴力的な喜びは陽を傷つける。反抗的な感情が天に昇ると、脈が消え、体から離れる。喜びと怒りが緩やかにならなければ、いかなる手段を講じても冷と熱がおさまらず、生命に危機が訪れる
>
> （黄帝内経）

下：喜から怒までの七つの感情は体調や身体全体の健康に影響があると考えられている。

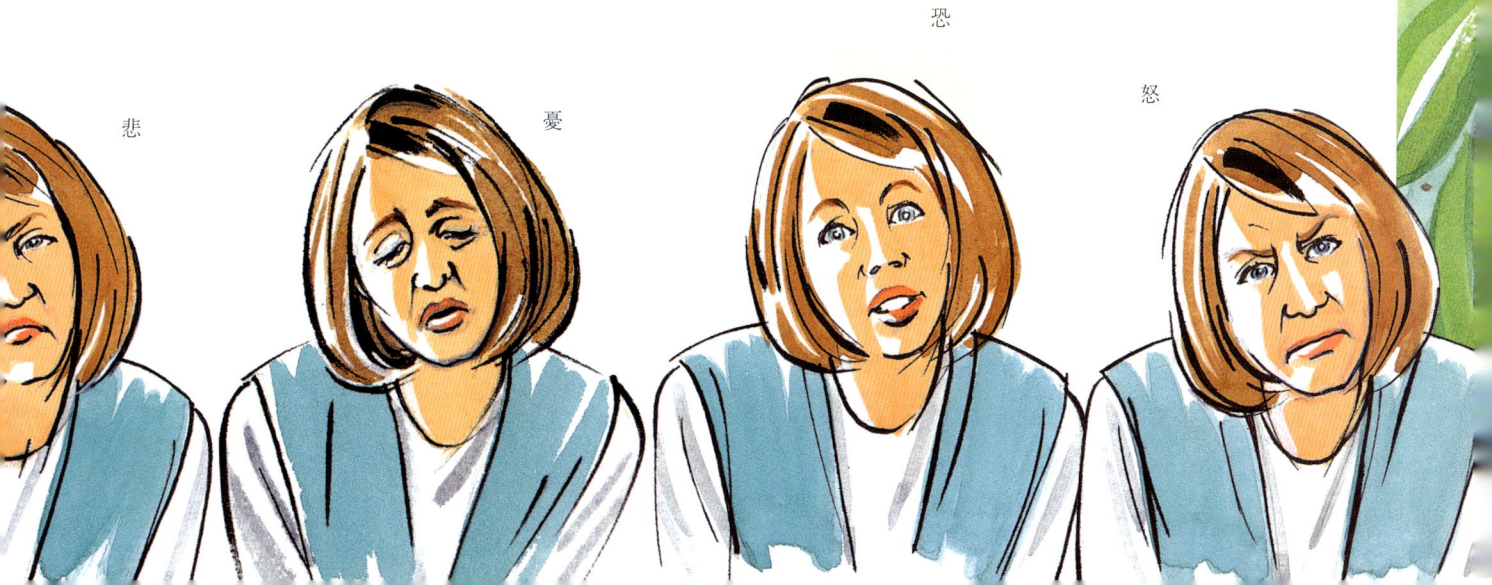

人体の基本要素

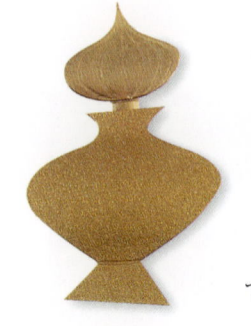

中国医学における「生命物質」あるいは人体の「基本要素」という概念は、西洋の身体に対する考え方と異なります。西洋人にとって（生命エネルギーとしての）気や血の概念は理解しやすくても、「生命物質」を理解するのは困難でしょう。

精

西洋人にとって「気」の方がなじみがありますが、中国人にとっては「気」より「精」の方が重要です。精は人体の基本要素で、生体構造の源であり、生命物質グループで最も重要なものです。精は腎臓に蓄えられ、2つの形式で現れます。1つ目は、先天的、親譲り、あるいは天賦の精で、両親から受け継ぎ、生まれた時から備わっているものです。「生殖の精」、あるいは「先天」の精と呼ばれ、生殖と創造性を調整します。2つ目は、後天性の精で、食物、空気、水から脾臓が生成します。「後天」の精と呼ばれ、栄養状態や生活スタイルを反映しています。この2つは全く異なりますが、相互に依存し、助け合っています。

下：良い食事と健康的な生活は先天の精を補う。

下：先天の精は生まれ持ったものである。

先天の精の蓄積量は決まっており、生まれ持った精を増やすことはできません。また人生が進むにしたがって次第に消耗します。先天の精の喪失は、白髪や聴覚障害など、加齢に伴う身体的変化と関係があります。

それに対して後天の精は、食事から継続的に補充されます。したがって健康的でバランスの取れた食事は後天の精を作り、弱まってきた先天の精を補うのです。

精は生殖にも欠かせないものです。先天の精が次第に損なわれると、女性の場合、出産能力の停止や更年期障害が訪れます。この症状は多くの場合、腎臓の機能低下として治療されます。

精はその形を変え、他の生命物質を育むこともできます。血や気に変わることもできます。気は脾臓を強化しますので、間接的に後天の精の生成を強化することにもなります。

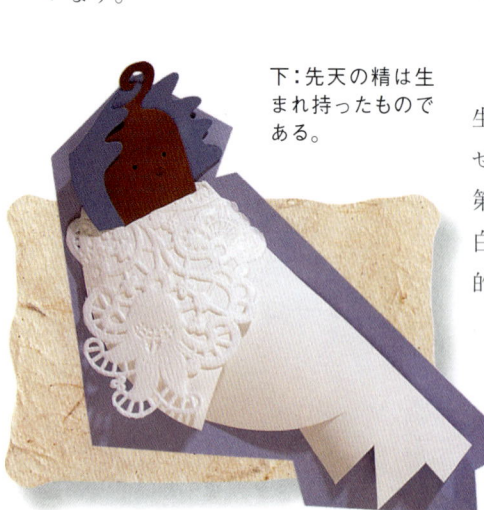

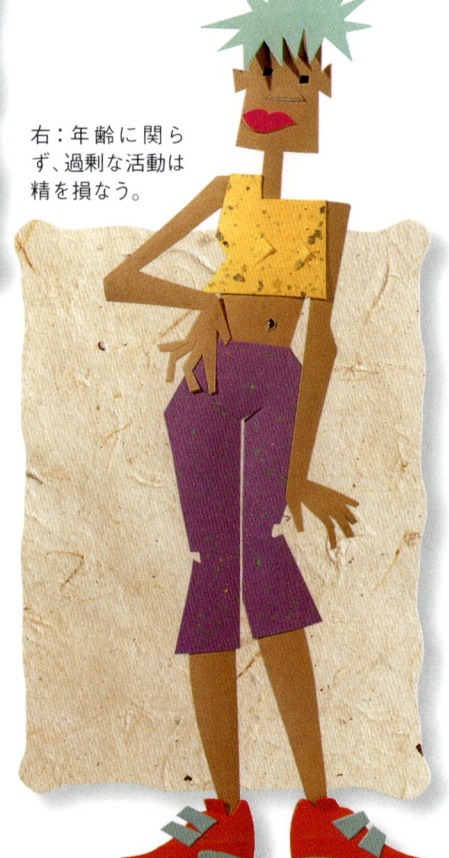

右：年齢に関らず、過剰な活動は精を損なう。

人体の基本要素

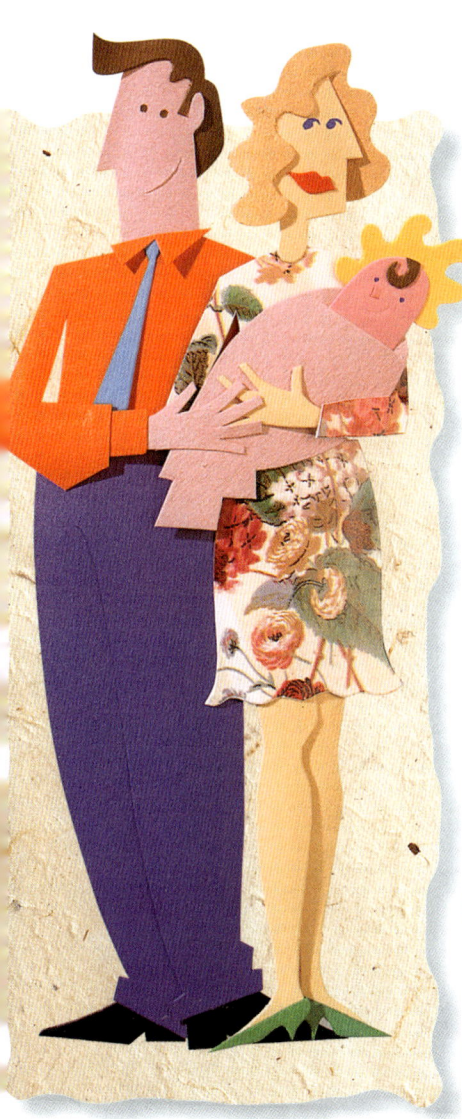

精が骨髄と結びついていることは、精が血液に養分を与えていると考えられている理由を説明しています。したがって血液の欠乏に関連する病は、実は精の欠乏でもあるのです。

中国医学の医者は常に、病や不健康の原因を特定する際、五臓五腑の関係と同じように、上記のような精の相互関係を模索します。

例えば物忘れ、集中力の低下など、脳の機能の低下は、精の欠乏が引き起こす骨髄の弱体化に原因があると考えられ、腎臓の強壮剤が処方されます。

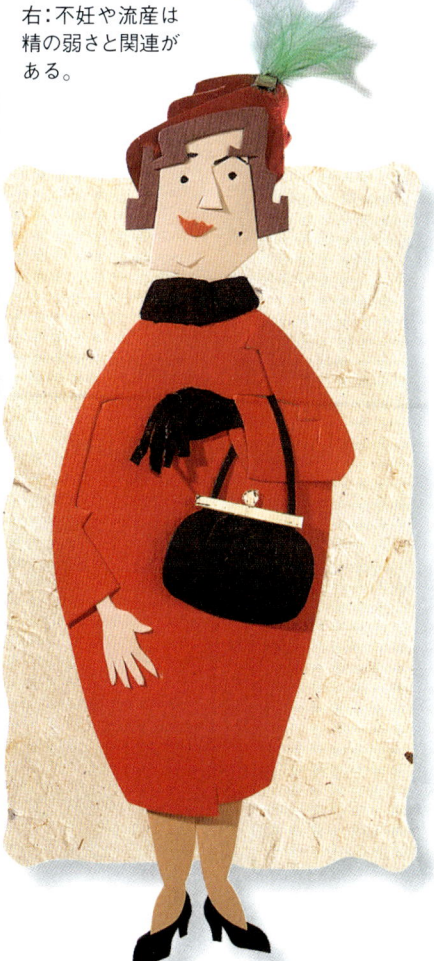

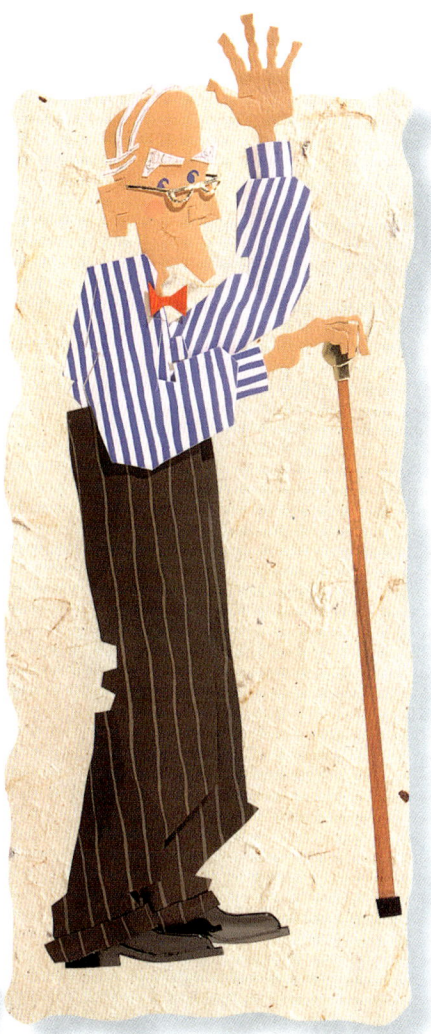

右：不妊や流産は精の弱さと関連がある。

上：白髪や聴覚障害は腎のエネルギーの低下に関連がある。

性的不能症や流産など、生殖機能障害にも同様の治療が行われます。

また精は骨髄を生成すると考えられています。中国医学の医者が、骨髄と脳を関連付けていることから考えると（脳は「骨髄の海」としばしば表現されます）、精が先天的な創造性に関連付けられても不思議ではありません。創造的な天才が急激に「精」を使い果たし死に至ることが多いことは、少なくとも中国医学の世界では理にかなっているといえます。例えばモーツァルトは、腎臓の病でなくなったと考えられています。

左：中国医学では更年期障害は精の弱体化であると説明される。精は生殖機能の要なのだ。

気

　西洋では気を単なる精神的なエネルギーレベルと理解されがちですが、実際は様々な種類があります。主な特徴は動き、つまり生命活動にあります。

　気は数多くのサブグループに再分類されますが、それぞれの種類を示す名称は膨大で、紛らわしいほどです。ある学者は、気には32種類あり、それぞれ特定の機能と性質を持っているが、過去2500年に渡って中国の教本が詳述しながら重点や用語の改訂を続けたため、さらに複雑さを増したと指摘しています。

　基本的に気は、精と同じように、食物や呼吸気から作られるエネルギーの混合物に、両親から受け継いだ先天的な要素が加わったものです。この原材料があらゆる方法で結合し、形を変えることによって、様々な気に変化し、体内を循環するのです。

　様々なサブグループに加え、気は実際の行動、つまりに解剖学上のあらゆる臓器の機能にも表れます。例えば、心臓の気は、精神的なエネルギー状態だけでなく、心臓の機能そのものに現れるのです。また「脾臓の気が欠乏している」というと、消化機能が低下していることを示し、気の流れ（経絡を通って流れている。28-31ページ参照）が停滞して、痛みや不快感を引き起こす恐れがあります。

さまざまな気の種類

- 「元気（げんき）」は、先天の精と同様に、生まれもったもので、新しい生命を創造するのに必要不可欠なものです。この気は、臓腑に基本的なエネルギーを与えるほか、必要に応じて他の主要な気に姿を変えることができます。元気は腰に蓄えられているため、中国医学では腰を「生命の門」と呼んでいます。
- 「宗気（そうき）」は、胸部に蓄えられ、食物を介して脾臓で生成される「水穀の気」と、呼吸により吸入される「空気（清気）」が結合してできるものです。宗気にはさまざまな機能がありますが、特に血液の循環の促進と、鼓動の調整が重要です。
- 「正気（せいき）」は、身体の大半の気を表します。「水穀の気」と「空気」が結合してできるもので、全身を巡っています。各臓腑の気とは通常、正気を指して言うことが多く、正気は身体を温め、活性化し、適切な血液や体液の流れを維持するほか、その他の数多くのカテゴリーや機能に再分割できます。
- 「営気（えいき）」は主に、食物を介して脾臓に集まって生成される「水穀の気」から作られます。「営気」は血管を流れ、血の一部となり、全身に栄養分を行き渡らせます。そのため中国医学の

下：「元気」は「先天の精」と同様に生まれ持ったものだ。また、新しい生命を生み出すために欠かせない。

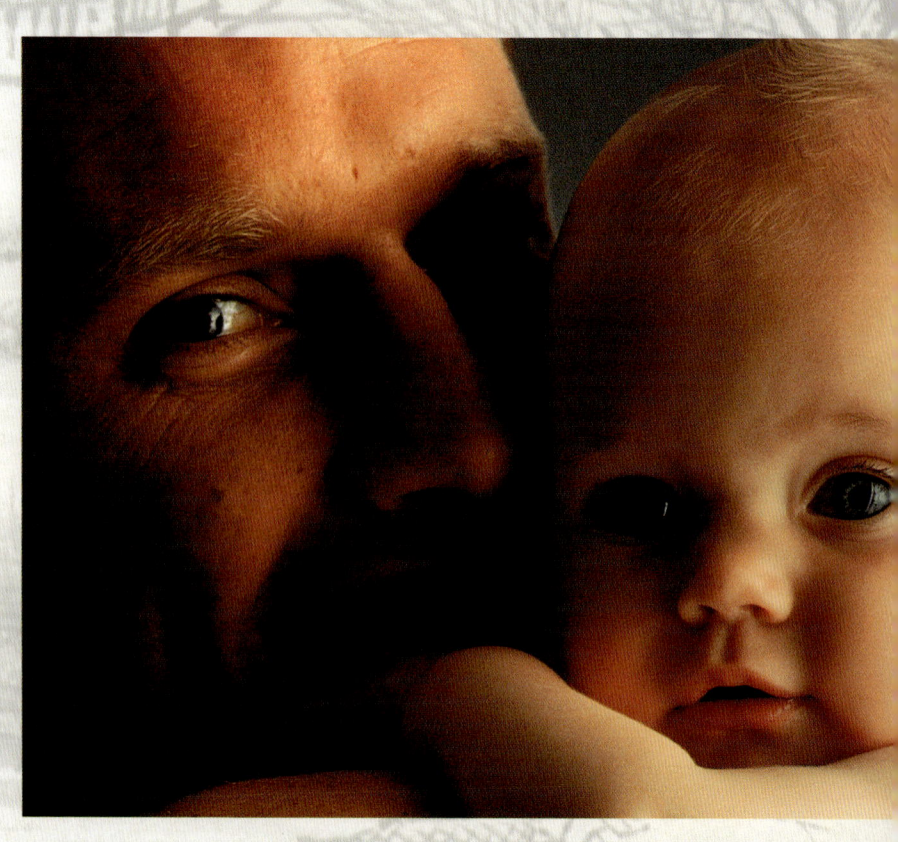

人体の基本要素

医者は、「血虚（血液不足）」が発生すると、営気を強化しようとします。

- 身体を守る「衛気（えき）」は、西洋医学における免疫システムと同じ役割を果たしていると考えられています。衛気も部分的に水穀の気から作られ、正気の1部とみなされています。中国医学では、不健康の原因の多くは外邪（がいじゃ）（32-33ページ参照）の攻撃とされていますが、衛気はこの侵入者から体を守っていると考えられています。したがって、衛気が強いと、外邪が引き起こす寒湿（かんしつ）に悩まされにくくなります。

衛気は血液や経絡を循環しませんが、皮膚や筋肉を通じて体中を巡り、毛穴の開閉を制御して体温や皮膚の潤いを調整します。

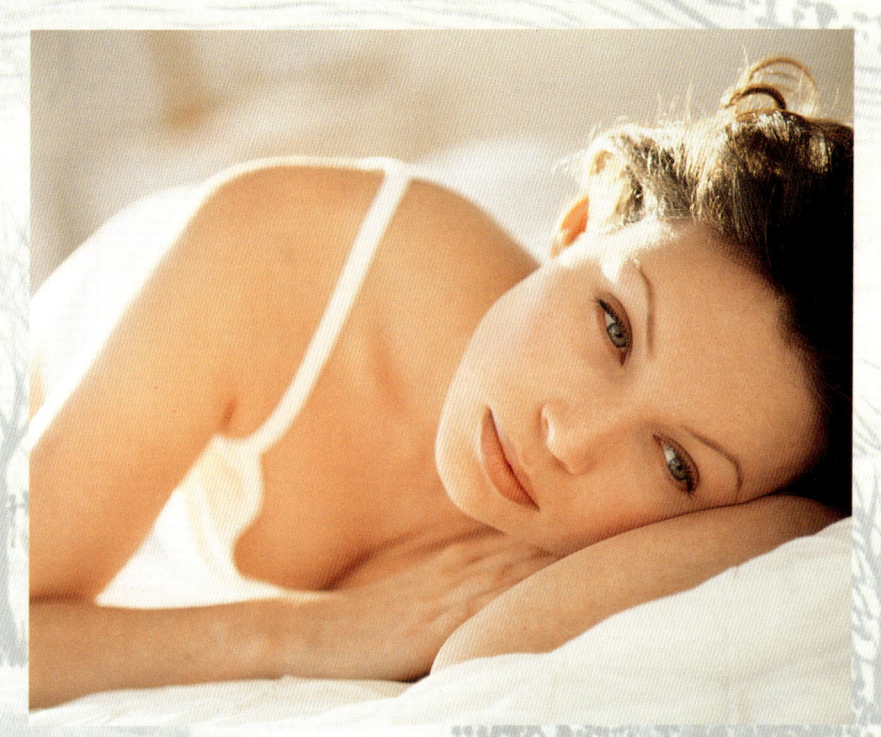

衛気は、午前中は背骨から頭部、午後は体の前面下部を巡るなど日中に循環し、夜までに背骨の下に到達して、体内に引き上げていきます。

したがって中国医学ではいかなる外傷も非常に重大な意味を持ちます。例えば午前中に頭にけがを負うと衛気の循環を損ない、衛気が他の部位に移る午後にけがをした場合よりも治療が難しくなるというわけです。

また衛気のアンバランスは、不眠症の原因となります（衛気が夜に活動して睡眠を妨げるため）。また衛気がもっとも多く存在する場所が皮膚であることから、そのアンバランスは皮膚病の原因にもなります。したがって皮膚の乾燥やかゆみは、衛気の欠乏の兆候だといえます。

上：衛気がアンバランスになると夜に活動して睡眠を妨げ、不眠症の原因となる。

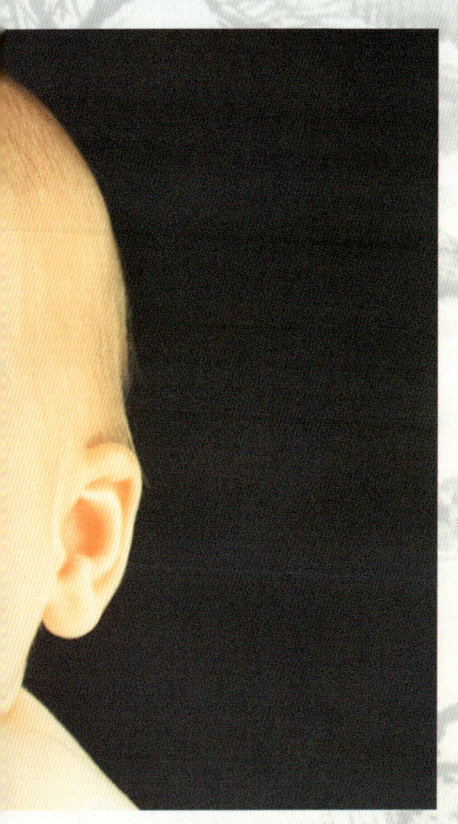

血

「血」は、「気」よりは幾分、実体を伴うもので、営気、食物からできる「精」、津液（体液）が結合してできています。血管の中を流れ、全身に栄養分を運んでいる、よく知られた赤い物質のことです。ただし、ここでもやはり中国医学の血の概念はさらに深い領域にまで及びます。血は精神活動に不可欠な存在であると考えられているのです。「血」と「気」が強いと、思考が明晰になり精力的になりますが、弱いと集中力が低下します。発汗は、津液との関連性から、「血」を損ない血液の欠乏を生み出すものと考えられています。また肝臓は「血」を蓄えているため、肝臓が損傷すると「血」を損なう可能性が高く、肝臓の気が弱まると瘀血（血の停滞）を引き起こします。

津液（体液）

中国では体内の液体をすべて「水液」あるいは「津液」と呼びます。「津」は透明な体液を、「液」は濁った成分を意味します。体液には、唾液、胃液、痰、涙、鼻水、汗などがあります。体液は食物や水から作られ、脾臓と胃で「津」や「液」に変わると考えられています。

「津」の一部は血に運ばれるほか、汗にも現れます。より濃度の濃い「液」は、関節、竅（体表に開く穴）、脳、骨髄など体内の各器官に栄養分を与えます。

「血」と「体液」はいずれも圧倒的に陰の性質をもっており、乾燥や発汗障害を伴う病の原因は、陰の欠乏にあると考えられています。

「気」や「血」と同様、「津液」は、脾臓、肺、腎臓の制御下で全身を循環します。したがって、これらの臓器の1つでも弱まると、体液の欠乏や機能不

津液（体液）

体液
- 唾液
- 胃液
- 痰
- 涙
- 鼻水
- 汗

左：体液は陰の性質を持っているため体液に関連する症状は陰の欠乏に関連付けられる。

下：道教家は、身体的側面と精神的側面は分け難く、人間をとりまく世界の自然のリズムに密接な関係があると考えていた。

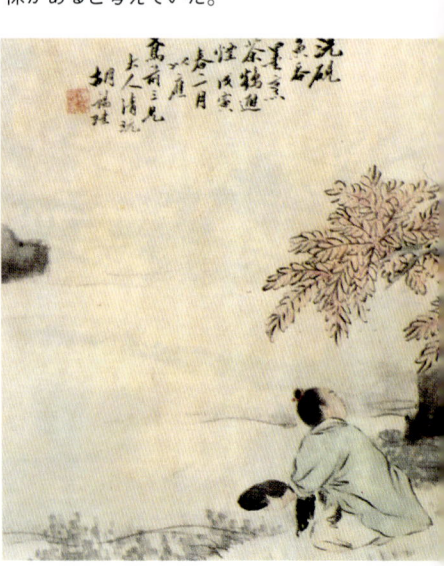

神

　最後にあげる生命物質は、「精」あるいは「気」よりもさらに漠然とした概念です。「神」は通常、「精神」つまり「精」や「エネルギー」の背後にある内面的強さであると訳され、人間の意識に密接な関係があると考えられています。「神」は「覚醒」とも表現されますが、これは自分の置かれた状況、行動、可能性を十分に意識する人の清明な目に現れる、油断のない様子を指しています。「神」はまた、生活スタイルや創造性とも密接な関係にあります。「神」が何らかの損傷を受けると、物忘れが激しくなったり、思考が鈍くなったり、不眠症に苦しんだりします。極端な場合は暴力的になったり錯乱したりします。常軌を逸した行動に出たり、会話の途中で突拍子もない話題に突然移ったりする人は、「神」の不調和に冒されている場合が多いのです。そのため中国では昔から「精」、「気」、「神」を「三宝」と呼んでいます。西洋では、過去300年余りにわたって生命の「精神的側面」と「身体的側面」は全く異なる2つのカテゴリーであると考えてきました。この考え方は一般的に、フランスの哲人、ルネ・デカルト（1596年〜1650年）にさかのぼると言われています。デカルトは、信仰心など実態の無いものは身体世界では存在しないと主張していました。

　しかし中国医学は、身体的側面と精神的側面は切り離せないものであり、いずれも宇宙全体の一部であるという初期の道教家の考えに、現在もなお深く根差しているのです。

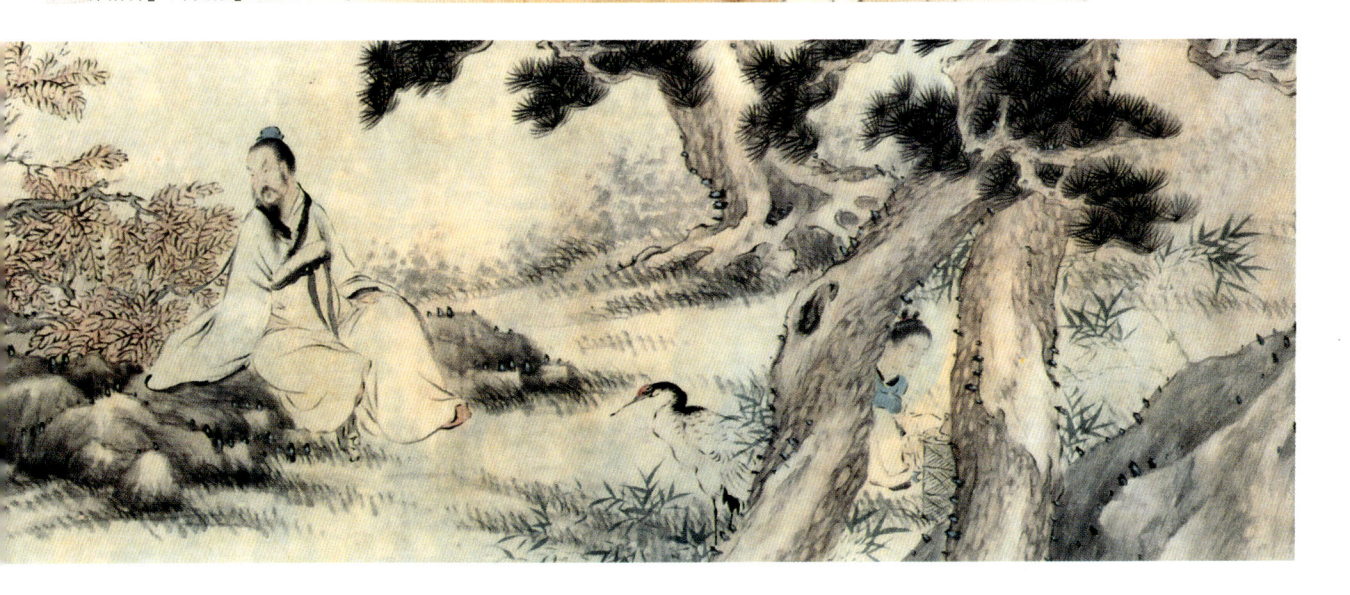

右：中国医学において、「神」は清明な目と本質的な警戒心に特徴付けられ、「精神」や「覚醒」と訳される。

起源・理論・診断法

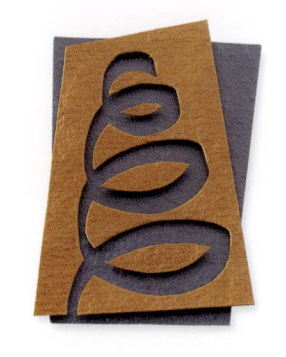

経絡
けいらく

中国医学では、「気」を全身のあらゆる部位に運んで分散させる道筋のネットワークを、経絡と呼んでいます。この生命エネルギーの流れが滞ると、病や不健康が生じます。そこで経絡を開き、エネルギーの流れを維持するために、鍼治療が開発されたのです。

経絡とツボ

複雑にはりめぐらされたエネルギーの道筋（経絡）は、中国医学理論独特のものであり、またその中心をなしています。エネルギーの道筋が、目に見える神経や血管と同じように、全身を3次元のレベルで通っているという考え方は、黄帝の時代にさかのぼります。病気を鍼治療で治した記録が最初に残されたのは、紀元前約1500年の殷王朝の時代です。

感情、体液、他の体の部分と同じように、網目のように広がる道筋はそれぞれ、10臓腑、心包、三焦のいずれかと関連しています（18-19ページ参照）。これが12本の主な（基本的な）道筋（正経）で、総じて「経脈」といいます。経脈は関連する臓腑に応じた陰あるいは陽の性質を持っています。それに加えて、8本の「奇経」という特定の機能を持つグループがあります。

12本の正経はそれぞれ付随する道筋があるほか、脾臓につながる脈と、最も重要な2つの奇経「任脈」と「督脈」（30-31ページ参照）につながる脈が1本ずつあります。従って、正経から、より細い15本の付随する脈（絡脈）が広がって、それぞれの陰陽ペアにつながっているのです（経脈と絡脈を合わせて経絡という）。

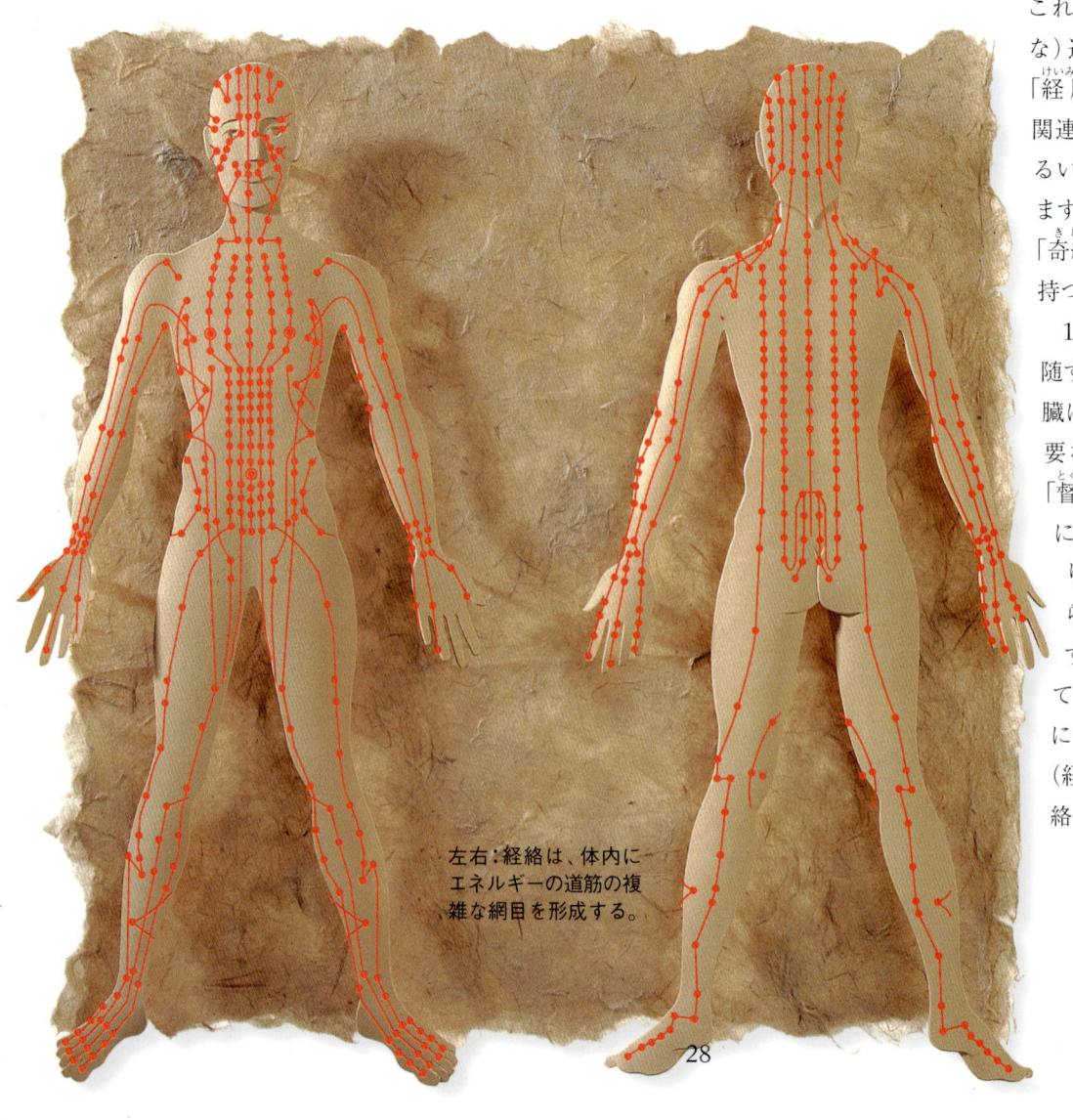

左右：経絡は、体内にエネルギーの道筋の複雑な網目を形成する。

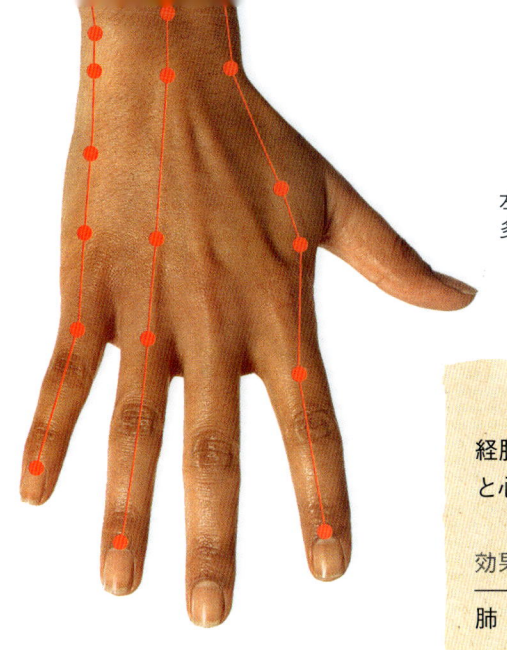

左：経絡の起点と終点の多くは手にある。

経脈には、関連する主要な臓器にちなんだ、あるいは奇経の場合はその機能に由来する名称があります。経脈に沿って存在するツボ(穴位)は膨大な数にのぼります。ツボは経脈を通る気の流れが体の表面を通る場所であると考えられており、そこに鍼治療、指圧、灸で熱を与えるなど何らかの治療を行うと、気の流れに直接影響を与えることになります。基本的なツボは全部で361ヵ所(正経に対して)あり、そのうちの150ヵ所が通常の治療に使用されます。経脈ごとのツボの数はさまざまで、心経の場合は9ヵ所しかないのに対して、膀胱経には67ヵ所もあります。

その他、阿是穴など多数のツボがあります。阿是穴の位置は変動しやすく、敏感で、特定の病のときにしか現れません。また、針灸師が実践を通じて発見した「新穴」もあります。耳への鍼治療(92ページ参照)は、臓器に関連するツボが約50ヵ所もあり、別の科学として成立していると言ってもいいほどです。上記をすべて合わせると、ツボの数は2,000ヵ所を超えます。

12正経

経脈の名称は、その位置でなく制御する臓器に基づいている。実質臓器(臓)と心包は陰経、中空臓器(腑)は陽経に関連している。

効果が表れる臓器	経脈	典型的な陰陽不調和の症状
肺	手太陰	咳、喘息、胸部痛
大腸	手陽明	歯痛、咽頭痛、頚部痛
脾臓	足太陰	膨満、嘔吐、上腹部痛
胃	足陽明	腹部の膨満、嘔吐、腹痛
心	手少陰	心臓の痛み、動悸、不眠症、寝汗
小腸	手太陽	難聴、下腹部の痛みと膨満
腎臓	足少陰	性的不能症、下肢の機能低下、頻尿
膀胱	足太陽	尿閉、鼻カタル、頭痛、背痛
肝臓	足厥陰	腰痛あるいは腹痛、精神障害、しゃっくり
胆(胆嚢)	足少陽	頭痛、視力障害、肩の痛み
心包	手厥陰	心臓の痛み、集中力低下、動悸
三焦	手少陽	腹部の膨満、難聴、耳鳴り、排尿障害

奇経

8本の奇経のうち、主要な2本を「督脈」と「任脈」といいます。

督脈はすべての陽経をつかさどるため、弱まると「凝り」、背中の痛み、頭痛などの症状を起こします。督脈は、肛門から脊髄を通り、頭頂部を過ぎて上唇の中までつながっています。

「任」には「責任」という意味があり、任脈は他の陰経すべての働きを維持する責任を果たしていると考えられています。任脈の起点は子宮であるため、特に妊娠や出産と関連があります。例えば流産は、任脈の弱さに原因があると考えられます。体全体の衰弱や身体的弱さも、この脈に関連しています。

その他に以下6本の奇経があります。

- 衝脈は、正経と通じているため「12正経の海」とも呼ばれています。任脈と同じように、肛門を起点とし、妊娠と関係があります。衝脈に問題が起きると腹痛や筋肉の痙攣も生じます。
- 帯脈は、腰の周りをベルトのように通っており、すべての脈を「束ねている」と言われています。帯脈に問題が起きると背中や腹部に痛みが生じます。
- 陰蹻脈は、かかとの内側を起点とし、体の前面を経由して、目の近くまで通っています。中国医学では、過剰な睡眠は陰蹻脈の不調和が原因で生じる症状だと考えられています。
- 陽蹻脈は、かかとの外側を起点とし、足の外側から背中を経由して、頭の後ろ側まで通っています。この経絡の不調和は、不眠症やてんかんなどの症状の原因となります。
- 陰維脈は、その名の通り、陰脈のすべてを結び付けて、関連させたり、調整したりします。脚の付け根を起点とし首を終点とします。この脈に問題が起きると心臓の痛みを生じます。
- 陽維脈は、陽脈に対して、陰維脈と同様の機能を持っています。陽蹻脈と同様に、足の外側を起点とし、頭の後ろ側まで通っています。この脈の問題は、悪寒や発熱などの症状の原因となります。

奇経は、12正経を関連付け、接続する重要な役割を果たすほか、全身に精を循環させるのを促進し、気や血を蓄えて12正経のバランスを維持するのに役立っています。

また、衛気が体表を循環するのにも一役買っています。そのため奇経は、外邪を撃退し、病を防止するために重要な存在であると考えられているのです。

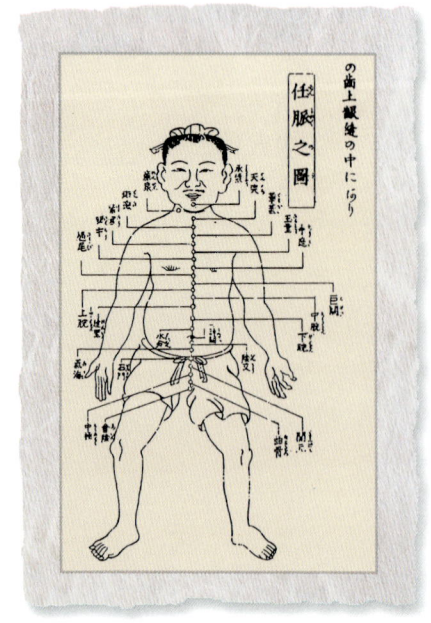

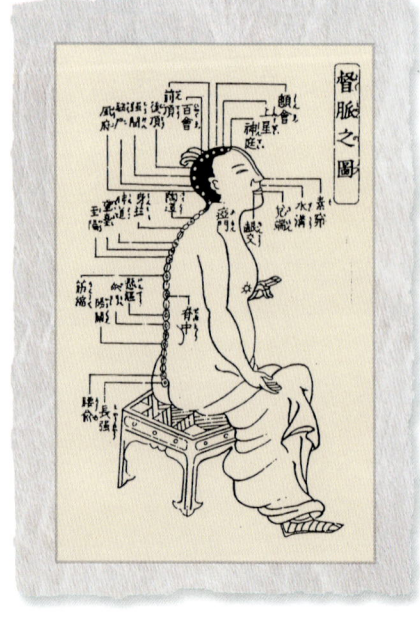

左から：任脈は陰経を、督脈（手前）は陽経をつかさどる。この2つは奇経といい、気や血を蓄えている。

毎日の気の流れ

私たちの気は毎日、非常に厳密なリズムで、経脈のネットワーク上を流れています。そのため、関連する臓器の健康上の問題は、1日の特定の時間に生じます。西洋医学もこの点は認めています。例えば、肺経は午前3時から5時までが最も活発に機能しているため、喘息は早朝に深刻な症状を起こすことが多いのです。

慢性的な睡眠障害は、ある特定の臓器のアンバランスを示している可能性がありますが、ここで、中国医学において「臓器に対する概念」は西洋の考えと必ずしも一致するものではないことを思い出さねばなりません。つまり、不調和は必ずしも病理的問題を示しているわけではなく、感情あるいは精神的アンバランスを示している可能性もあるのです。

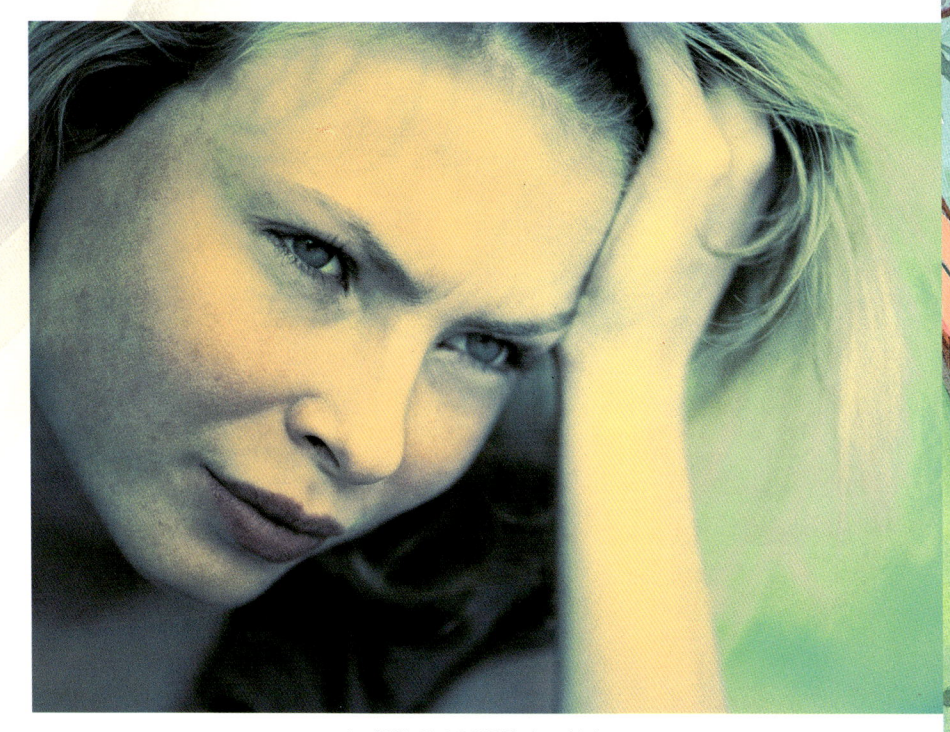

上：慢性的な睡眠障害は特定の臓器のアンバランスを示している可能性がある。

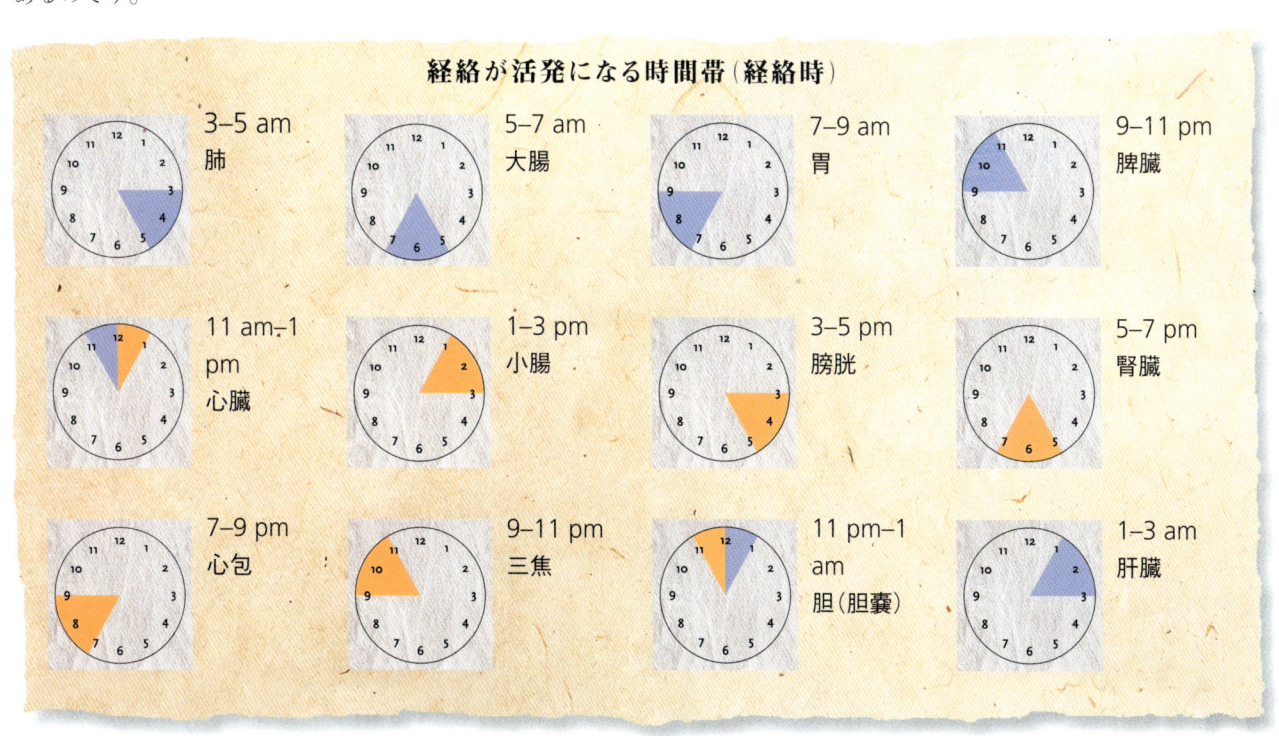

経絡が活発になる時間帯（経絡時）

時間帯	経絡
3–5 am	肺
5–7 am	大腸
7–9 am	胃
9–11 pm	脾臓
11 am–1 pm	心臓
1–3 pm	小腸
3–5 pm	膀胱
5–7 pm	腎臓
7–9 pm	心包
9–11 pm	三焦
11 pm–1 am	胆（胆嚢）
1–3 am	肝臓

病気の外的要因（外因）

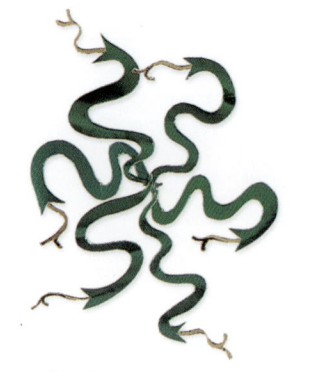

道教家は当初、すべての病は陰陽の不調和を示すものだと考えていました。しかし中国の医者はまもなく、6つの「淫」を含む外的および内的要因に焦点をあて、病は一連の複雑な原因から起きることを明らかにしたのです。　＊監注：現代中医学では、病因を①外因 ②内因 ③不内外因（外因でも内因でもないもの）の3種に分け、更に、病理産物である瘀 血痰飲、それに飲食物が腸内に停滞した食積を加えている。また、内的環境の変化によって生じた内生五邪を入れる教科書もある。本書では、西欧人に分かりやすいように簡略化して記載している。

六淫

古代ギリシャ人が病の原因は気候の変化にあると考えたり、太古のヨーロッパの人々が「空中を飛ぶ毒」が人を襲ったからだと考えたように、伝統中国医学は多くの病を外的要因（外因）にあると考えています。六淫は通常、伝統的なギリシャの考えと同じく、外面的な病の原因は環境の変化にあると考えます。かつて古代中国に位置した中央アジアの草原は、夏は非常に暑くて乾燥し、冬は寒く、春は絶えず強風が吹き荒れるというのが典型的な気候条件です。そう考えると、中国医学において「六淫」に風、熱、火/暑、寒、燥（乾燥）、湿（湿気）が含まれているのもうなずけることでしょう。

風、熱、火、燥はいずれも陽邪に、寒と湿は陰邪にそれぞれ分類されています。六淫はそれぞれ特定の症状を引き起こします。例えば、暑と寒は発熱と悪寒、風は不規則な痛みを引き起こします。湿は、鼻水やむくみなどの症状を引き起こし、より深刻な症状である「痰飲」に悪化する場合もあります。痰飲は病の内的要因（内因）と考えられています（34ページ参照）。また熱帯性熱病は、より寒い北部の気候が引き起こす悪寒よりも、「暑」と関連性があると考えられるのが一般的です。

中国医学の医者は、寒い春は、「寒」に関連する深刻な病症が生じる明確な前兆であると考えています。そのため年配の中国人は現在でも、特に頭を襲うと昔から考えられている「湿」を避けるために、室外に出るときは必ず帽子をかぶるのです。

その他の外邪

- 疫邪：深刻な伝染病や疫病の一種ですが、現在は公衆衛生や保健の改善によりめったに発生しなくなりました。

その他の外因と不内外因

- 不適切な食事：私たちのエネルギーの大半が食物から作られることを考えると、あらゆる病気に共通する原因といえます。極端な大食や小食、不規則な食事時間、低品質あるいは汚染された食物は、体を弱らせ不調和を生みます。
- 疲労：この症状は気の消耗を示しています。そのため、さらに体が衰弱する可能性があります。
- 不活動と過剰な娯楽：中国人は不活動が気や血の循環を緩慢にし、脾臓や胃における停滞や機能不全を起こすと考えています。

左：「六淫」（病気の原因となる環境の変化）には陽邪（風・熱・火・燥）と、陰邪（冷・湿）がある。

- 過剰な性行為：セックスが多すぎるのも病気の外因になると考えられています。性行動は精を消耗させ、背中の痛みやめまいなど、腎臓の気が欠乏した際の典型的な症状を引き起こすと考えられています。また身体は、「身体が開放されている」性行為の間に特に外邪に襲われやすいと考えられており、暖かく快適な環境で行うことが肝要であるとされています。同様に、女性の場合は出産の回数が多すぎると健康を害する可能性が高くなり、また腎臓の精を欠乏させることにもなると考えられています。
- 外傷や事故も「外因」のカテゴリーに含まれ、一般的に血あるいは気に直接的な損傷を引き起こすとされています。
- 昆虫や動物にかまれることは、外因の最後のカテゴリーとなります。保護措置が行き届いた近代的な環境に比べて、蛇や狂犬がどこにでもいる亜熱帯世界ではこれも深刻な問題となります。

以上のような外因は、子供の病気や、一般的な風邪あるいは現在ではバクテリアや寄生虫が原因であることが知られている食中毒などの疾患を含む、「外面的な」症状の原因となる傾向が強いと考えられています。成人の場合は、むしろ内因が原因で病気にかかる傾向が強いのです。

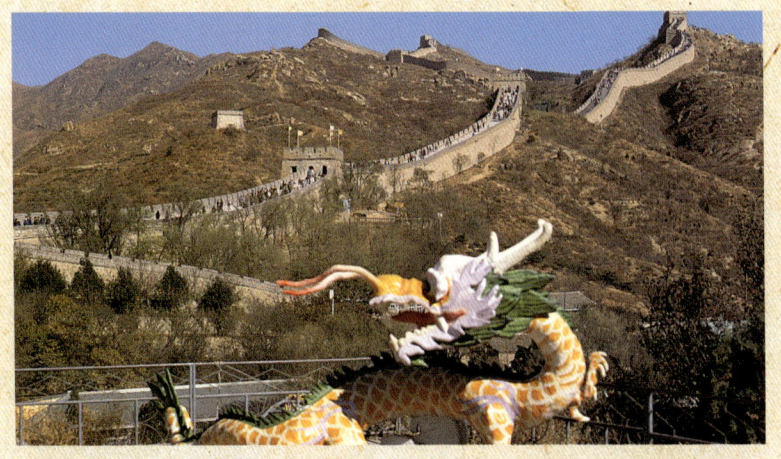

関節炎

六淫(ろくいん)は複数が組み合わさって襲うことがある。例えば関節炎は、寒、湿、風が、不規則な痛みや激痛の原因であると考えられ、その症状は通常、寒い日や雨の日に悪化する。中国医学で痺証(痺(ひ)はしびれを意味する)と呼ばれる関節炎は、熱が原因になるとも言われている。例えば、焼けるように痛む慢性関節リウマチは、寒ではなく熱の症状と考えられる。

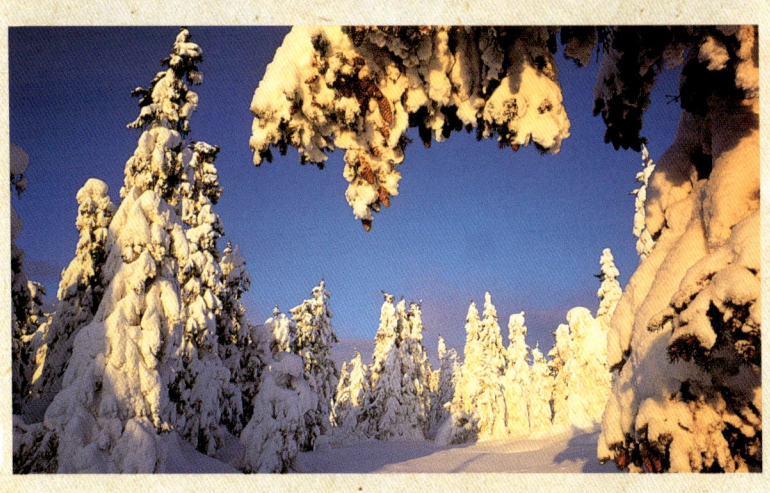

上：熱帯性熱病はより寒い北部の気候が引き起こす悪寒よりも、「暑」と関連性があると考えるのが一般的である。

病気の内的要因(内因と内生の邪)

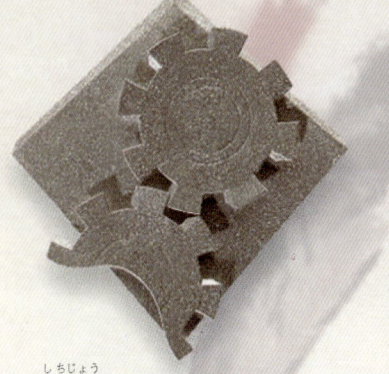

中国医学は、外因とともに、内的要因や体内で生じたものも病気の原因であると考えています。外邪が病気を作り出すこともあれば、自ら作り出した原因で病気になることもあります。内に生じた邪と外からの邪はいずれも、身体のバランスと調和を乱します。

*監注：現代中医学では、内因とは七情（喜怒憂悲思驚恐）の異常を指す。筆者はここで、内的要因として痰飲と瘀血を加えているが、これらは通常「病理産物」と呼ばれる。いずれも体内に生じた邪で、新たな疾病の原因になる。

七情（七つの感情）

五行色体表（20-21ページ参照）の感情に該当する七情（七つの感情）は、病気の主要な内的要因（内因）と考えられています。どの感情が過剰になっても、それに関連する臓器を損傷する可能性があるからです。

心配し過ぎると脾臓が損なわれ、ひどい恐怖は腎臓に影響を与えます。いずれの場合も、過剰な感情が正常な気の流れを阻害して症状を引き起こしたのです。

例えば、怒りが過ぎると、肝臓の気が上昇し、頭痛、顔面紅潮、そして最終的に深刻な場合は、卒中を起こす危険性が高まります。治療法としては、漢方や鍼で上方に流れる肝臓の気の流れを逆流させるほか、患者に沈静さを取り戻すように働きかけることなどがあげられます。

痰飲

痰飲に対する中国人の見方は、激しく咳き込むと出てくる分泌物の一種であると考える西洋の見方と大きく異なります。まず痰には、目に見える痰と見えない痰の2種類あるというのです。

見える方はよく知られている痰ですが、見えない方は体内に集まり、病気やその原因の両方になる可能性があります。例えば、脾臓の気の欠乏は、痰飲を発生させ、心臓に到達して詰まらせます。これが、精神分裂病などの精神障害の原因になると考えられています。心臓は精神活動の要であるからです。

痰飲の発生は、消化の間に生成される透明あるいは濁った水液を分離する脾臓の役割と密接な関係があります。また肺に溜まりやすいため、身体症状として咳が発生します。

喘息も過剰な痰飲に関係しています。喘息特有の喘鳴は、「痰飲の出す音」だと説明されています。

他に痰飲が引き起こす典型的な症状としては、舌につく分厚くて粘度の高い苔、滑脈あるいは弦脈（40-43ページ参照）などがあげられます。その他の症状については、どこに痰飲が溜まったかによります。胃の場合は吐き気や嘔吐、肺の場合は咳や息切れ、心臓の場合は精神障害、昏睡、譫妄などを引き起こします。

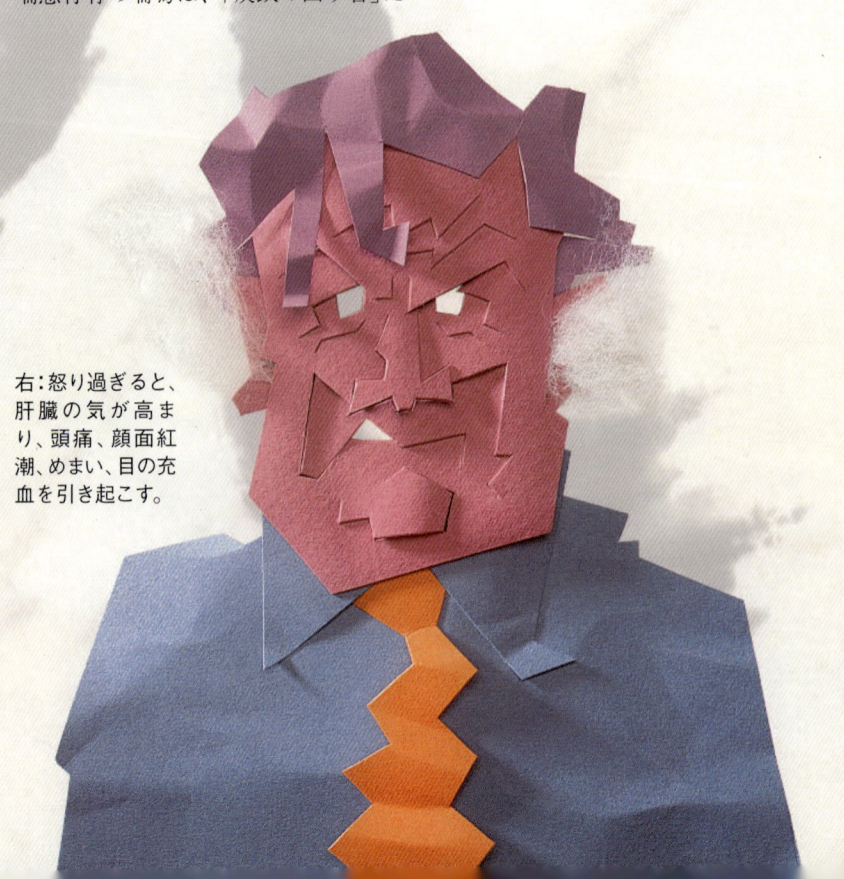

右：怒り過ぎると、肝臓の気が高まり、頭痛、顔面紅潮、めまい、目の充血を引き起こす。

瘀血

3つめに重要な病気の内因は、瘀血すなわち血流停滞です。ここでもう一度、中国医学における「血」が、西洋における解剖学上の血液、すなわち静脈や動脈を循環する赤い物質に対する概念とは全く違うことを思い出すべきでしょう。瘀血は、目に見えない痰と同じように、正常な血液循環を阻害するものと考えられていますが、必ずしも西洋における血塊や血栓症を指していません。

瘀血は以下を含む多数の要因で発生します。
- 気滞(気の停滞)
- 気虚(気の欠乏)
- 寒の侵入による血の凝結や停滞
- 熱の侵入による血流の増加と凝結
- 外傷

瘀血はしばしば、刺痛、臓器の肥大あるいは腫張、舌にできる紫がかった斑点(40ページ参照)、出血と関連しています。

先天性疾患

致命的損傷、先天性欠損症など、一部の病気の内因について出来ることは非常に限られていますが、両親が何らかの努力を行うことを否定はできません。

中国南部では現在も、出生15日目の新生児に、漢方の飲み物を飲ませ、生まれつき持っているとされる熱や毒素を排除する慣習があります。

早産は、内的疾患の潜在的原因になると考えられています。妊娠中の母親の健康も重要な要素で、結果として子供の活力や生命力に基本的な影響を及ぼす可能性があります。

生まれつき持っている「先天の気」(24ページ参照)についても、私たちが何らかの対処を施すことは非常に困難です。

下:正常な出産で健康な胎児を産むことは長期的な健康のために非常に重要だ。先天的な弱さは慢性病の原因となることが多い。

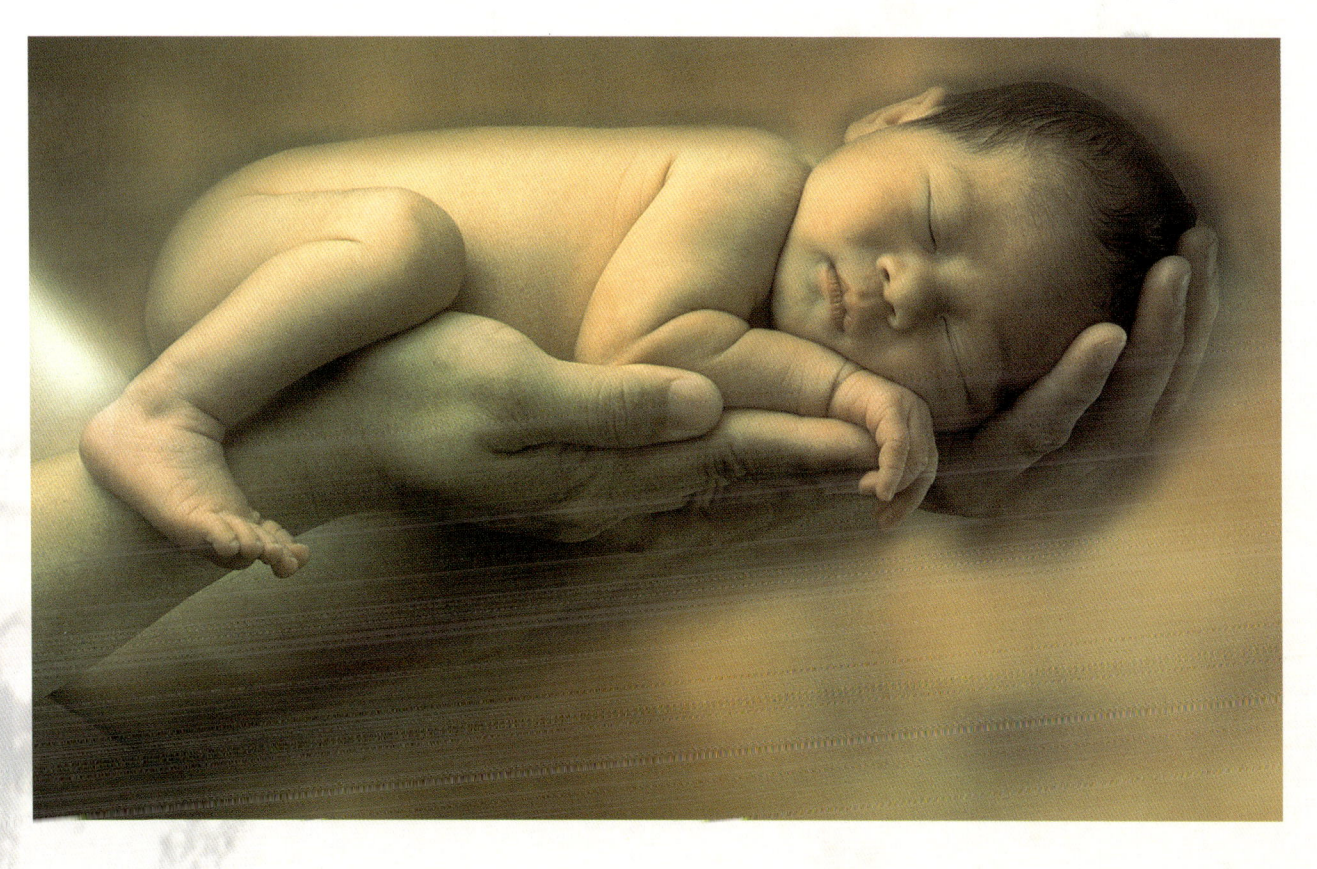

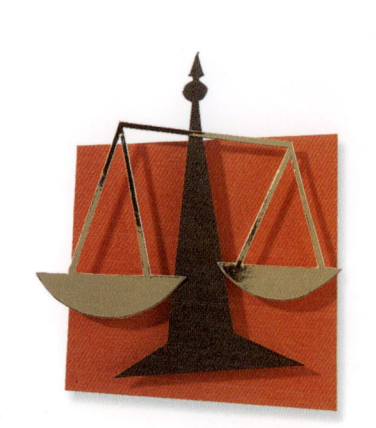

中国医学の病理学

西洋の臓器や病気に対する見方に比べて、中国病理学は圧倒的に簡略で多岐にわたる証（病症）を、8つの基本原則に基づいて単純に分類しています。

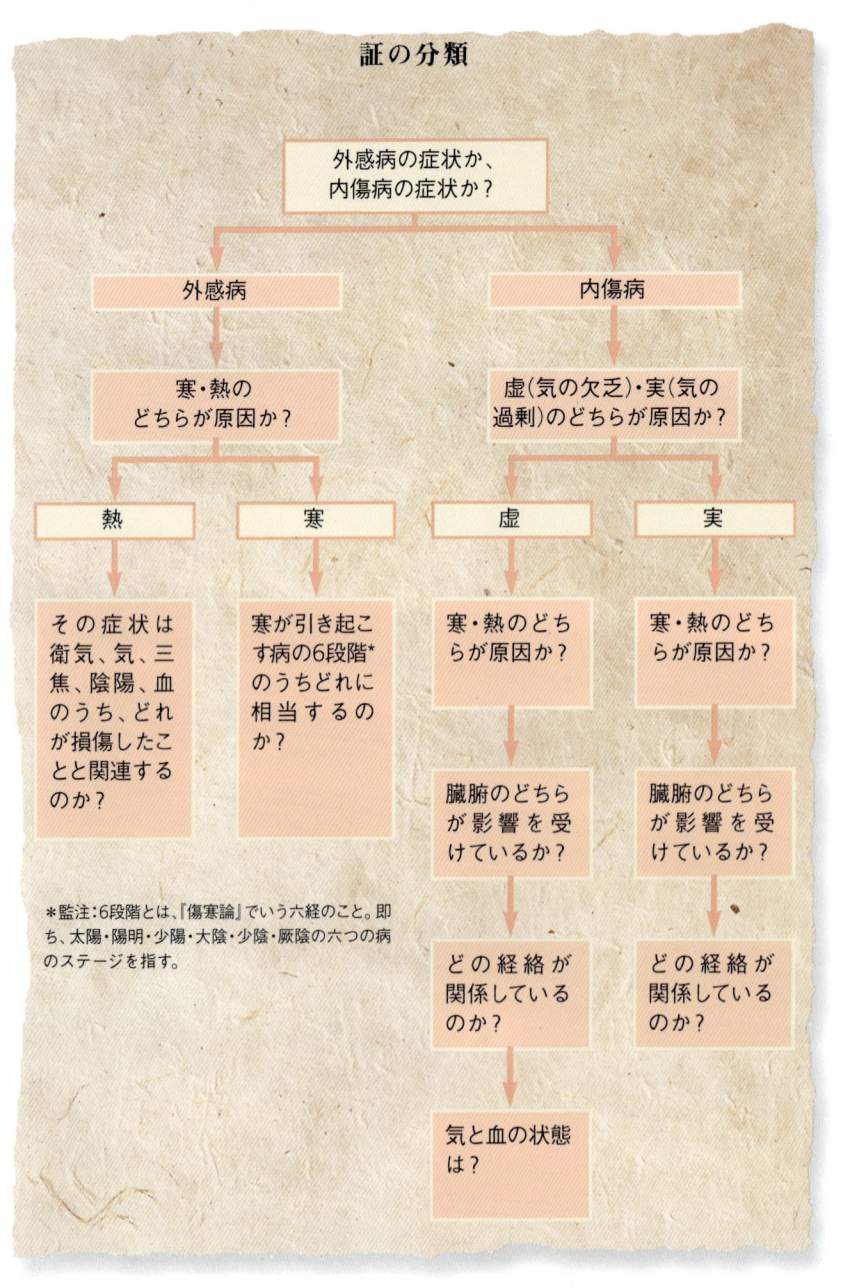

証の分類

```
外感病の症状か、
内傷病の症状か？
     │
  ┌──┴──┐
外感病   内傷病
  │       │
寒・熱の   虚（気の欠乏）・実（気の
どちらが   過剰）のどちらが原因か？
原因か？
  │       │
┌─┴─┐   ┌─┴─┐
熱   寒   虚   実
│   │   │   │
```

- **熱**：その症状は衛気、気、三焦、陰陽、血のうち、どれが損傷したことと関連するのか？
- **寒**：寒が引き起こす病の6段階*のうちどれに相当するのか？
- **虚**：
  - 寒・熱のどちらが原因か？
  - 臓腑のどちらが影響を受けているか？
  - どの経絡が関係しているのか？
- **実**：
  - 寒・熱のどちらが原因か？
  - 臓腑のどちらが影響を受けているか？
  - どの経絡が関係しているのか？
- 気と血の状態は？

*監注：6段階とは、『傷寒論』でいう六経のこと。即ち、太陽・陽明・少陽・大陰・少陰・厥陰の六つの病のステージを指す。

八綱（はっこう）

中国人にとって病は、微生物の侵入や、組織の病や損傷、ストレスに起因する問題ではありません。病は以下の簡単な4つの要素をはらんだ問題です。

- 内因あるいは外因を発端とする（32-34ページ参照）。
- 身体の生命エネルギーと侵入した邪の基本的な衝突。
- 陰陽のアンバランス
- 気の循環における問題

これらの要因は、中国医学に基づくすべての証（病症）の基盤です。また証は以下に示す八綱（はっこう）という8つの原則に基づいて総括されます。

虚	実
寒	熱
陰	陽
内	外

中国医学において診断とは、単に上記の可能性を論理的に検討し、根本的な原因を特定することにあります。

左：中国の医者は一連の系統立てられた診察と問診によって証を分類する。

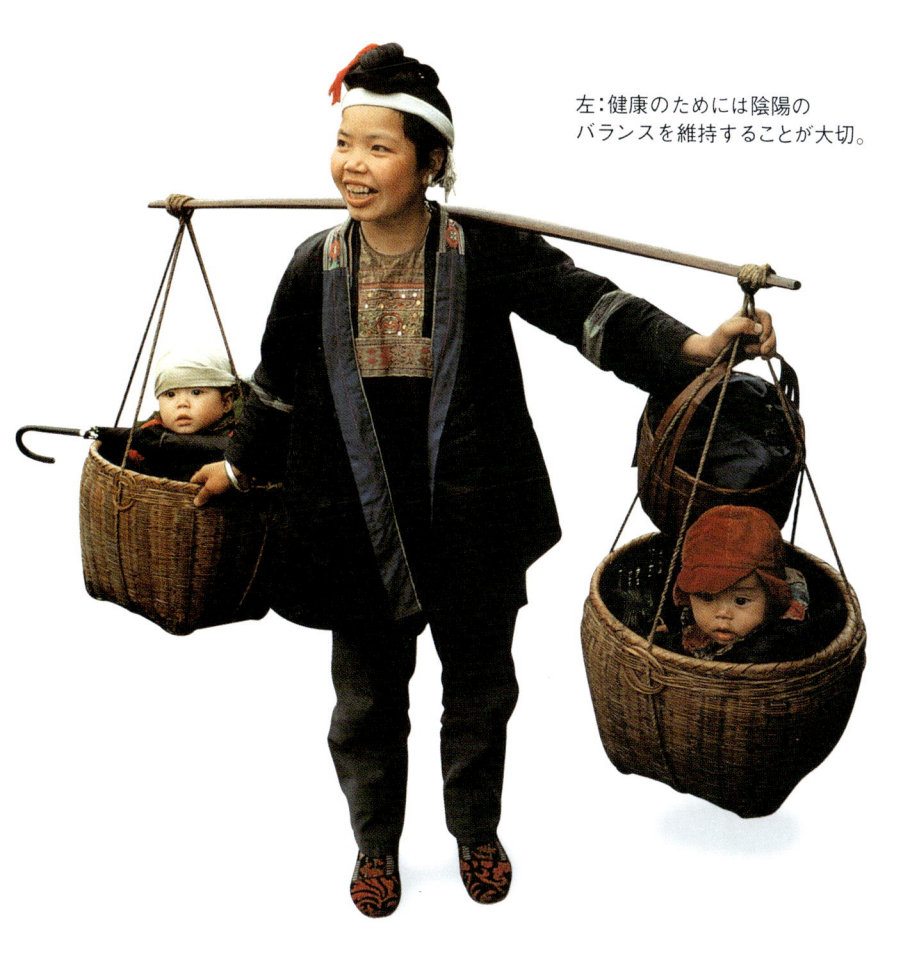

左：健康のためには陰陽の
バランスを維持することが大切。

が、下部に落ちないで腹部にとどまっていると膨満感を引き起こし、便秘になる場合があります。

正常な気の流れが阻害されると、関連する各臓器に同じような証が発生します。中国の医者はこの性質を利用して、どこに問題があるかを正確に診断します。また気の循環にアンバランスが生じると、陰陽の良好な関係が影響を受け、均衡を保っていたシーソーが片方に傾いて、その結果生じる証が増えることがあります。

邪の侵入

「気（正気）」が強く「邪」が弱ければ何も問題は起こりません。しかし「気」が弱く「邪」の方が強いと状況は違ってきます。

中国病理学は、考えられる結果を以下の3つに明確に分類しています。
- 気が強く、邪もまた強い場合：実証
- 気が弱く、邪もまた弱い場合：虚証
- 気が弱く、邪が強い強い場合：虚実錯雑（きょじつさくざつ）

陰陽のアンバランス

陰と陽は万物に存在しています。両者はバランスを保ち、お互いを補完し合っているため単独では存在し得ません。しかし、陰陽がバランスを失い、片方が極端に弱まったり、強くなりすぎたりすると病症を発生します。これは気と邪の対決とあいまって多数の証の原因となります。

- 陰が強すぎて陽が正常な場合：寒証
- 陰が正常で陽が強すぎる場合：熱証
- 陰が強く、陽が弱い場合：寒虚証
- 陰が弱く、陽が強い場合：暑虚証

気の循環障害

様々な「気」（24-25ページ参照）が、様々な道筋を通って全身を循環しています。例えば、肺が体内の水を循環させるときに肺気は上昇し、水液が身体下部に行き渡るようにします。もし、肺気が下がると水の循環が阻害されて身体上部にのぼるため、咳や喘息が発生します。

脾臓の気も同様の働きをしますが、脾臓の気が下がると、頭部に十分なエネルギーが行き渡らなくなり、めまいが起きます。胃の気は重いため、身体下部に落ちる傾向があります。ところ

> 陰陽が分離すると、人の精と生命力が破壊される。その時、夜露が降りて風が吹くと、湿と熱の証が発生する。こうして人は風に傷つけられる。そして邪の影響が体内にとどまり、気の漏れが生じる
>
> （黄帝内経）

中国医学の診断学

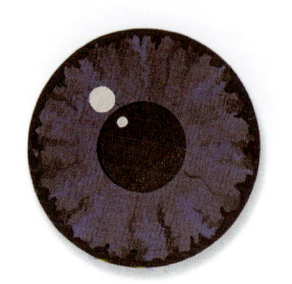

昔の中国の医者は、現代の医者とは違って、五感だけに頼って診断しました。侵襲性の検査（体内に器具を挿入して行う検査）や複雑なモニタリング装置はなかったため、望診、聞診、切診といった基本的な技術だけを駆使したのです。

高度な診断

伝統的な中国医学において正確な診断は、全面的に医者の診断技術にかかっています。良い医者は、患者の外面的な身体症状、脈、声、様子からあらゆる推測を行い、その証を正確に指摘します。

中国では診断を4つの明確な方法あるいはテクニックに分類しています。

- 望診：もっとも重要な要素。患者の様子、舌、鼻、肌、顔色などを診察します。
- 聞診・嗅診：患者の声、呼吸のリズムなどを聞き、体から発する異臭を嗅ぎます。かつては、この診断の段階で「味診」が加えられ、医者は定期的に患者の尿をなめて、糖尿病を示す甘味が含まれていないかを確認しました。
- 問診：「質問」を行って、患者に熱い、寒い、のどが渇いた、空腹感あるいは痛みがあるなどの症状がないか確認します。
- 切診：体表を触って体温や状態を確認したり、発汗がないかを検査したりします。中国独特の複雑な診断法である脈診（脈拍で診断する）が含まれます。

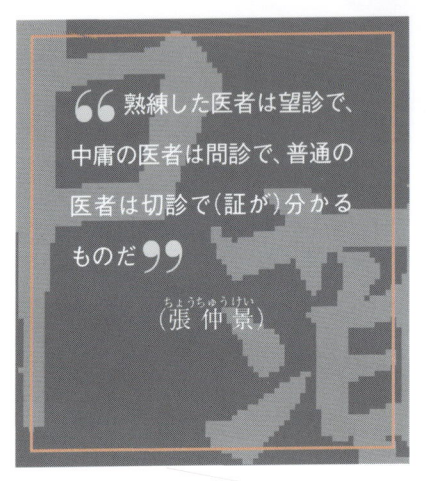

> 66 熟練した医者は望診で、中庸の医者は問診で、普通の医者は切診で（証が）分かるものだ 99
> （張 仲景）

下：熟練した医者は目の各部分から五臓腑の健康状態を診断できる

望診

正確な望診は、中国医学の医者の診断技術の中でもっとも重要で、西洋の医者が行うようなおおざっぱな視診とは全く異なります。望診を行うポイントは膨大な数にのぼりますが、熟練した医者は、さまざまな特徴を比較的早く理解し、診断を下します。

望診のプロセスはまず、「全体的な望診」から始まります。患者の体や姿勢をただ見るのではなく、「身体の精神」、つまり患者に明るさや機敏さがあるか、意気消沈し内向的になっていないかなどを調べます。中国の医者は、

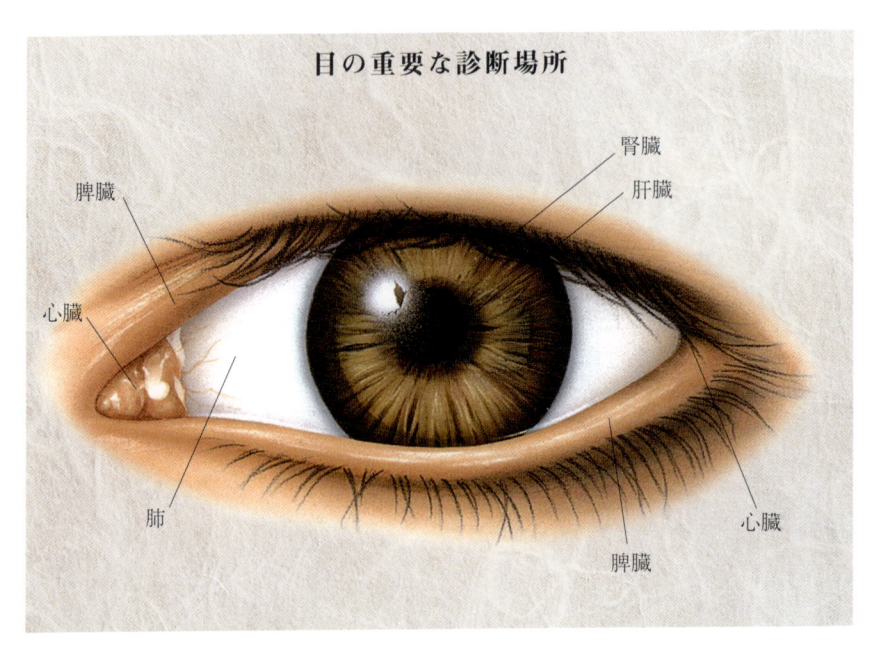

目の重要な診断場所

脾臓／腎臓／肝臓／心臓／肺／脾臓／心臓

精神状態を診断するのに最も適した場所は目と考えて「精神のドア」と呼び、明るさや輝き、目の強膜（白い部分）の色やまぶたの色や、目の敏捷さや反応を調べます。

目の周囲は主な臓器の状態を示していると考えられています。例えば、まぶたが腫れている場合は脾臓の機能不全が、目の角から黄色いめやにが出ている場合は心臓に何らかの熱の問題があることが疑われます。

明るい目は精神状態が健全であることを示していますが、輝いているのに生気が無い場合は精神状態が弱まっていることを示します（仮神*と呼ぶこともある）。充血した目は通常、「熱」に問題があることを示していますが、強膜が黄色い場合、湿の問題である可能性があります。

顔色も重要です。また身体の状態は、「気」や「精」の質を示しています。
- がっしりとした筋肉質の身体：気と精が強く、本質的に健康的。
- 肥満：脾臓の気の欠乏、あるいは痰や湿の過剰が疑われる。
- やせていて、食欲がない：消化器官が弱い。通常は中焦が機能不全を起こしている。
- やせているが食欲旺盛：陰の欠乏、あるいは中焦の過剰な活動が予想される。

望診には、患者の行動や動きの観察も含まれます。動作が大げさで、いつも動き回っている人は、陽証か実熱による何らかの問題を抱えています。また、動きが少なく、座って何もしようとしない人は、冷証あるいは虚証か、陰のアンバランスを起こしています。

震えがある場合も慎重に診察します。患者が年配の場合、手の震えは陰の欠乏を示し、若い患者の場合、風の問題が生じていることが考えられます。

望診のプロセスには体の各部分の詳細な診察も含まれます。例えば頭髪は、五行色体表の腎臓に密接な関係があり、その質は腎臓の基本的なエネルギーを示しています。頭髪がやせたり、白髪になる場合は、腎臓の気あるいは精の欠乏、抜け毛やはげは血の欠乏や湿証を示している可能性があります。

また頭部より、督脈（とみゃく）の強さが分かります。小さい頭は通常、遺伝的に督脈が弱く、慢性病がある可能性があります。

*監注：原文はfalse spiritで、これに対応する中医学用語は「仮神」。仮神の本来の意味は、精気の極度に衰弱している人が、急に元気そうな様子になることで、危険な徴候を意味する。

顔色と証

赤い	熱証
真っ赤	実熱
（頬骨に沿って）まだらに赤い あるいは夜だけ赤くなる	陰虚内熱
黄色	湿、脾臓の虚あるいは虚血
濁った黄色	寒証・湿証
澄んだ黄色	熱証・湿証
白	寒証
青白い	気虚あるいは陽虚
緑	寒証、場合によっては痛みあるいは瘀血（おけつ）
黒	寒証あるいは痛みあるいは陽虚

舌

舌は、病を非常に明確に示します。中国医学の教本は医学生のために、舌の特徴的な形や色を示すイラストを常に数多く掲載しています。

舌のあらゆる部分は、目と同様、臓器と関連性があると考えられており、「体の地図」と呼ばれることもあります。そのため医者は、腫れやできものが実際にどこにあるかを注意深く観察するのです。

顔と同様、舌に現れるさまざまな色も、特定の証を示しています。また、形とサイズも重要です。例えば、舌が腫れている場合は、心臓か脾臓の熱が過剰な状態であることを示しています。また白っぽい舌は、気および血が欠乏していることを示しています。

舌のひび割れや、端についた歯の跡は、医者が基本的な症状を判断する際の追加情報となります。例えば、色が白っぽいうえ、ひび割れが入っている場合は、血が欠乏しており、端に歯の跡がある場合は、脾臓の陽が欠乏していることを示しています。

また舌苔も重要です。通常はうっすらと湿った白い苔がついているべきところですが、黄色がかっている場合、医者は熱証か、内的疾患を疑います。苔が分厚く白い場合は、その患者に外面的な病症か、寒の問題がある可能性があります。

舌の色、苔、形、できもの、動きなどの組み合わせは膨大ですが、経験豊富な医者はそれぞれの組み合わせから、特定の証や健康上の問題を判断できるのです。

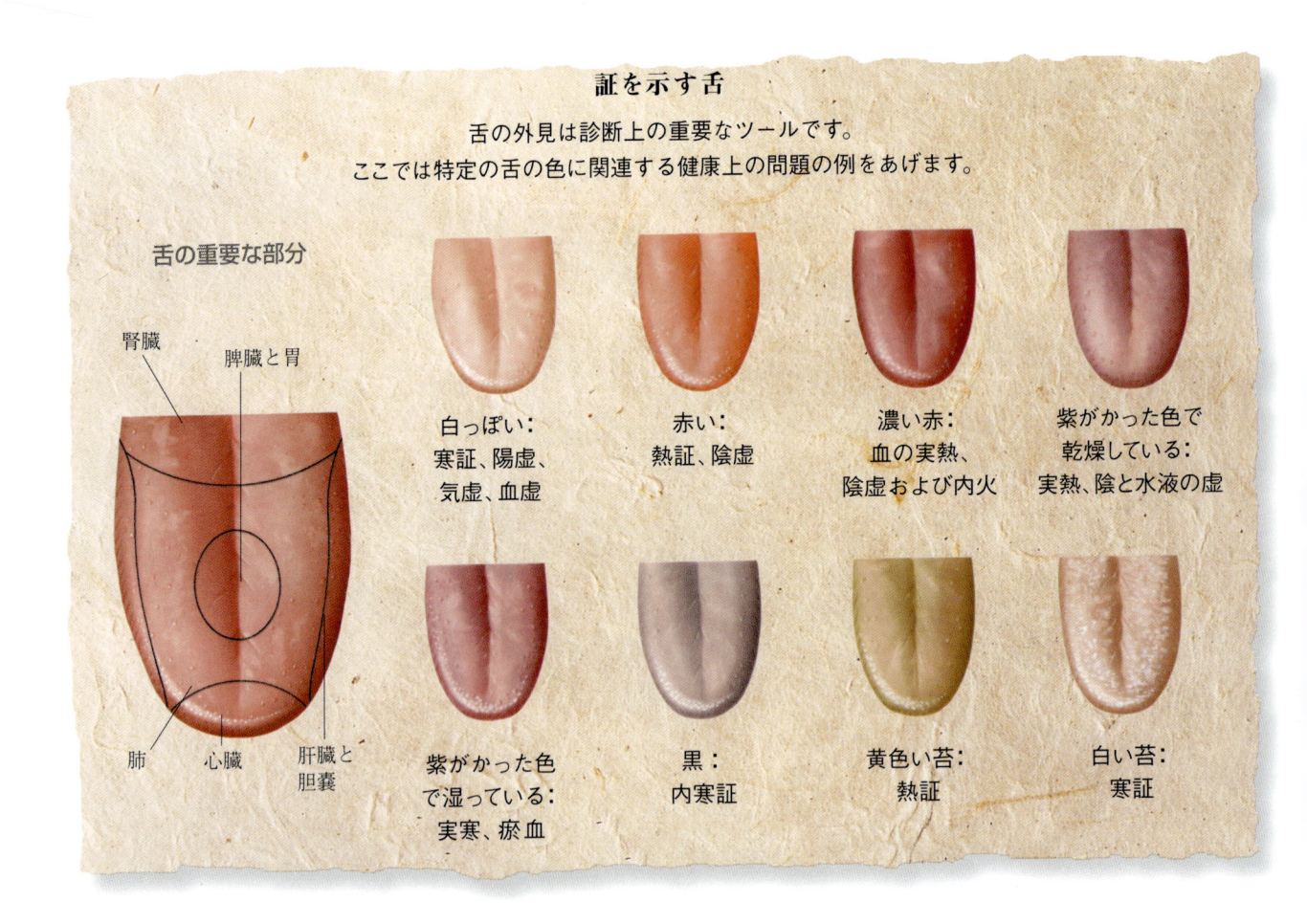

証を示す舌

舌の外見は診断上の重要なツールです。ここでは特定の舌の色に関連する健康上の問題の例をあげます。

舌の重要な部分
- 腎臓
- 脾臓と胃
- 肺
- 心臓
- 肝臓と胆嚢

白っぽい: 寒証、陽虚、気虚、血虚

赤い: 熱証、陰虚

濃い赤: 血の実熱、陰虚および内火

紫がかった色で乾燥している: 実熱、陰と水液の虚

紫がかった色で湿っている: 実寒、瘀血

黒: 内寒証

黄色い苔: 熱証

白い苔: 寒証

鼻の診断

中国の医者は、鼻のあらゆるポイントはそれぞれ体の各部位に対応しており、各部分の色や状態に注意すれば、証の診断に利用できると考えています。例えば、鼻頭の周りに吹き出物が出来ている場合、胃あるいは脾臓に熱の問題があると考えられます。

一方、肺が鼻を制御しているため、鼻にできるシミは肺に潜在的な問題がある可能性を示しています。

聞診と嗅診
ぶんしん　きゅうしん

医者は望診をすませると、「聞く・嗅ぐ」プロセスに入ります。患者が大きな声であれば、熱か実の問題がある可能性が高く、声が小さければ寒か虚の問題がある可能性があります。会話は心臓に関連しているため、会話を継続できない、あるいは会話に障害がある場合、心臓、循環、あるいは精神活動に問題がある可能性を示しています。中国では精神活動も心臓と関連付けているからです。

また医者は、患者の呼吸に特に注意を払います。呼吸が速い場合は、肺熱の可能性があります。呼吸が浅い場合は、腎臓の気虚の問題が考えられます。

咳は肺気の上逆と関連し、しゃっくりは胃気の上逆を示唆しています。

また医者は、せわしなく患者のにおいを嗅ごうともします。体臭が強い場合は通常、熱の問題があることを示しています。例えば、口臭は胃熱を示唆しているのです。

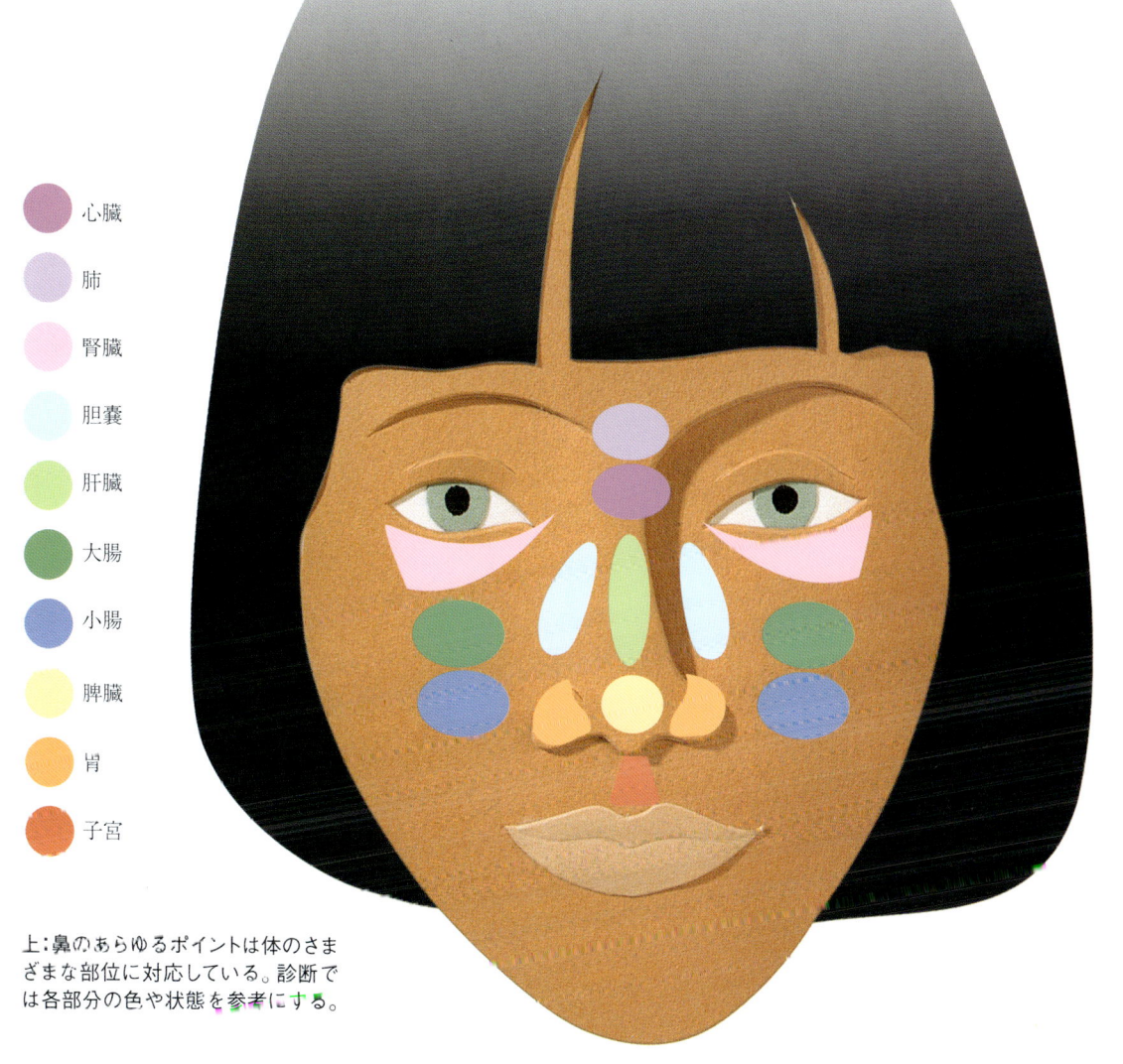

- ● 心臓
- ● 肺
- ● 腎臓
- ● 胆嚢
- ● 肝臓
- ● 大腸
- ● 小腸
- ● 脾臓
- ● 胃
- ● 子宮

上：鼻のあらゆるポイントは体のさまざまな部位に対応している。診断では各部分の色や状態を参考にする。

問診

　中国医学の問診では、西洋医学でよく行われる既往歴に関する質問は少なく、患者がどのように「感じているか」、つまり熱いか寒いか、のどが渇くか空腹か、汗をかいたり震えたりするか、寒気がするか、などを聞きます。

　また痛みについては、痛むかどうかだけでなく、どのような痛みなのか、つまりひどい痛みか、刺すように痛いのか、熱いか寒いか、痙攣があるかなどを聞きます。西洋人の患者は、痛みの性質を説明するのは難しいと感じますが、中国人の患者は医者の分析方法に慣れていて、診断に役立つよう、痛みの正確な性質をわかり易く具体的に伝えます。

　また患者は、便通、睡眠パターン、排尿、女性の場合は月経について聞かれます。西洋の医者は、量や時期だけに興味を持ちますが、中国の医者は、正確には夜中の何時に目が覚めるのか？具体的にどの種類の食物が特に食べたい、あるいは食べたくないのか？月経の血液は具体的にどのような様子か？など、詳細な情報を得ようとします。

　ここまで具体的に聞かれると、西洋人には奇異に感じられるかもしれませんが、中国の医者にとって、証と根本的なアンバランスを正確に診断するために必要不可欠な内容なのです。

切診（せっしん）

　診断の最終段階は通常、切診です。西洋医学と同様、体を触り、体温を測り、腫れていればその状態を調べるほか、脈を非常に慎重に計ります。

　西洋医学では、手首、首、足、その他どこであろうと、脈は単純に鼓動を示すものと考えていますが、中国医学では脈の性質や感触のかすかな違いに着目します。

　脈を取る際の主な位置は手首（橈骨動脈（とうこつどうみゃく））で、中国の医者はここで9種類の脈を感じることができます。

　その際、医者は手の中心の指3本を使用します。それぞれの指は手首のわずかに異なる位置に置かれます。その位置は特定の臓器と呼応しています。

　さらに、医者は脈の性質を感じるために、最初は手首の上を軽く触れ（浮）、次に少し力を加え（中）、そして最後に手首を非常に強く押さえる（沈）というように、押さえる力を3通りに微妙に変えます。

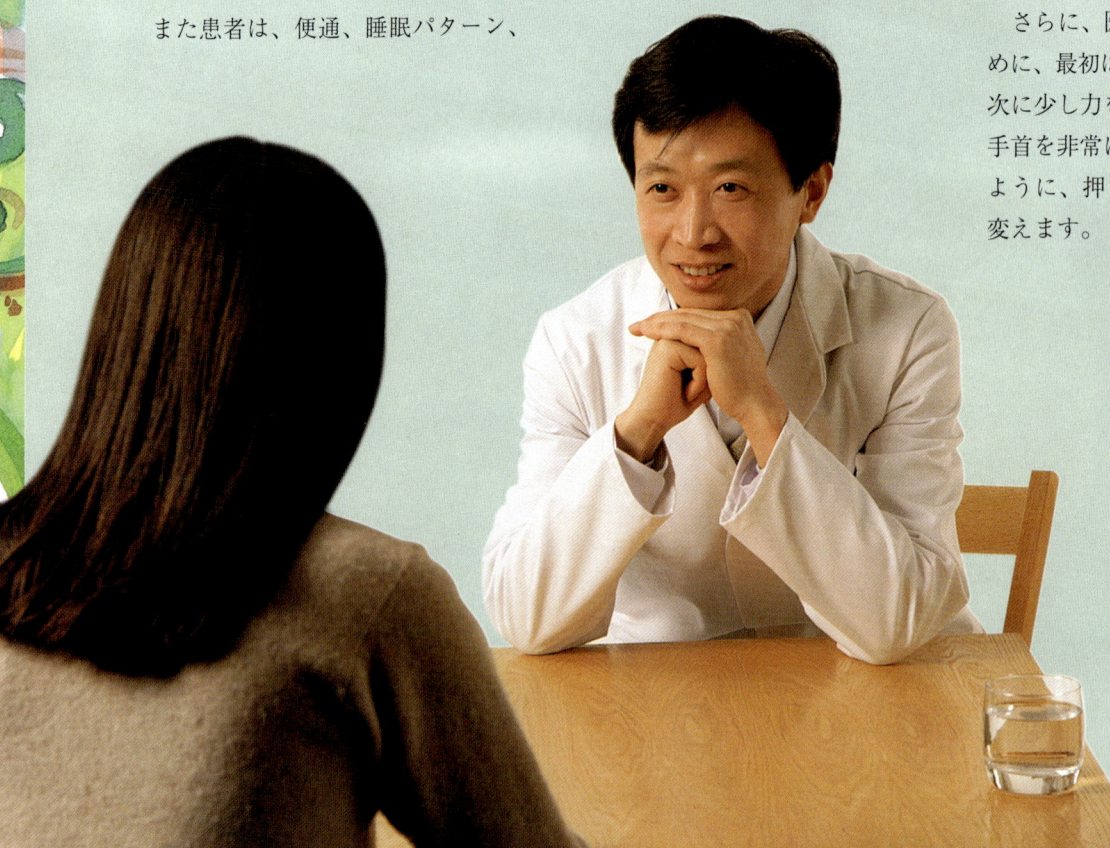

左：問診は診察で重要な役割を果たす。医者は原因の病証を示す症状、気分、不快感における数々のわずかな変化をも探ろうとする。

中国医学の診断学

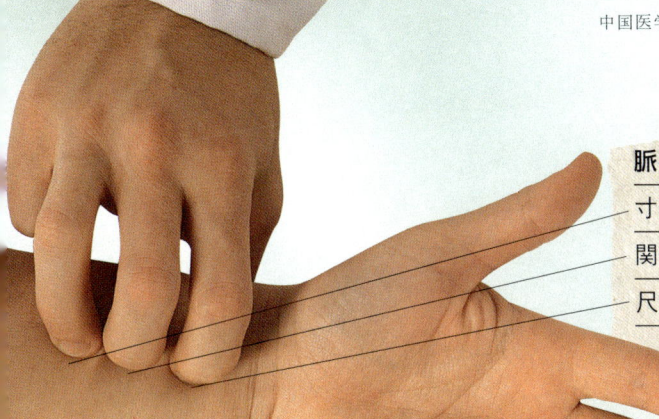

脈を取る位置	左手	右手
寸部	心臓／小腸	肺／大腸
関部	肝臓／胆嚢	脾臓／胃
尺部	腎臓／膀胱	腎臓／命門

＊監注：脈の部位に臓腑を配当することは古くから行われてきたが、時代や書物によってその内容は異なる。ここでは最も一般的な『難経』の説に従った。

また脈拍数も計測します。西洋のように時計を使うのではなく、医者本人の安定した呼吸と比較し、脈拍数4回あたり1呼吸（1分間に約18呼吸）を正常と判断します。脈拍数よりも大切なことは、毎回の脈拍の質にあります。健康的で正常な脈は「堅くなく」、規則正しいリズムを打ち、「尺部」を深く押すと感じられる、しっかりした根を持っています。

脈の質は1年を通じて次のように変化します。
- 春：やや「弦」（琴の弦のような緊張感のある脈）
- 夏：「洪」（大きく、力強い脈）
- 長夏：「緩」（緩慢な脈）
- 秋：やや「浮」（軽く触れる程度で感じられる脈）
- 冬：やや「沈」（強く押すと感じられる脈）

上記の感触は、五行色体表の四季の性質を反映しています。例えば「弦」は、「肝臓」、「春」、「木」に関連しています。

これらの用語の多くは、実際に「弦」や「浮」の脈を感じ取ることができなければ、正しく認識することは困難です。高度な脈診は緻密な技で、完璧に習得するには何年もかかります。

異常な脈と疾病の関係

種類	証
浮脈（軽く触れる程度で感じられる脈）	風邪などの表証（初期で病が体表部にある）
沈（強く押すと感じられる脈）	裏証（病が進んで深部にある）
遅（おそい脈）	寒証、陽虚
数（早い脈）	熱証
弱（細く弱い脈）	虚証
洪（大きく、力強い脈）	実証
滑脈（滑らかな脈）	痰／湿証、通常は妊娠時に出る脈
渋脈（渋る脈）	気滞血瘀、血または精の欠乏（傷精少血）
細（糸のように弱々しい脈）	気血両虚（気と血の欠乏）、湿証
実（浮・中・沈の全てで力強い脈）	熱実
弦脈（琴の弦のような緊張感のある脈）	肝臓あるいは胆嚢のアンバランス／痛み、痰証あるいは湿証
不規則—遅い／弱い	気の枯渇、気血両虚（気と血の欠乏）、陽虚
不規則—遅い／時々止まる	寒または痰の停滞、瘀血
不規則—速い／時々止まる	熱実、気滞血瘀、痰証
非常に深く、隠れている	実痛（強い痛み）、亡陽（陽の枯渇）
非常に速い	陽実、亡陰（陰の枯渇）
非常に弱い	気滞血瘀、亡陽（陽の枯渇）
長脈（脈が触れる部位が尺を超える脈）	実証、熱証、気滞
短脈（脈が触れる部位が関・尺に満たない脈）	気虚、気鬱

外感病(がいかんびょう)の治療

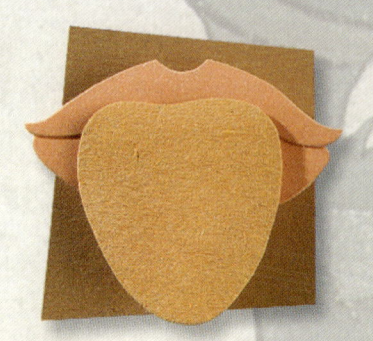

中国の医者は、八綱と伝統的な診断技術を用いて、患者が苦しんでいる証(病症)を正確に特定します。証は、西洋医学における病症とは全く異なるものばかりです。

表証(ひょうしょう)

外感病のカテゴリーには、西洋医学で風邪や伝染病と診断する疾病が含まれます。すなわち、急激に発症し、すぐに症状がおさまるような、自己制御型の疾病です。

中国の医者はそれを特定するために、症状がどのように始まったか、暑いか寒いか、頭痛、咳、鼻水があるかなど、詳しく質問します。また舌や脈も診ます。

外感病は通常、6つの外邪、すなわち風、熱、寒、火、湿、燥が原因です。これらは普通、複数が組み合わさって生体を襲います。その結果として起こりうる症状である「表証」をあげると、複雑なリストになります。風寒、風熱、そして暑はそのうちの3つにすぎません。

外感風寒(がいかんふうかん)

外感風寒では「風」に対する抵抗を示す特徴的な症状として、悪寒、微熱、頭痛、四肢の痛み、厚くて白い舌苔、浮脈(軽く触れるだけで感じられる脈)および緊脈(緊張し、張りつめた脈)が表れます。「風」は通常、動作と関係があります。そのため、医者は痛みが体中のあちこちで発生しているか、常に特定の場所が痛いのかに興味を持ちます。これに相当する西洋医学に基づく症状には、悪寒、普通の風邪、インフルエンザが含まれます。

これに適した漢方治療では、体を温め、刺激を与えて、発汗を促すものが使用されます。この症状に伝統的に使用される漢方薬の多くは、伝染を抑制するのに役立つ抗菌性も備えています。

外感風寒に適する漢方療法は、体を温め、刺激を与えて発汗を促す漢方薬を処方することです。その多くは抗菌作用があり、伝染を防ぐのに役立ちます。

典型的な漢方薬は、桂枝湯(けいしとう)で、桂枝(けいし)(6g)、白芍(びゃくしゃく)(6g)、生姜(3g)、甘草(かんぞう)(3g)、大棗(たいそう)(3g)から作られます。これは発汗薬で、衛気(えき)を強化します(上記漢方薬の詳細については58-61ページを参照)。

さらに漢方医は、鼻水の場合はLI20(迎香(げいこう))、頭痛の場合は太陽のツボを指圧します(これらのツボの詳細については88-93ページ、114-129ページを参照)。

肉荳蔲(ニクズク)
(ナツメグ)

下:外感病の治療には数多くの漢方薬が使用される。

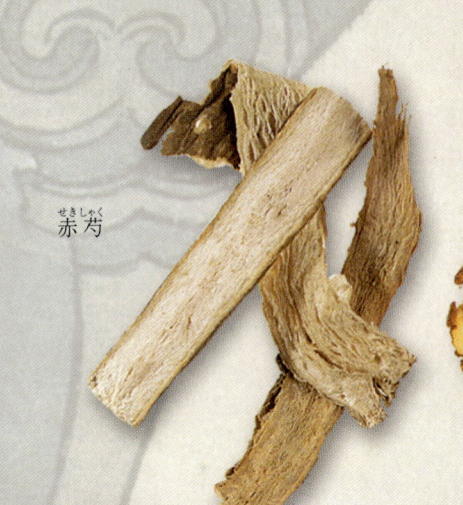

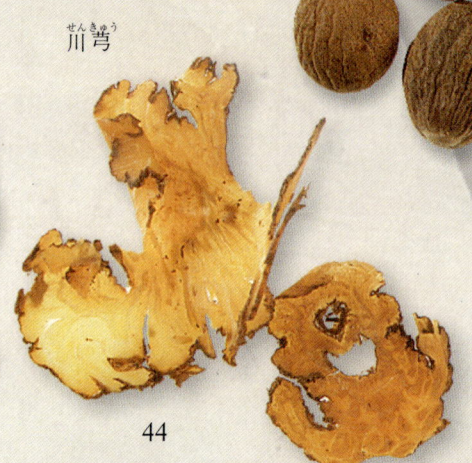

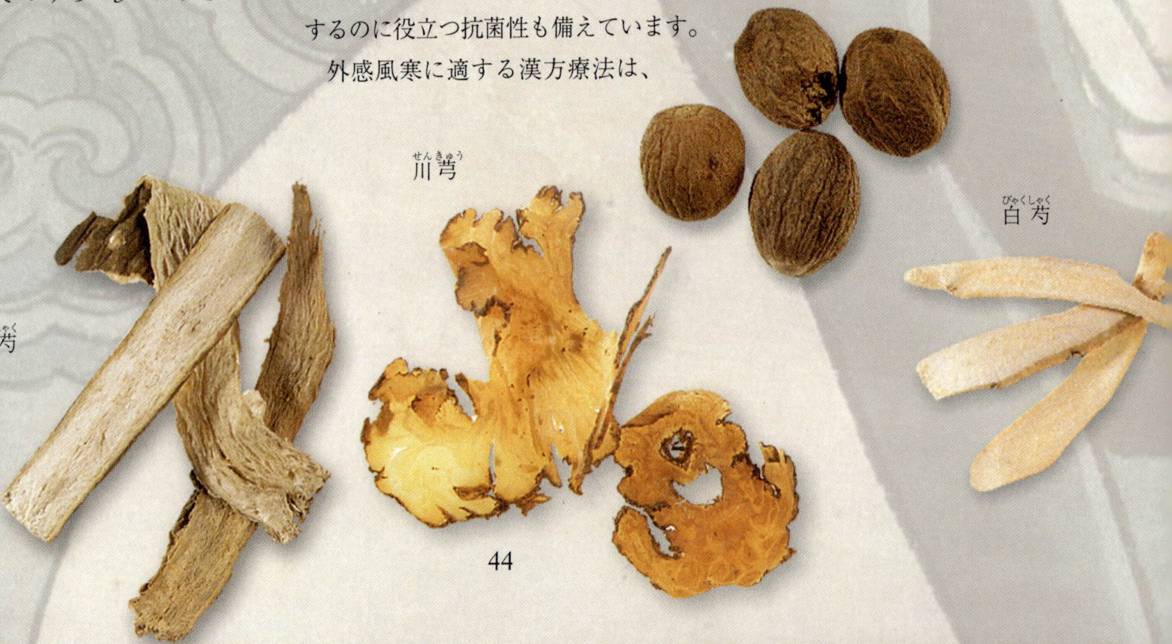

川芎(せんきゅう)

赤芍(せきしゃく)

白芍(びゃくしゃく)

外感風熱

外感風熱の特徴的な症状は、熱、「風」と「寒」に軽く抵抗を示す症状として頭痛、目の充血、ひどい鼻水、のどの痛み、舌の両側および先端部の赤み、のどの渇き、黄色い尿、浮脈および数脈です。また、皮膚に発疹が出ることもあります。

西洋では、このような症状を発熱性の風邪、あるいはおそらく風邪の引き始めの悪寒であるとみなしますが、完全に感染するともっと深刻な症状になります。はしか、水ぼうそう、扁桃炎の初期症状を示している場合もあります。

風熱に対する典型的な処方薬は、10種類の薬草から作られる複雑な漢方薬である銀翹散です。その中でも重要な薬草は、金銀花(9g)、連翹(9g)、牛蒡子(6g)、薄荷(3g)、桔梗(6g)です。これらの薬草の一部は非常に抗生作用が強いため、中国人は「火毒を追い散らす」と表現します。

のどの痛みについては、LU11(少商)に指圧を行うこともあります。

暑(火)の襲撃

典型的な症状は、熱、過度の発汗、情緒不安、倦怠感あるいは疲労感、冷たい飲み物が特に欲しくなるのどの渇きです。西洋では「夏風邪」と呼ぶ症状といえます。さらに症状が進むとめまい、吐き気などをともない、西洋医学でいうところの心臓発作や日射病を引き起こすことがあります。

亜熱帯気候の中国南部では、「暑」は通常、「湿」を伴うため、患者は食欲減退や場合によっては下痢を起こして、よりひどい倦怠感を感じます。

「暑」に対する伝統的な処方には、体を冷やしエネルギーを与える効能があり、抗菌性が強い薬草が含まれています。典型的な漢方薬は、清暑益気湯です。これも15種類の薬草から作られる複雑な薬で、主な成分は以下の通りです：黄耆(9g)、当帰(6g)、沢瀉(6g)、麦門冬(6g)、白朮(3g)、蒼朮(3g)、青皮(3g)、五味子(3g)、人参(1g)。

また食欲を増進させるために、ST36(足の三里)への指圧が治療に加えられることもあります。

下：医者は、証の原因が内因か外因かを特定した後、それを八綱に従ってさらに分類する。

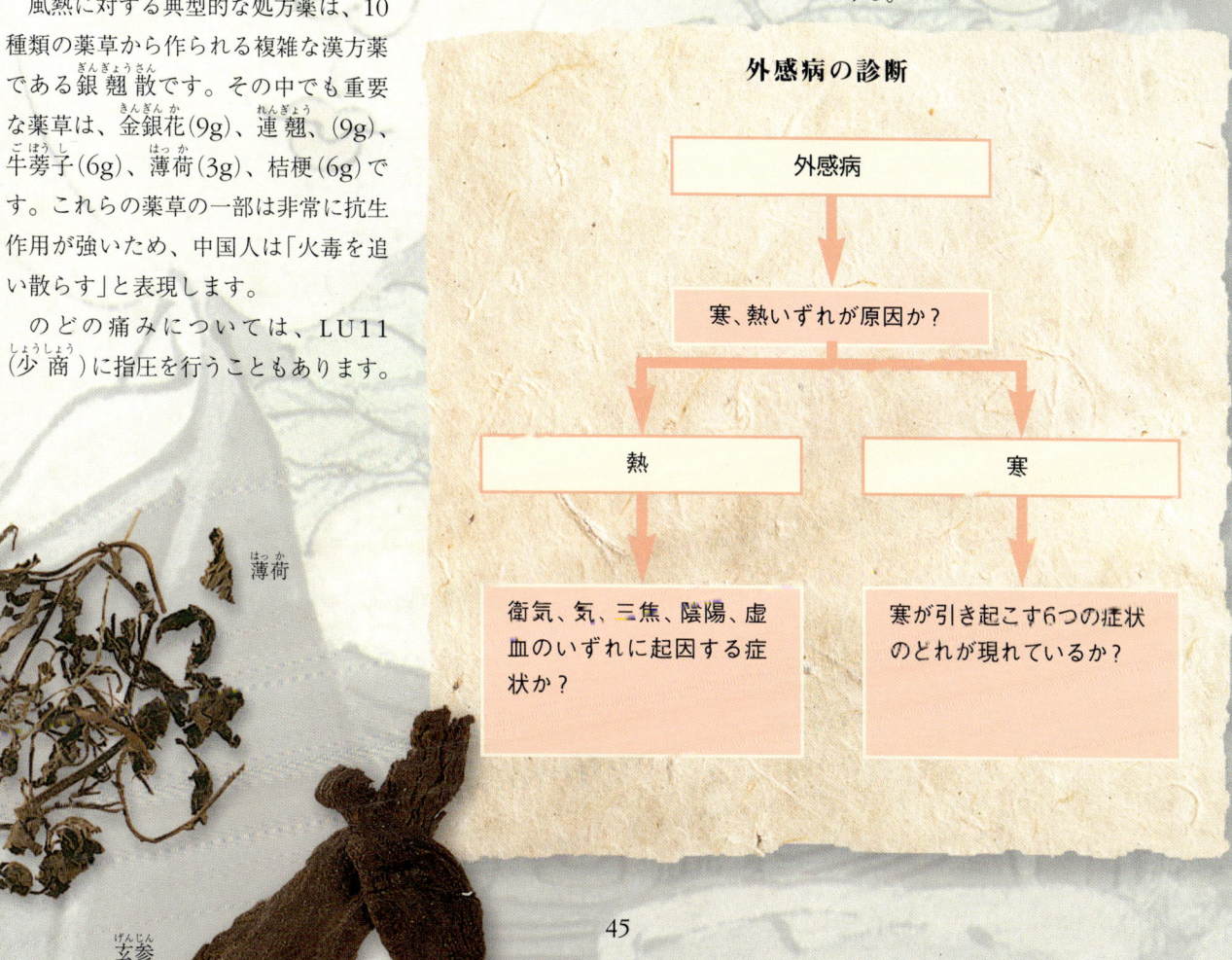

外感病の診断

```
外感病
  ↓
寒、熱いずれが原因か？
  ↓         ↓
 熱         寒
  ↓         ↓
衛気、気、三焦、陰陽、虚    寒が引き起こす6つの症状
血のいずれに起因する症     のどれが現れているか？
状か？
```

薄荷

玄参

内傷病の治療

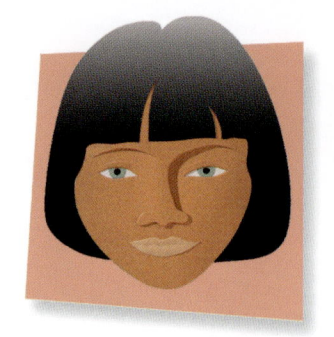

内傷病は、外面的で自己制御可能な外感病よりも深刻であると考えられています。また多くの場合、特定の臓器の疾患やエネルギーのアンバランスと関連性があります。

原因を特定する

外感病が主に悪寒や伝染病に相当していたのに対して、「内傷病」のカテゴリーには、狭心症や冠動脈性心疾患など主な心臓疾患から、更年期障害や月経痛に至るまで、事実上、他のすべての疾患が含まれています。ここでも八綱と伝統的な治療法が、論理的に用いられ、アンバランスが発生している箇所や、病んでいる臓腑を特定します。

中国医学は内傷病に発展する3つのパターンがあると論じています。

- 外感病を適時に適切に治療しなかったために内傷病に発展した場合。
- 外部の病原体が直接内臓に侵入した場合。例えば、冷たい食物や生の食物を大量に食べると内寒が生じる。
- 精神障害により内臓が病み、機能不全を引き起こす場合。

内傷病は多数ありますが、それぞれ特徴的な複数の症状を持っており、従来の西洋型の病名に正確に言い換えることは困難です。

肺への侵入

「実証」の中でも、肺を損傷させるのは、風寒の侵入です。この症状は、邪の攻撃が体表に引き起こす一般的な風邪の延長線上にある可能性があります(44-45ページ参照)。症状は非常に似ていますが、鼻水、咳、粘液に近い白っぽい痰なども生じます。西洋では、肺感染症あるいは単純にひどい風邪だと診断する症状です。この症状に対する典型的な処方は、杏蘇散で、杏仁(6g)、紫蘇葉(6g)、枳殻(6g)、桔梗(6g)、半夏(6g)、茯苓(9g)、生姜(3g)をはじめとする約11種類の薬草が含まれます。これも桂枝湯と同様、体を温め、発汗を促す混合薬ですが、枳殻などの薬草を加えたことで、痰や咳の原因である気の流れを戻すのを助ける作用が加わりました。

風熱が肺に侵入した場合の他の実証は、外感風熱の場合の症状と似ていますが、それに加えて、咳と濃い黄色い痰も発生します。西洋では急性気管支炎と診断する症状です。この症状に処方される典型的な漢方薬は、桑菊飲で、主な成分は桑葉(6g)、菊花(3g)、杏仁(6g)、桔梗(6g)、そして銀翹散に含まれる薄荷や連翹です。痰が多い場合はこの混合薬に浙貝母を加えます。

また、胸部に吸角療法を行って痛みを取り除くよう勧めることもあります。

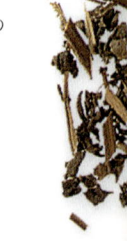

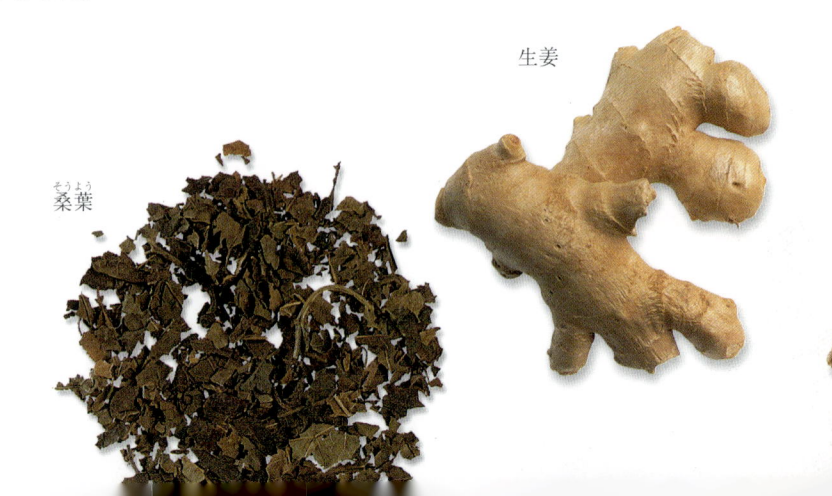

菊花

茯苓

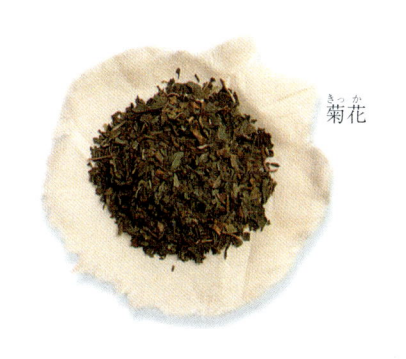

過度な「悲」

　肺に関連する感情は「憂」と「悲」で、この感情が強くなると肺を弱らせて気虚を起し、咳に似た症状の原因となります。気管支炎あるいは喘息の原因になることもあります。近親者（友人、家族、ペットまで）の急逝が原因で、この種の証を発症することは珍しくありません。

　典型的な症状は、息切れ、大量の濃い痰、倦怠感と疲労感、弱く細い声、青白い舌あるいは乾燥して白っぽい舌苔、虚脈あるいは弱脈です。医者は、この種の肺気虚に最も効果のある薬草として人参を単独で使用するか、生脈散を適切な漢方薬として処方します。生脈散には、人参、麦門冬、五味子がそれぞれ6～9g含まれています。

　胸部痛にはPC6（内関）あるいはRM17（膻中）への指圧が行われます。

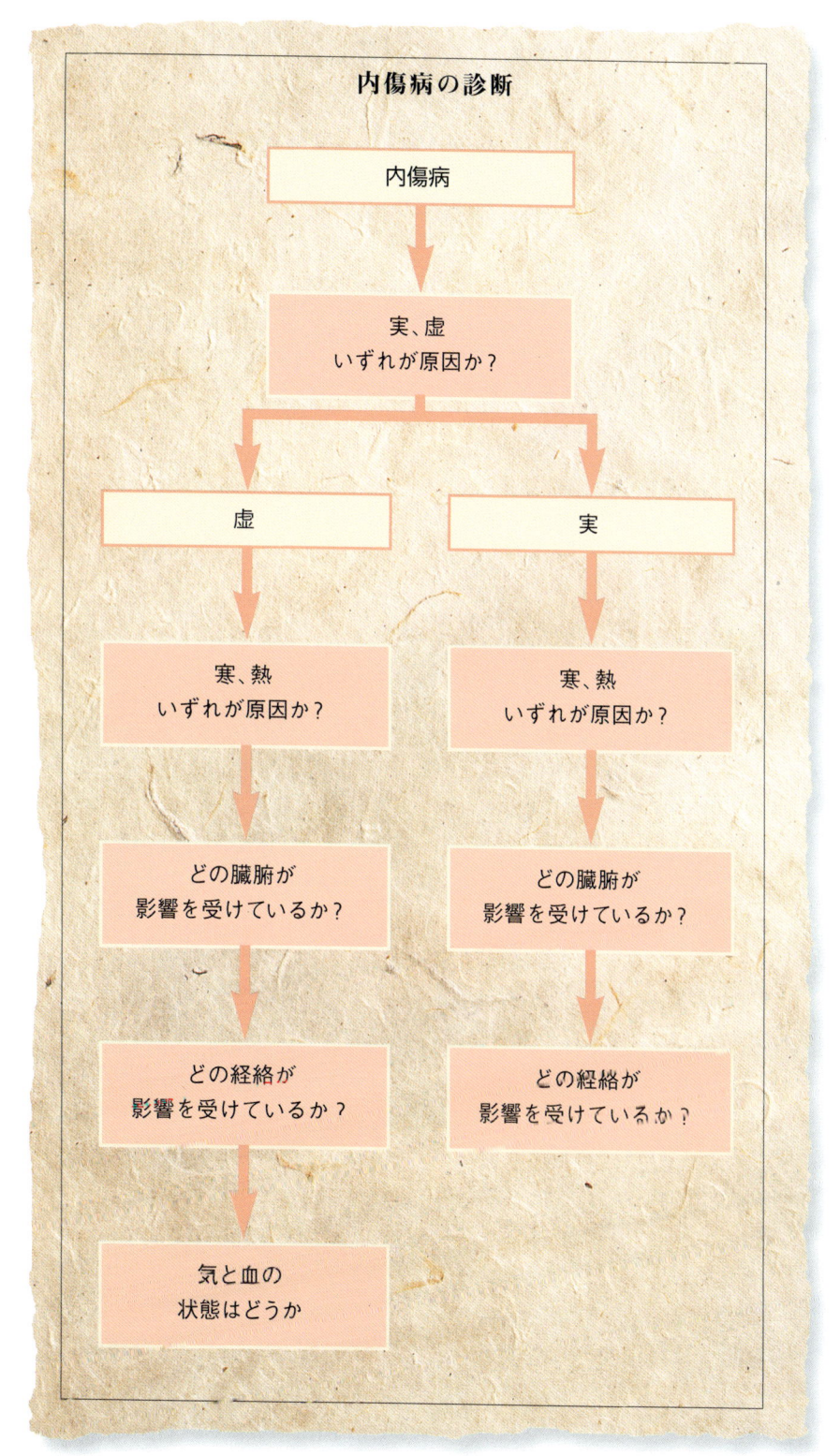

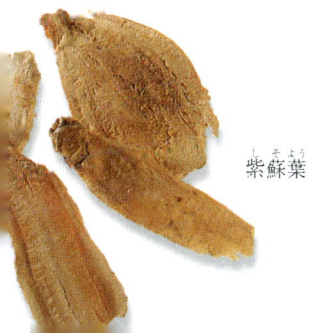

紫蘇葉

内傷病の診断

```
         内傷病
           ↓
       実、虚
     いずれが原因か？
       ↙     ↘
     虚        実
     ↓         ↓
  寒、熱      寒、熱
いずれが原因か？  いずれが原因か？
     ↓         ↓
 どの臓腑が    どの臓腑が
影響を受けているか？ 影響を受けているか？
     ↓         ↓
 どの経絡が    どの経絡が
影響を受けているか？ 影響を受けているか？
     ↓
   気と血の
  状態はどうか
```

証を判断する

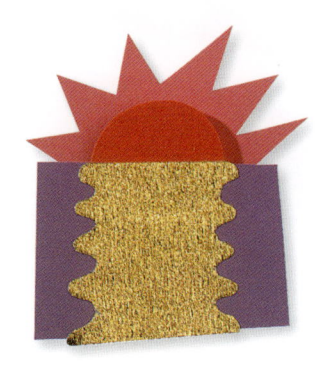

西洋医学における病名を中国語に置き換えると、西洋の健康と病に対する考え方においては総じてなじみのない、さまざまな病因が発見できます。中国医学では、エネルギーのアンバランス、湿、濁、基本的な身体の弱さなどを病の主な原因と考えます。

腰痛

西洋医学では、腰痛が起こると尿路疾患、リウマチ、脊髄の損傷、筋肉痛など、様々な原因を疑います。しかし中国医学では腎臓付近が関連していると考え、以下の原因を疑います。

- 腰部の湿寒が気と血の流れを阻害している。典型的な原因としては、冷たく、湿気の多い場所で寝たことなどが考えられる。
- 湿熱が経脈を阻害している。
- 腎臓の気を消耗した。おそらく加齢や過度な性行為が原因である。
- 外傷あるいは慢性病による気滞および瘀血。

医者は、患者が寒がっているか暑がっているか、舌苔の状態(粘性があって白い:湿寒が原因、粘性があって黄色い:湿熱。耳鳴りやめまいなどの症状がある場合は腎臓が弱っていることを示している)、舌の色は黒っぽいか赤いか、一定の場所に刺すような痛みがあるかどうか(その場合、瘀血の可能性がある)によって、上記いずれの原因かを判断します。

証を正確に分類したら、適切な漢方薬を処方します。例えば腰痛の場合であれば、青娥丸(「腰痛のための青い妖精の薬」とユーモアを持って訳している教本もあります)が処方されます。青娥丸には補骨脂、杜仲、胡桃仁、大蒜(にんにく)が同量ずつ含まれており、9gを一服として1日2回服用します。いずれの薬草も、腎臓のエネルギーを促進する役割を果たします。

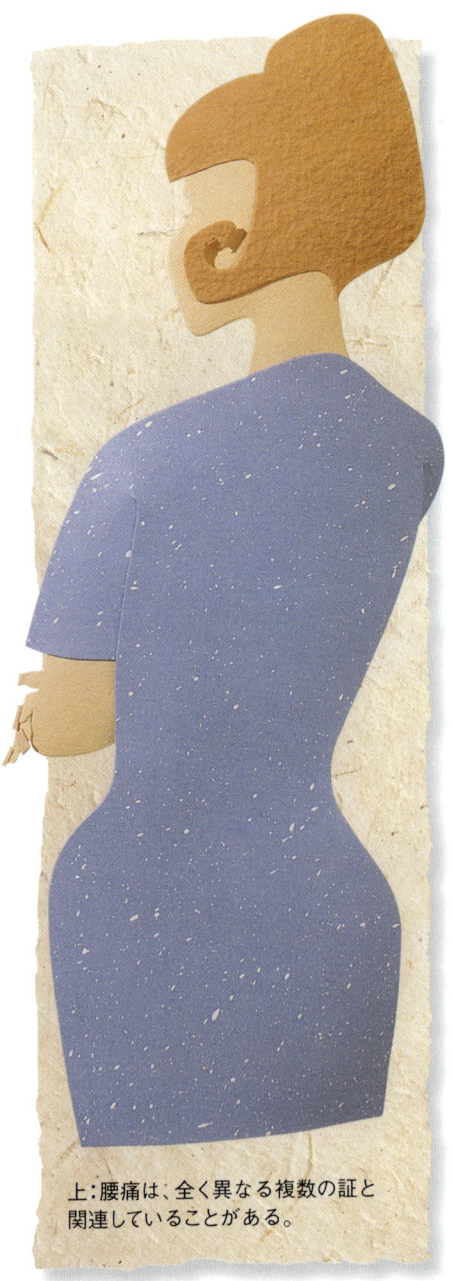

また、腎臓を刺激するために、DM4(命門)への灸も行われることがあります。

誤って濡れた草の上に座ったために、寒湿が過度になった場合の適切な漢方薬は、独活寄生湯です。この漢方薬には、独活(6g)、防風(3g)、桑寄生(6g)、杜仲(3g)、牛膝(3g)、肉桂(1g)、当帰(3g)、川芎(3g)、熟地黄(3g)、白芍(3g)、人参(3g)、茯苓(9g)、甘草(3g)を始めとする15種類の薬草が含まれており、腎臓や肝臓を温めるとともに、寒湿を取り除きます。

治療ではUB23(腎兪)とUB40(委中)への鍼治療も行われることがあります。

上:腰痛は、全く異なる複数の証と関連していることがある。

更年期障害

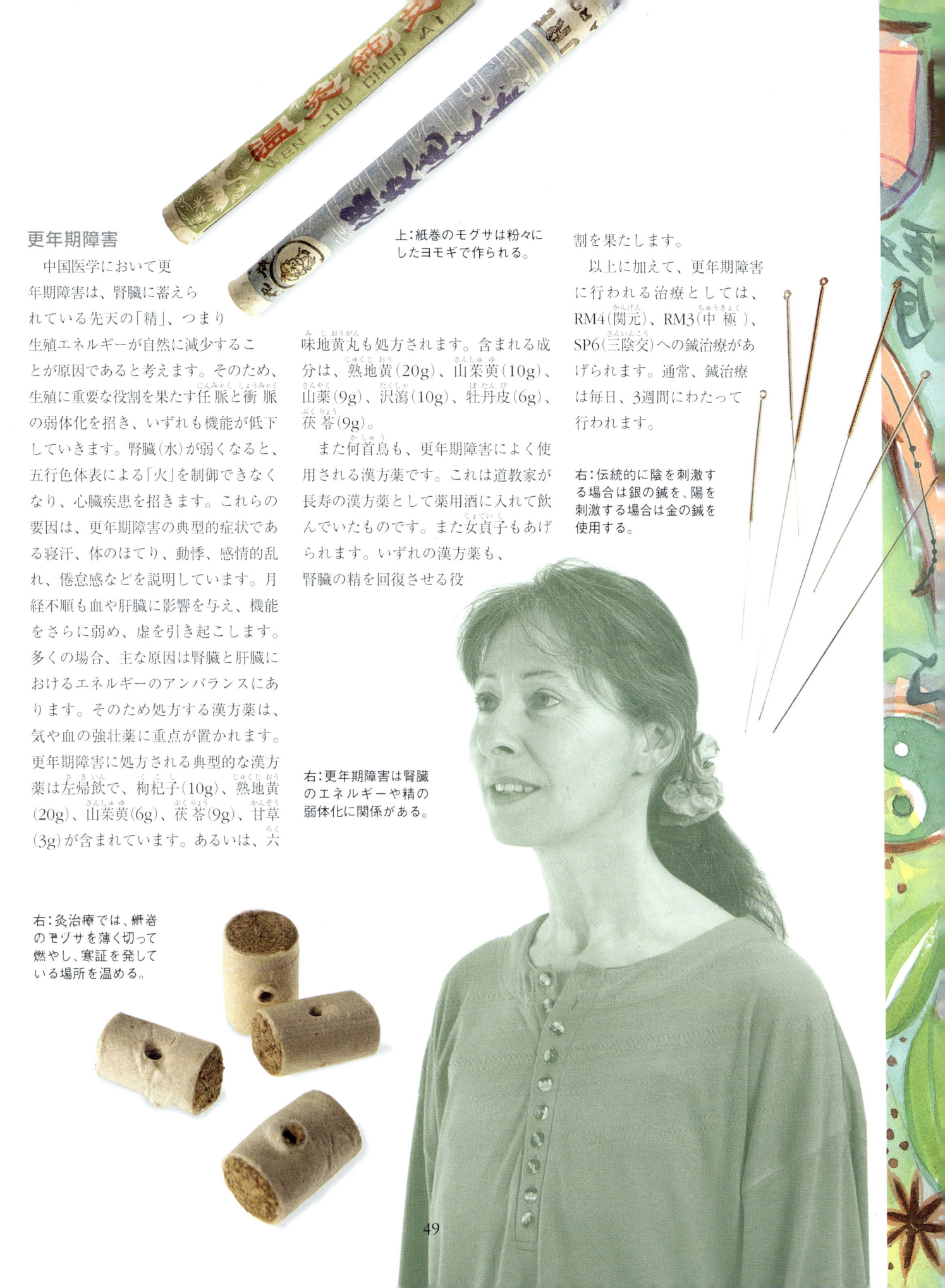

中国医学において更年期障害は、腎臓に蓄えられている先天の「精」、つまり生殖エネルギーが自然に減少することが原因であると考えます。そのため、生殖に重要な役割を果たす任脈と衝脈の弱体化を招き、いずれも機能が低下していきます。腎臓(水)が弱くなると、五行色体表による「火」を制御できなくなり、心臓疾患を招きます。これらの要因は、更年期障害の典型的症状である寝汗、体のほてり、動悸、感情的乱れ、倦怠感などを説明しています。月経不順も血や肝臓に影響を与え、機能をさらに弱め、虚を引き起こします。多くの場合、主な原因は腎臓と肝臓におけるエネルギーのアンバランスにあります。そのため処方する漢方薬は、気や血の強壮薬に重点が置かれます。更年期障害に処方される典型的な漢方薬は左帰飲で、枸杞子(10g)、熟地黄(20g)、山茱萸(6g)、茯苓(9g)、甘草(3g)が含まれています。あるいは、六味地黄丸も処方されます。含まれる成分は、熟地黄(20g)、山茱萸(10g)、山薬(9g)、沢瀉(10g)、牡丹皮(6g)、茯苓(9g)。

また何首烏も、更年期障害によく使用される漢方薬です。これは道教家が長寿の漢方薬として薬用酒に入れて飲んでいたものです。また女貞子もあげられます。いずれの漢方薬も、腎臓の精を回復させる役割を果たします。

以上に加えて、更年期障害に行われる治療としては、RM4(関元)、RM3(中極)、SP6(三陰交)への鍼治療があげられます。通常、鍼治療は毎日、3週間にわたって行われます。

上:紙巻のモグサは粉々にしたヨモギで作られる。

右:伝統的に陰を刺激する場合は銀の鍼を、陽を刺激する場合は金の鍼を使用する。

右:灸治療では、紙巻のモグサを薄く切って燃やし、寒証を発している場所を温める。

右:更年期障害は腎臓のエネルギーや精の弱体化に関係がある。

中藥
治療方法

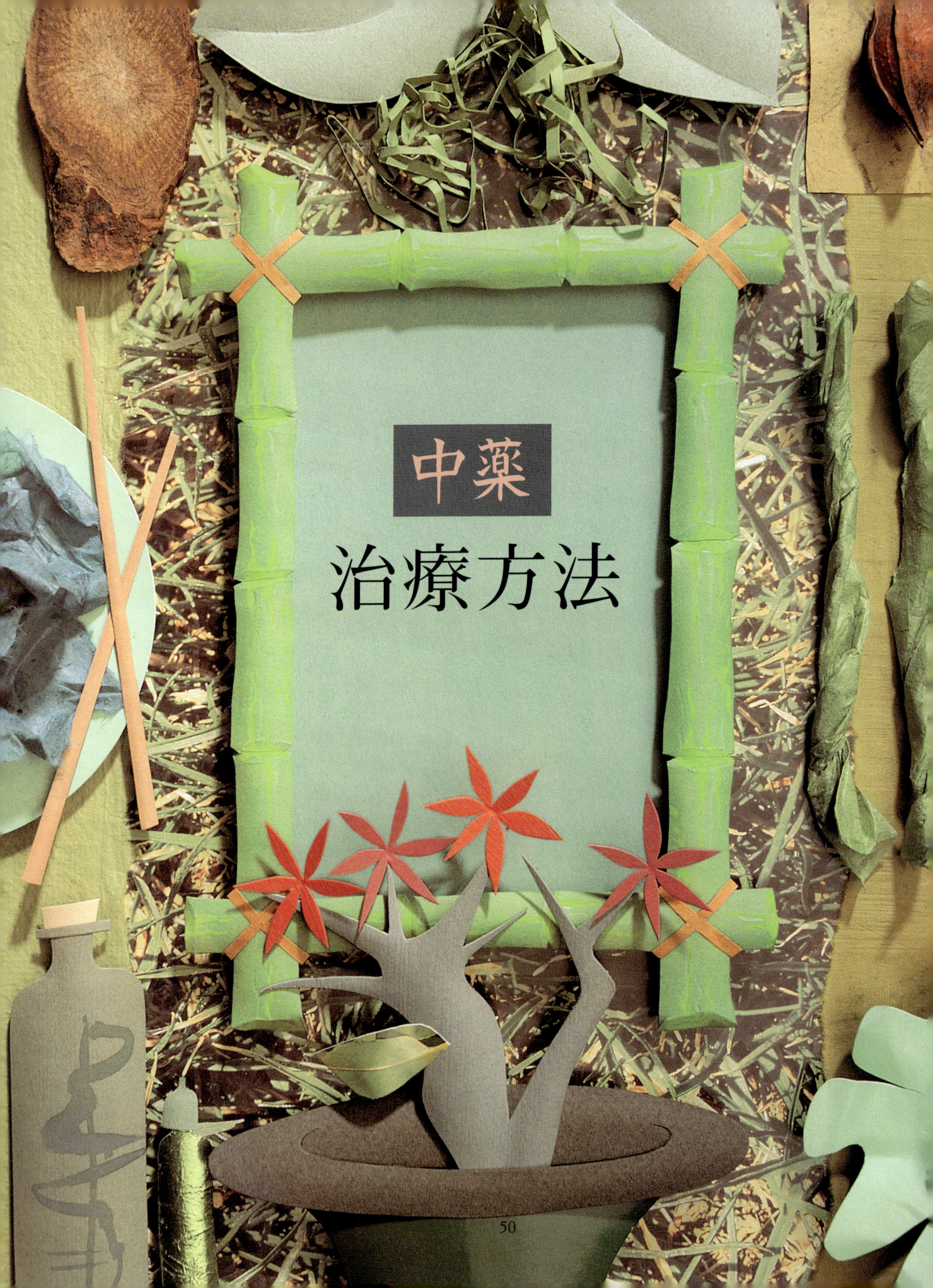

漢方療法

西洋では、ハーブを料理や薬に利用できる便利な植物と考えたり、香料用の芳香性植物として珍重したりする傾向がありますが、中国伝統医学におけるハーブに対する概念はこれと全く異なります。むしろ「薬」と訳した方が適切でしょう。

単なる植物に限らない「ハーブ」

17世紀以前の西洋の薬草に関する書物を読むと、薬用の「ハーブ」は、生垣やアロマティック・ガーデン用の園芸植物という現代の概念をはるかに超えており、その点で西洋の医者も当初は中国医学と見解が同じであったことが分かります。例えば16世紀の著書『Grete Herbal』には、腐敗した死体から採取する「ミイラ薬」が優れた治療薬として紹介されており、また1640年にはジョン・パーキンソンがユニコーンの角の薬効を賞賛、18世紀の医者に至っては、砒素とアンチモンを貴重な薬と考えていたのです。

中国伝統医学も全く同じです。典型的な「本草書」(薬物書)に掲載される「ハーブ(生薬)」には、動物の体の一部、昆虫、細かく砕いた鉱石までが含まれています。(※以下、動物や鉱石を含むherbを生薬とする)また本草書は、一般的な西洋の書物のように、元の植物の名称ではなく、それを調合あるいは乾燥して作った「薬」の名称に基づいて編纂されています。同じ植物でも部位が違えば異なる名称が与えられ、使用前に炙ったり、生姜汁で処理したりすると、さらに異なる名称に変更します。また西洋人にとって紛らわしいことに、広大な国土を持つ中国では、同じ「薬」であっても、どこで植物を採取するかによって植物種が異なり、幾通りもの製法が存在することがあります。

また同じ植物種でも、異なる部位によって薬能や処方がさまざまです。例えば肉桂は、シナモン(Cinnamomum cassia)の皮のことで、主に腎臓の陽を強め、寒を追い出すために使用されますが、同じシナモンの枝である桂枝は、経絡を温める発汗作用と血の循環を良くするために使用されます。さらに複雑な事に、シナモンの別種(通常はC. japonicum*)の木の皮は、桂枝と呼ばれ、脾臓と胃を温めるほか、血の循環を改善します。

*監注：ここで書かれているC. japonicumは、日本産のニッケイ(C. sieboldi MEISN.)の根皮を指すと思われる。

中国の処方箋

中国の処方箋に1、2の生薬しか含まれていないことは稀です。伝統的な処方箋には通常4種類以上の生薬が含まれます。処方箋の起源は、張仲景(紀元200年前後に活躍)や、その著書『金匱要略』など、太古の医者や古典医学教本にさかのぼることが少なくありません。中国医学の学生は、その学習過程で何十にものぼる処方箋を暗証します。各処方箋には、薬効が得られる証(病症)が正確に定義されています。

また処方箋に含まれる生薬には、それぞれ役割が与えられています。

- 君薬：中心となる生薬
- 臣薬：君薬を助け、強化する生薬
- 佐薬：主要成分の毒性を消し、副作用を緩和するなど、補助的あるいは矯正的作用のある生薬。
- 使薬：処方薬の対象を身体の特定の経絡や部位に導く生薬。

処方箋は標準的な治療薬として利用されるか、患者の症状に併せて修正されます。西洋でもポピュラーな混合薬は、丸薬や粉末薬として製品化されており、鍼治療師から手軽な治療薬としてしばしば処方されます。しかし通常の漢方医は、原生薬を患者の症状に合わせて調合する方を好みます。

薬草の部位の名称

中国語を英語に翻訳するのは決して容易ではない。発音を少し変えただけで全く違う言葉を意味する場合があるからだ。しかし以下にあげる薬草の部位の名称は、うまく訳語があてられている。

花 (Hua)：flower
皮 (Pi)：bark
軸 (Teng)：stem
葉 (Ye)：leaf
枝 (Zhi)：twig or branch
果実 (Zi)：fruit

古来より伝わる生薬の特徴

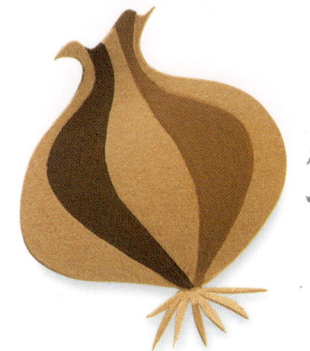

生薬は、それぞれの特徴的な味にしたがって五行色体表と結び付けられています。また薬草の効能を決定付ける陰陽、特定の経絡への作用、体内で働く方向によっても分類されます。

様々な定義

西洋の伝統的なハーブ療法と同様に、中国医学においても生薬の薬性を、身体に与える効果(冷やす、温める、乾燥させる、潤いを与えるなど)に基づいて評価します。薬性は、以下にあげるような生薬の味や陰陽に基づく性質によってほぼ決定します。

通常の本草書は、抗菌作用や抗炎症性があるといった現代医学用語ではなく、以下のような表現で詳細を表します。

- 薬性:大熱/温、平(中間)、寒/涼
- 薬味:古くから伝わる五味(辛、甘、酸、苦、鹹(かん)(塩辛い))と後から追加された2つの味(渋、淡(曖昧な味))
- 主にどの経絡に入り込み、影響を及ぼすか。
- 体内で作用する方向性(昇、降、浮、沈)。

薬性

漢方薬は、西洋で17世紀まで存在した「ガレノス医学」と同様に、病症を打ち消すために用いられます。例えば発熱あるいは熱に関連するその他の症状には、寒の薬性を持つ生薬が処方され、寒に起因する骨関節症や鼻水といった症状には、熱の薬性を持つ生薬が処方されます。

例えば黄芩(おうごん)(Scutellaria baicalensis)は、寒の生薬として分類され、熱に起因する症状、つまり発熱、のどの渇き、早い脈拍、黄色い舌苔のついた赤い舌といった病症に処方されます。

対照的に山薬(さんやく)(Dioscorea opposita)は、特に熱や寒に偏らない、平の薬性であるため、より幅広い症状に有効です。

薬性と証

薬性	薬能	証
寒/涼	熱を取り除く。	熱証
	火を追い出す。	陽証
	毒素を排除する。	熱毒証
温/大熱	体内を温める。	寒証
	寒邪を追い出す。	陰証
	陽を強化する。	陽虚証
平	より穏やかな効能。熱を除くことも体内を温めることもできる。	すべての証

右:漢方薬は病症を打ち消し、身体の調和を回復するために用いられる。

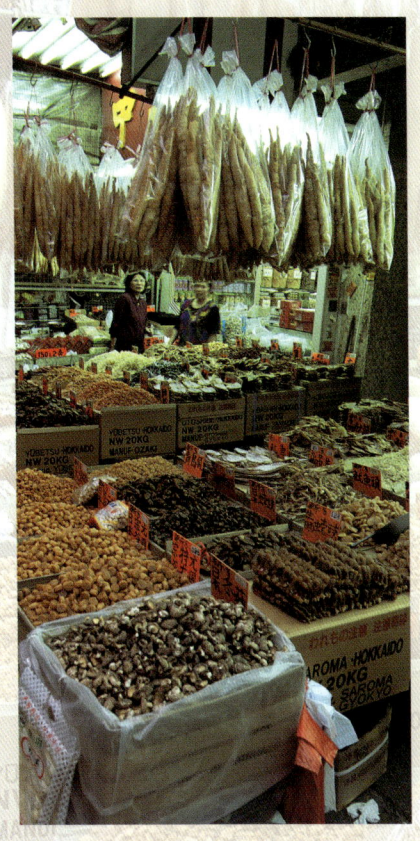

上：中国の昔ながらの市場では実にさまざまな生薬が売られている。

味と証

味	作用	証／病症
辛	消散	表証、風証
	移動	気滞証、瘀血証
酸、渋	縮小	虚に関連する発汗、虚に起因する出血、慢性的な下痢、夜尿症
甘	強壮 緩和 解毒 薬能の調整	陰、陽、気虚証 断続的な痛み
鹹（塩辛い）	軟化と排除	腫れ（リンパ節など）やしこりの解消
	大腸の働きを滑らかにする	便秘
苦	気の上逆を戻す	咳、嘔吐、停滞に起因する便秘、排尿障害
	湿邪を乾す 気と血の循環の活性化	水湿症 肺気の停滞に起因する咳、瘀血証
淡	利尿	水湿症

味

　生薬の五味が身体に与える影響はそれぞれ異なり、五行色体表に関連しています。したがって、関連する臓器への影響を考え、特定の味を避けなくてはならない場合があります。
　例えば甘い味は、脾臓や胃に停滞や湿の症状がある場合、特に害になります。また鹹（塩辛い）は腎臓に作用し、水腫（むくみ）や水分貯留を悪化させます。

経絡

各生薬にはそれぞれ最も強く作用する経絡があると考えられています。したがって、最適な漢方薬とは、患部の臓器の経絡に正確に働きかけるものといえます。

例えば桔梗(*Platycodon grandiflorum*)は肺経(手太陰)に特に作用する(29ページ参照)、非常に効果的な咳の治療薬です。菊花(*Dendranthema x grandiflorum*)も同じように肺経に作用するため、咳や風熱表証(熱を伴う典型的な風邪の症状)による瘀血に用いられます。なお、この生薬は肝気(足厥陰)にも関連性があるため、結膜炎など肝熱に関連するあらゆる症状の改善にも役立ちます。

方向性(昇・降・浮・沈)

中国医学の医者は、薬性と共に、病症の性質と逆の方向性があることを基準に生薬を選択します。したがって、体内を上昇する傾向がある病症の場合は、降沈の作用がある生薬を選びます。例えば、便秘の場合、正常な便通を妨げる昇の傾向があるため、大黄をはじめとする沈の作用のある生薬を処方します。

西洋の伝統的な植物分類法とは異なり、生薬の特徴は外見や使用する部位によって類型化されます。花、葉、毛は昇浮の性質があり、種子、果実、ミネラルは地面に落ちるため、降あるいは沈の性質があると考えられます。

根と根茎は両方のカテゴリーに含まれます。根茎は地面を水平に広がると同時に、主根を地下に伸ばすことを考えると納得できるでしょう。

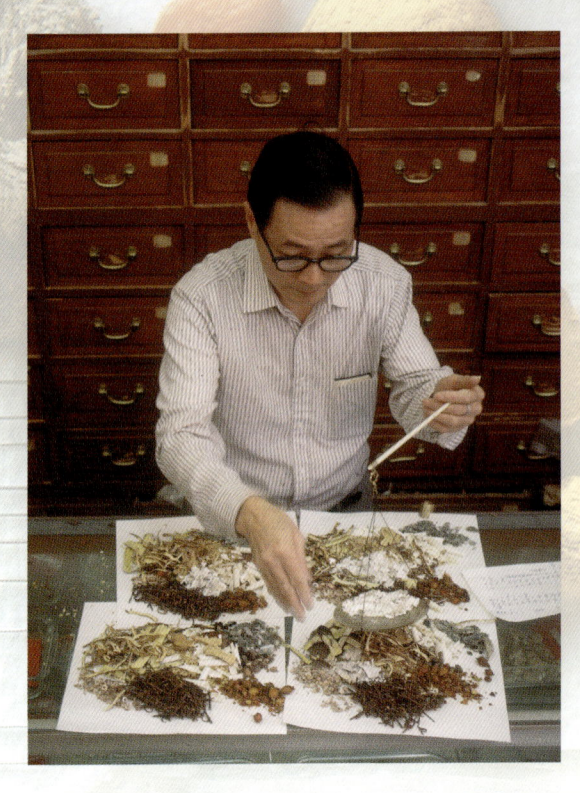

右:古くから漢方薬は一服分ずつ紙に包んで処方される。

方向性と薬理作用

方向性	薬理作用	証(病症)
昇・浮	上方や外面に作用する ・陽を上げる ・発汗を促す ・寒邪を追い出す	頭痛、表証、脱証
降・沈	下方や内面に作用する	便秘、排尿障害、内熱証、内寒証、咳、嘔吐
	・陽を抑制する ・気の上逆を戻す ・収斂薬 ・熱邪を追い出す ・湿を取り除く。 ・下剤	

漢方薬の服用

古くから漢方薬の大半は、「湯」と呼ばれる煎じ薬にして服用されています。毎朝、専用の大きな陶器で煎じた、熱々の湯を椀に入れて飲むのです。

湯を煎じる

漢方薬店には、西洋の薬品も多くなりましたが、大半は今も何世代たっても変わらない、根、皮、花などを乾燥させた生薬を売っています。患者は漢方薬店に処方箋を持っていき、リストにある乾燥生薬を一服分ずつ紙袋に入れてもらいます。これを土製か陶製の容器に3カップの水と一緒に入れて、25分から30分、水分が半分になるまで煎じ、それを漉して一服分とし、朝の空腹時に飲みます。使用した生薬は、全く同じ成分であれば翌日も使用できますが、鉱物塩など水溶性の成分が入っている場合は、毎日新しい混合薬が必要です。

湯は濃い茶色で、強い香りがします。中国の1杯はだいたい3オンス（90グラム）で、西洋のスープ1杯分より多く、また西洋人にとって香が強すぎるのが普通です。

丸薬と粉末薬

予め調合してある粉末薬や丸薬は、毎日計量するだけでよく、服用がずっと簡単です。粉末薬は通常、コップ半分の湯に溶かして飲みます。丸薬は昔から原生薬に蜂蜜を混ぜて丸めて作られたものです。

より便利な形態を求める現代の需要に合わせて、伝統的な煎じ薬にも変化が現れ始めています。古くから「湯」にして服用する四君子湯も、現在では濃縮した粉末薬か、スプーン1杯を水に溶かして飲むだけで服用できる、西洋風のチンキ剤にして売られています。粉末薬と生薬の薬能の違いはほとんどありませんが、処方を変えると薬能にも影響があると考える中国伝統医学の医者もいます。例えば、西洋人が好む薬を濃縮した便利なチンキ剤は、アルコール分を含むため（中国の処方箋ではアルコールを温薬として用いる場合があります）、オリジナルの「湯」、丸薬、粉末薬よりも強く体を温める可能性があるといわれています。

薬用酒も（112-113ページ参照）昔から強壮用に用いられてきました。大きな桶に、当帰（*Angelica polyphorma var.sinensis*）、何首烏（*Polygonum multiflorum*）、人参（*Panax ginseng*）などの強壮薬を入れて酒を満たし、数週間放置した後、毎日飲みます。ある言い伝えによると、1678年に中国南西部に生まれた聖人は、毎晩就寝前に何首烏と人参で作った薬用酒を小さなグラスに1杯ずつ飲んだおかげで、1930年に252歳で亡くなるまでに14人の妻をもつことができたといいます。

服用方法

漢方薬は以下のいずれかの方法で服用される。
- 酒（薬用酒）
- 散（粉末薬）
- 湯（煎じ薬、スープ）
- 丸（丸薬）

既成の漢方薬

　西洋のハーブ薬は通常、生のハーブか乾燥ハーブを使用しますが、中国には、炙る、酒や酢で調理する、塩や生姜で蒸すあるいはその他の処理をするなど、はるかに数多くの選択肢があります。これらの様々な処理方法は、生薬の性質を少しずつ変化させると考えられています。

　例えば、厚朴(こうぼく)は、温や辛の性質を増すよう生姜汁に混ぜて処方し、その昇浮の性質によって気を動かします。通常、肺から熱や湿を取り除くために使用される黄芩(おうごん)(Scutellaria baicalensis)は、一旦酒に浸してから炒めると、酒炙黄芩(しゅしゃおうごん)となり、酒によって辛が増したことにより、昇の作用も強化され、去痰薬の薬能が強くなります。

　それとは対照的に、酢の酸っぱさは渋味を増すほか、肝気の機能に集中的に作用するため、生薬の降と沈の作用を強めます。また煎じ薬に、ひとつまみの塩を入れると味が変わり、降の作用と、腎臓への作用を強化します。

　このような処理は毒性の低下にも役立ちます。トリカブト(Aconitum carmichaeli)は非常に毒性が強い植物で、西洋では外用剤として使用することが法律で禁じられています。中国の漢方医は、トリカブトを塩、砂糖、硫黄で処理することにより、安全な漢方薬「附子(ぶし)」に変化させます。この薬はショック状態や深刻な寒証の際に使用されます。

逍遙散(しょうようさん)

柴胡(さいこ)(Bupleurum chinense) 30グラム
当帰(とうき)(Angelica polyphorma var. sinensis) 30グラム
白朮(びゃくじゅつ)(Atractylodes macrocephala):30グラム
白芍(びゃくしゃく)(Peonia lactiflora):30グラム
茯苓(ぶくりょう)(Wolfiporia cocos):30グラム
甘草(かんぞう)(Glycyrrhiza uralensis):15グラム

　逍遙散は、肝臓と脾臓の機能を整え、肝気の停滞を解消する最もポピュラーな漢方薬の1つである。中国医学では、肝気の停滞は、西洋医学で言うところの月経前症候群(PMS)の主な原因と考えられている。1服6〜9グラムの粉末が伝統的な処方で、少量(1〜3グラム)の薄荷(はっか)(Mentha arvensis)や生姜(しょうきょう)(Zingiber officinale)を煎じたものを加えると、より効果が高まると考えられている。現代に登場した逍遙散の調合剤は、一服分ですべての成分を摂取することができる。

四君子湯(しくんしとう)

人参(Panax ginseng):12グラム
白朮(びゃくじゅつ)(Atractylodes macrocephala):9グラム
茯苓(ぶくりょう)(Wolfiporia cocos):9グラム
甘草(かんぞう)(Glycyrrhiza uralensis):4.5グラム

　この薬は、中国医学において最も重要な伝統処方の1つで、強壮剤として、気の補充、中焦(ちゅうしょう)の活性化、脾臓や胃の強化のために用いられる。胃腸炎や十二指腸潰瘍など、脾臓と胃の衰弱が明らかな際は必ず処方される。甘草は生薬の調整役として、人参と白朮は、茯苓の助けを借りつつ、主要な強壮剤として脾臓の経脈に入って作用する。現在、西洋では伝統的な「湯(とう)」とは全く違う、チンキ剤や抽出分の粉末薬に加工された四君子湯の調合剤が入手できる。

下:大半の漢方薬は湯(煎じ薬、スープ)にして服用する。

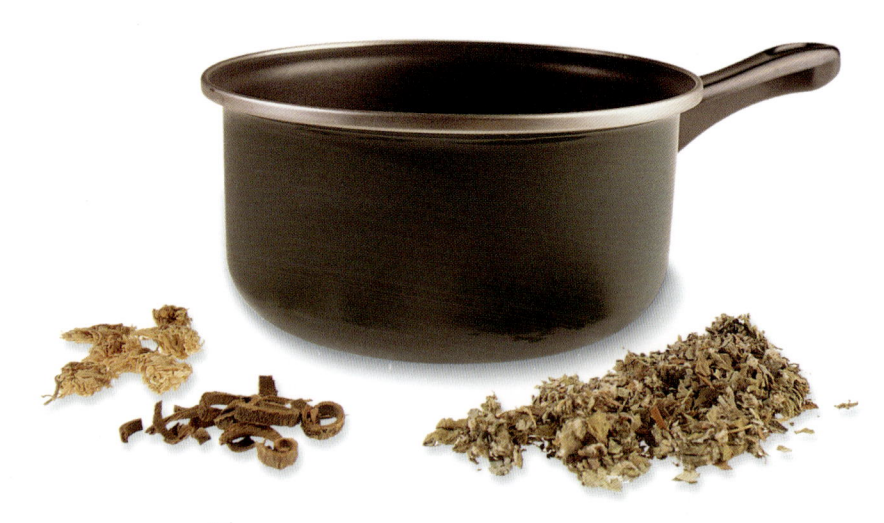

漢方薬一覧

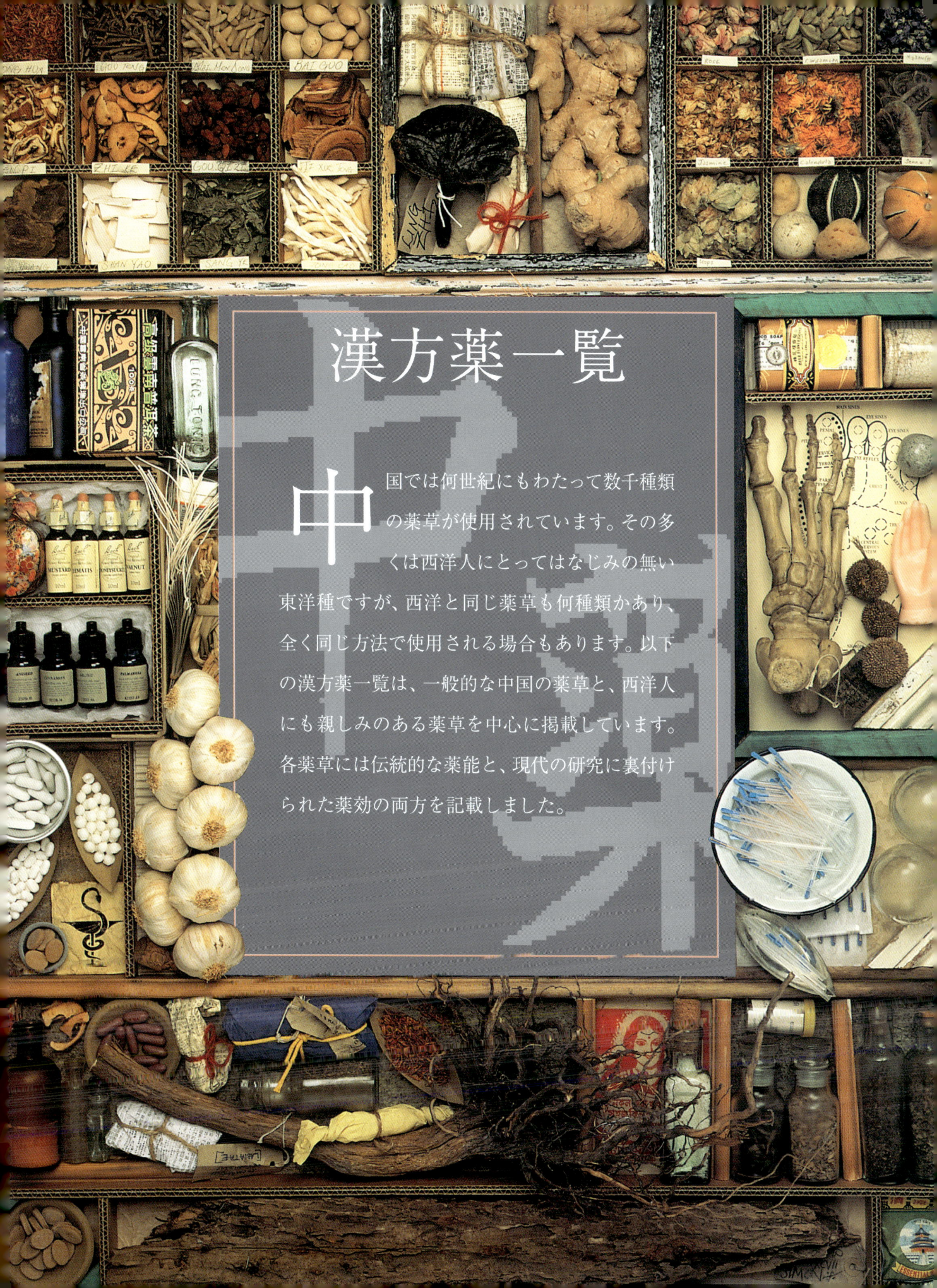

中国では何世紀にもわたって数千種類の薬草が使用されています。その多くは西洋人にとってはなじみの無い東洋種ですが、西洋と同じ薬草も何種類かあり、全く同じ方法で使用される場合もあります。以下の漢方薬一覧は、一般的な中国の薬草と、西洋人にも親しみのある薬草を中心に掲載しています。各薬草には伝統的な薬能と、現代の研究に裏付けられた薬効の両方を記載しました。

治療方法

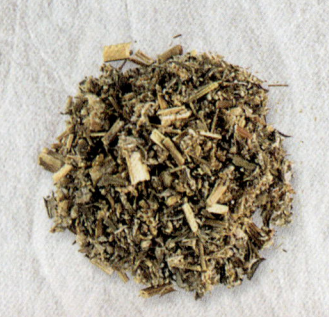

AI YE

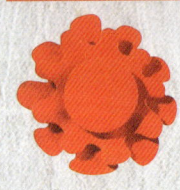

艾葉 (がいよう)

【薬用部分】
葉

【薬味】
辛、苦

【薬性】
温

【学名】
Artemisia vulgaris

【通称】
ヨモギ

【経絡】
肺、肝臓、脾臓、腎臓

ヨモギは、ヨーロッパでも道端でよく見かける植物で、かつて魔法や呪術に用いられるものと考えられていた。中国では灸治療でモグサとして用いられるほか(92-93ページ参照)、重要な婦人病薬でもある。研究では、同科の青蒿(せいこう)(Artemisia annua)とともに、マラリアの治療に有効であることが分かっている。

【薬理作用】
抗菌、抗真菌、去痰、子宮刺激

【薬能】
・経絡を温める。
・止血する。
・寒と痛みを追い出す。
・咳あるいは喘息の痰飲を除く。

【用途】
艾葉は主に月経過多症や月経痛など月経異常の際に使用される。「胎児を鎮める」作用があると言われ、流産の恐れがある場合や不妊症にも処方されてきた。寒に関連する腹痛がある場合は、乾姜(かんきょう)あるいは肉桂(にっけい)を配合する。

BAI SHAO

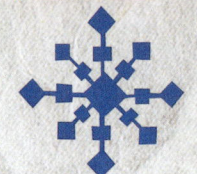

白芍 (びゃくしゃく)

【薬用部分】
根

【薬味】
酸、苦

【薬性】
微寒

【学名】
Peonia lactiflora

【通称】
シャクヤク

【経絡】
肝臓、脾臓

シャクヤクの根の利用は、陶弘景(とうこうけい)の著書、『本草経集注(ほんぞうけいしゅうちゅう)』にその薬能が掲載された、500年頃にさかのぼる。主に血を滋養し、肝臓の不調和を治すために使用される。したがって、婦人病薬としてよく処方される。なお白芍は、その寒の性質を減じるために、炒ってから用いられる。

【薬理作用】
抗菌、抗炎症、鎮痙、利尿、鎮静、降圧、鎮痛

【薬能】
・肝臓の機能とエネルギーのバランスを調整する。
・血を滋養し、陰を強化する。
・肝気を鎮め、痛みを取り除く。

【用途】
肝気の上逆(頭痛やめまいを伴う)や脾臓と肝臓の不調和など、血虚と肝気の問題に関連する幅広い症状に、大抵は甘草を配合して用いられる。月経異常の場合は、当帰と熟地黄(じゅくじおう)が配合される。

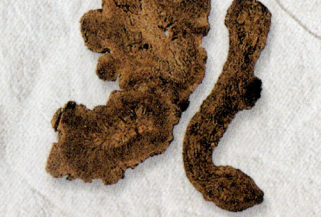

BAI ZHU

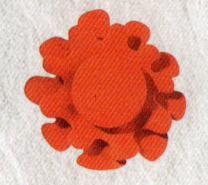

白朮 (びゃくじゅつ)

【薬用部分】
根茎

【薬味】
甘、苦

【薬性】
温

【学名】
Atractylodes macrocephala

【通称】
オケラ

【経絡】
脾臓、胃

白朮は、主要な気の強壮薬の1つで、脾臓あるいは胃の虚証に特に用いられる。中国では唐王朝の時代(650年)から使用されている。主要な強壮用の煎じ薬として有名な、四君子湯(しくんしとう)(56-57ページ参照)に含まれている。

【薬理作用】
抗菌、抗凝固、消化促進、利尿、降圧

【薬能】
・脾臓と気の強壮。
・湿を取り除く。
・止汗、抵抗力の強化。

【用途】
白朮は主に、下痢、倦怠感、腹部膨満感、食欲減退、吐き気など、脾臓あるいは胃の虚に関連する病症に用いられる。また「湿を乾かす」とされ、水腫(むくみ)や水分貯留にも処方される。

【禁忌】
癲癇の際は使用を控える。妊娠中は必ず専門家の指導に従って使用する。

【禁忌】
下痢および腹部の冷えによる症状がある場合は使用を控える。

【禁忌】
極度ののどの渇きを伴う陰虚の症状がある場合は使用を避ける。

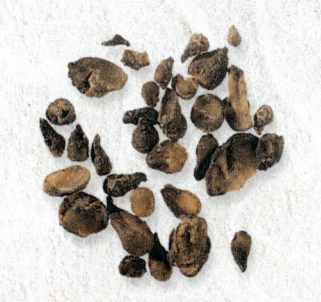

BAN XIA

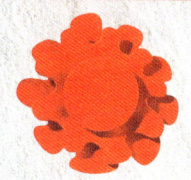

半夏(はんげ)

【学名】
Pinellia ternate

【通称】
ハンゲ

【薬用部分】
塊茎

【薬味】
辛

【薬性】
温

【経絡】
肺、脾臓、胃

半夏は「夏の半ば」という意味で、古くから真夏に収穫されることからそう呼ばれる。『神農本草経(しんのうほんぞうけい)』に掲載されている生薬の1つである。毒性があるため、通常は使用前に茶か酢に漬ける。

【薬理作用】
制吐、鎮咳、去痰、血中コレステロール値の降下。歯痛を和らげる効果があるという研究結果も出ている。

【薬能】
・痰飲(たんいん)と湿を除く。
・しこりや腫れを消散する。
・気の流れを戻す。

【用途】
半夏は、「寒の痰飲を化す」生薬の1つである。脾臓の湿をはじめとする湿を取り除き、上逆する気を下げ、胃を整えて吐き気を止める。中国医学において、上逆する気は痰を伴う咳の原因になると考えられている。ミョウバン、甘草、炭酸カルシウムを配合すると「法半夏」と呼ばれ、痰飲の治療薬として用いられる。

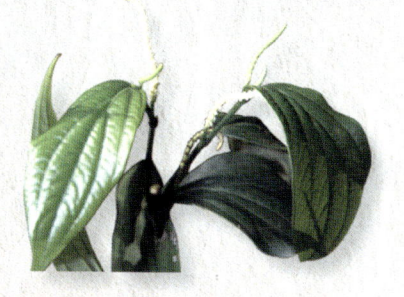

【禁忌】
妊娠中と血に疾患がある場合は使用を避ける。

BI BA

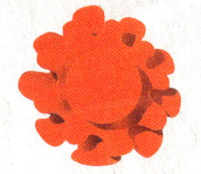

蓽撥(ひはつ)

【学名】
Piper longum

【通称】
ヒハツ、インドナガコショウ

【薬用部分】
果穂

【薬味】
辛

【薬性】
大熱

【経絡】
脾臓、胃

ヒハツは、アーユルヴェーダ医学において風邪、気管支炎、関節炎、腰痛、消化不良、呼吸疾患の治療薬として重要視されている。中国では主に、胃の冷えや嘔吐を治療する大温の薬として用いられる。中国で最初に紹介されたのは、10世紀に書かれた『開宝本草(かいほうほんぞう)』である。おそらく中国に渡ったインドの仏教徒が伝えたものだろう。

【薬理作用】
抗菌

【薬能】
・腹部を温め、寒を追い出す。
・気の流れを戻す。
・痛みを和らげる

【用途】
蓽撥は、吐き気、腹痛、悪寒を伴う胃寒証に使用される。歯痛の場合、局所治療として粉末を用いる。寒に起因する下痢には、党参(とうじん)、肉桂(にっけい)、乾姜(かんきょう)などを配合して用いる。

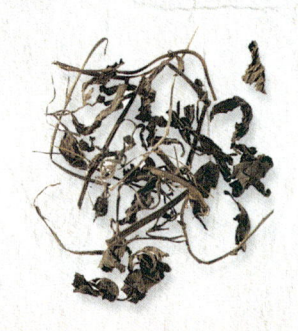

【禁忌】
火の症状あるいは陰虚に起因する熱の症状がある場合は使用しないこと。

BO HE

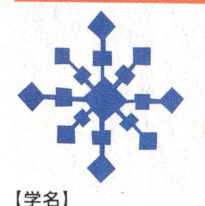

薄荷(はっか)

【学名】
Mentha arvensis

【通称】
ハッカ

【薬用部分】
地上部

【薬味】
辛

【薬性】
涼

【経絡】
肝臓、肺

西洋では古くからハッカを茶に入れて飲んだり、牛乳に入れて凝固を防いだりしている。ハッカの精油はペパーミントオイルの混和物として使用されることもある。中国では主に、熱性の風邪や皮膚の発疹など、「風熱」表証の治療薬として使用する。

【薬理作用】
抗菌、抗炎症、鎮痙、鎮痛、発汗

【薬能】
・風邪、熱邪を追い出す。
・意識を明晰にし、良好な精神状態をもたらす。
・はしかなどの皮膚発疹を促す。
・肝気の停滞を解消し、鬱を和らげる。

【用途】
薄荷は、インフルエンザの初期症状などにみられる、微汗、体の痛み、そして頭痛を伴う熱性の風邪、炎症性発疹の感染初期症状、肝臓の停滞に関係する胸部痛に用いられる。

【禁忌】
陰虚および肝気盛(肝臓の気が過剰)の場合は、使用を控える。

治療方法

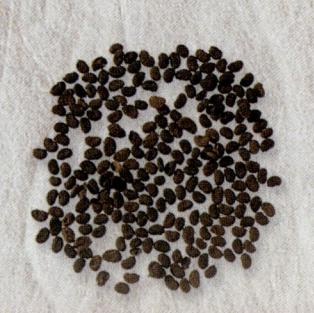

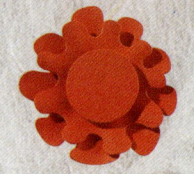

BU GU ZHI

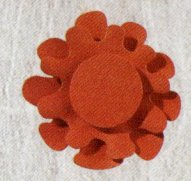

補骨脂

【薬用部分】
果実と種子

【薬味】
辛、苦

【薬性】
大温

【経絡】
腎臓、脾臓

【学名】
Psoralea corylifolia

【通称】
オランダビユ

補骨脂は、陽の主な強壮薬の1つである。特に腎気に効果が表れる。古くから、脾臓および腎臓の陽虚に起因する「鶏鳴下痢（五更瀉）」つまり、雄鶏が鳴く夜明け前に起こる下痢の症状に処方される。

【薬理作用】
抗菌、抗癌性、収斂、子宮刺激、冠動脈拡張、皮膚光感作性の増加（皮膚のメラニン新生の促進）。

【薬能】
- 腎陽を強化する。
- 脾陽を温める。

【用途】
補骨脂は、性不能症、腰痛、尿失禁などをはじめとする腎陽虚に用いられる。鶏鳴下痢の症状には、肉荳蔲、五味子、呉茱萸を配合して用いることが多い。腎陽虚に関連する腰痛には、胡桃仁を配合することもある。

【禁忌】
陰虚あるいは実火（過剰な火）の症状がある場合は使用しないこと。

CANG ER ZI

蒼耳

【薬用部分】
果実

【薬味】
辛、苦

【薬性】
温、毒

【経絡】
肺

【学名】
Xanthium strumarium

【通称】
オナモミ

蒼耳は文字通り、「深緑色の耳の形をした種」という意味で、風湿を取り除くのに使用される生薬の1つである。風湿の典型的な症状は鼻詰まりで、中国における研究の結果、抗カタル性が非常に強いことが分かっている。

【薬理作用】
抗菌、抗真菌、抗リウマチ、鎮痙。Xanthostrumarinという化学物質が含まれているため、多量服用で毒性を発し、痙攣を引き起こすことがある。

【薬能】
- 鼻詰まりを治す。
- 痺証（関節炎）や皮膚炎を引き起こす風湿を追い出す。
- 外風に起因する痛みを取り除く。

【用途】
蒼耳は、頭痛、四肢の痛み、鼻詰まりなどの症状を伴う風邪や悪寒の治療に適している。鼻炎の場合は、辛夷、薄荷、金銀花、アレルギー性鼻炎の場合は金櫻子、五味子を配合して用いられることが多い。

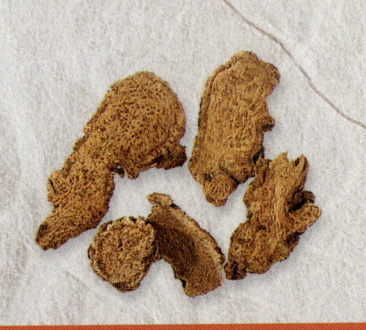

【禁忌】
貧血あるいは血虚に関連する頭痛または関節痛の場合は使用しないこと。

CANG ZHU

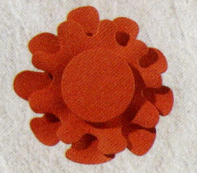

蒼朮

【薬用部分】
根茎

【薬味】
辛、苦

【薬性】
温

【経絡】
脾臓、胃

【学名】
Atractylodes chinensis

【通称】
シナオケラ

蒼朮は、脾臓に関連する内湿と外湿の両方を含む「湿」を取り除く主な生薬の1つである。16世紀の有名な漢方医である李時珍は、疫病が流行した場合の主要な予防策として、蒼朮の燻蒸を勧めている。

【薬理作用】
駆風（胃腸内のガスを排出）、発汗。利尿作用はないが、ナトリウムとカリウム塩の排出を促す。

【薬能】
- 湿を乾かし、脾臓を強壮する。
- 外風、外湿、外寒を追い出す。
- 三焦の湿を取り除く。

【用途】
蒼朮は、脾臓あるいは中焦下焦の湿に起因する吐き気、嘔吐、消化不良、下痢など、あらゆる消化器系疾患に用いられる。厚朴あるいは香附を配合することが多い。関節炎にも使用されるほか、伝統的な夜盲症の治療薬でもある。

【禁忌】
内熱に関連する気虚あるいは陰虚の場合は使用しないこと。

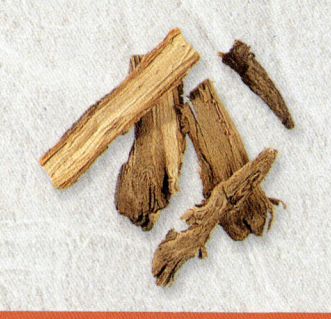

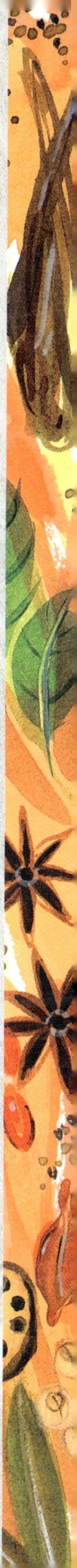

漢方薬一覧

CHAI HU

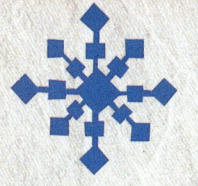

柴胡
【薬用部分】根
【薬味】苦、辛
【薬性】微寒
【経絡】肝臓、胆嚢、三焦、心包

【学名】Bupleurum chinense
【通称】サイコ

柴胡は一般的に悪寒発熱の治療薬と考えられているが、肝臓にもよく効く生薬で、西洋ではクマヅラ（学名：verbena officinalis）（中世から万能薬として重宝されている）に匹敵すると評するハーバリストもいる。また西洋では同属種がフラワーアレンジメントやガーデニングで人気が高い。

【薬理作用】
抗菌、抗ウィルス、抗マラリア、鎮痛、抗炎症、利胆（胆汁排出促進）、緩やかな降圧効果、鎮静

【薬能】
・風邪と熱邪を追い出す。
・肝気の停滞を散らし、鬱を和らげる。
・陽気を上げ、脱証と戦う。

【用途】
柴胡は、熱、めまい、胸部痛を引き起こす熱性の風邪、マラリアその他類似する症状に用いられる。月経異常、鬱を引き起こす肝気の停滞や、肝経に影響を与える湿を解消する生薬として広く用いられている。

【禁忌】
肝火あるいは陰虚の場合は使用を控える。

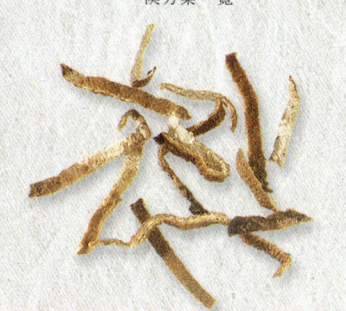

CHEN PI

陳皮
【薬用部分】皮
【薬味】辛、苦
【薬性】温
【経絡】肺、脾臓、胃

【学名】Citrus reticulata
【通称】マンダリン（ミカン）

陳皮は『神農本草経』に最初に掲載された生薬の1つで、熟したマンダリン（ミカン）のオレンジ色の皮をさす。マンダリンから作られるその他の治療薬としては、青皮（熟していない緑色の果実の皮）や橘核（種子）がある。青皮は肝臓と胆嚢に特に作用し、橘核は肝臓と腎臓に有効である。

【薬理作用】
抗喘息、抗炎症、駆風（胃腸内のガスを排出する）、消化促進、去痰、循環促進。また急性乳腺炎にも有効である。

【薬能】
・停滞した脾臓と胃の気を動かす。
・湿を乾かし、痰飲を除く。
・気の上逆を戻す。
・停滞を防ぐ。特に強壮薬の使用時に有効。

【用途】
腹部の不快感や食欲減退を和らげるほか、濃度が高く量の多い痰飲を伴う咳の去痰に有効である。また、嘔吐を引き起こす気の上逆を戻す働きがある。

【禁忌】
喀血がある場合や、湿/痰飲の停滞の兆候がない場合は使用を控える。

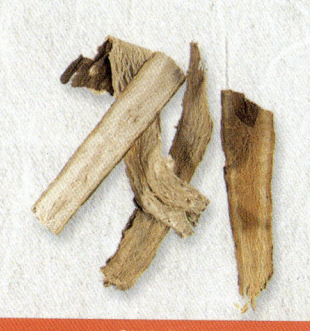

CHI SHAO

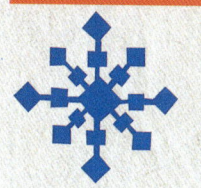

赤芍
【薬用部分】根
【薬味】酸、苦
【薬性】微寒
【経絡】肝臓、脾臓

【学名】Peonia lactiflora
【通称】セキシャク

中国では少なくとも500年から赤芍を使用している。主要な活血薬の1つで、血液循環を促進し、瘀血を解消する。また涼薬として血熱証にも処方される。

【薬理作用】
抗菌、抗炎症、抗凝固、免疫賦活、血中コレステロールの降下、末梢血管拡張、血糖降下、鎮静、組織修復促進、微小循環の改善

【薬能】
・血を活性化し、瘀血を解消する。
・熱を取り除き、血を冷やす。
・肝火を取り除く。

【用途】
赤芍は、瘀血に起因する月経痛、稀発月経および腹痛に用いられる。血を冷やす働きがあるため、皮膚病の処方箋に含まれていることもある。ロンドン病院で、深刻な湿疹に悩む子供たちに試験的に中国医療を行った際にも処方された。

【禁忌】
瘀血の症状が見られない場合は使用を控える。

治療方法

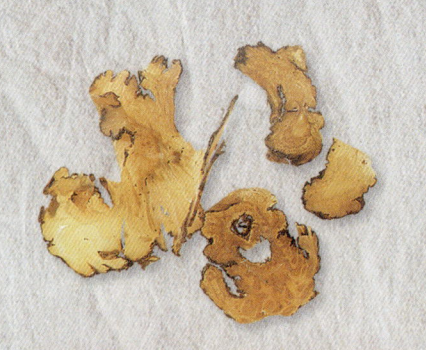

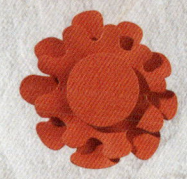

CHUAN XIONG

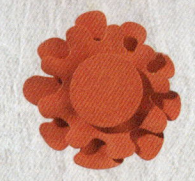

川芎 (せんきゅう)

【学名】
Ligusticum wallichii

【通称】
センキュウ

【薬用部分】
根茎

【薬味】
辛

【薬性】
温

【経絡】
肝臓、心包、胆嚢

川芎は、料理用のハーブとして主に使われるヨーロッパのラビジ(セリ科の植物)や、北米でよく使用されるオシャ(学名：L. porteri)の仲間である。中国では14世紀から月経異常や心臓疾患に有効な生薬として用いられている。

【薬理作用】
抗菌、降圧、鎮静、子宮刺激

【薬能】
- 血と気の循環を促進する。
- 風に起因する痛み、頭痛、皮膚発疹を和らげる。
- 気を上方に動かす。

【用途】
月経不順や貧血の場合は、当帰、白芍、熟地黄を配合して用いる(四物湯)。また風、熱、寒、血虚が引き起こす頭痛を治療するために、他の様々な生薬と組み合わせて用いられるほか、冠状動脈性心臓病の場合にも処方される。

【禁忌】
陰虚や肝陽上亢に起因する頭痛や、妊娠あるいは月経過多症の場合は使用を控える。

CONG BAI

葱白 (そうはく)

【学名】
Allium fistulosum

【通称】
ネギ

【薬用部分】
球根

【薬味】
辛

【薬性】
温

【経絡】
肺、胃

西洋でサラダの材料としておなじみの葱白は、ニンニク、ラムソン(野生のニンニク)、たまねぎなど、他の多くの同属種と薬性が同じである。これらの同属種はすべて、西洋のハーブ療法で使用されている。

【薬理作用】
抗菌、抗真菌、発汗、利尿、去痰

【薬能】
- 風邪と寒邪を追い出す。
- 陽気を活性化する。

【用途】
葱白は、悪寒、咳、鼻水を伴う普通の風邪の初期症状に用いられる。また腹部の冷えや膨満のほか、しもやけなど極端な寒さによる症状にも有効である。

【禁忌】
自然発汗がある場合は使用を控える。

DA HUANG

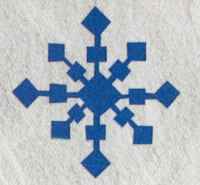

大黄 (だいおう)

【学名】
Rheum palmatum

【通称】
ダイオウ、ルバーブ

【薬用部分】
根、根茎

【薬味】
苦

【薬性】
寒

【経絡】
肝臓、脾臓、胃、大腸

大黄は、中国語で「大きな黄色いもの」という意味で、根の色が黄色いことからこう呼ばれている。伝統的な西洋ハーブ治療と同じように、主に下剤として用いられている。

【薬理作用】
下剤、抗菌、抗真菌、抗寄生虫、降圧、血中コレステロール値の降下、利胆(胆汁排出促進)、利尿

【薬能】
- 血中の湿熱や実熱を含む、熱を排出する。
- 血液循環を促進し、瘀血を解消する。
- 火毒の解毒。

【用途】
大黄は、便秘や腹部膨満による発熱や、鼻血や痔出血などの症状を引き起こす血熱に処方される。黄疸や急性感染症の場合の解毒剤や、腫れ物や化膿した皮膚病の外用薬としても用いられる。瘀血を解消するほか、月経不順にも処方される。

【禁忌】
熱あるいは火の症状がない場合は使用を控える。

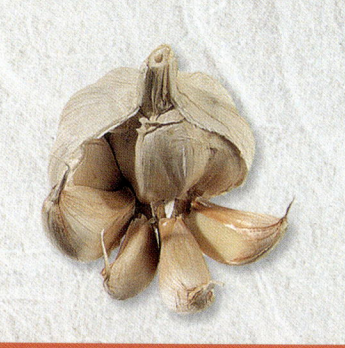

DA SUAN

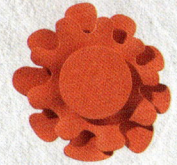

大蒜 _{たいさん}

【学名】
Allium sativum

【通称】
ニンニク

【薬用部分】
球根

【薬味】
辛

【薬性】
温

【経絡】
脾臓、胃、肺、大腸

西洋ではニンニクを抗菌薬や、心臓および循環系の抗コレステロール薬として使用するが、中国では、はるかに限定された抗寄生虫薬としての薬能しか認められていない。大黄を配合して、急性膿瘍の湿布薬として用いられることもある。

【薬理作用】
抗寄生虫、抗菌、去痰、発汗、降下、抗血栓、コレステロール値の降下、血糖降下

【薬能】
• 寄生虫を殺虫する。
• 解毒する。

【用途】
中国ではニンニクを鉤虫、蟯虫などの腸内寄生虫の駆除に用いる。またタムシの外用薬や赤痢の内服薬としても用いられる。通常、ニンニクの球根を生で食すか、結核など深刻な胸部疾患の伝統的治療薬であるニンニク粥（110ページ参照）にして食す。

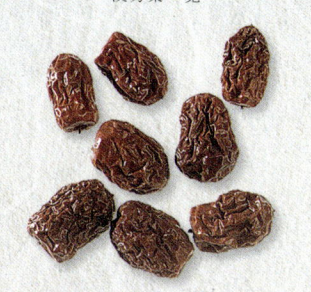

【禁忌】
熱の兆候を伴う陰虚の症状がある場合は使用を控える。

DA ZAO

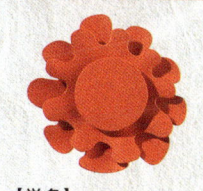

大棗 _{たいそう}

【学名】
Ziziphus jujuba

【通称】
ナツメ

【薬用部分】
果実

【薬味】
甘

【薬性】
温

【経絡】
脾臓、胃

大棗は、文字通り「大きなナツメ」という意味で、その果実は甘草と同様、漢方薬の重要な「調整役」として、さまざまな処方箋に加えられ、異なる成分の薬理作用の衝突を和らげたり、調整したりする。

【薬理作用】
滋養、肝臓の損傷を防ぐ。

【薬能】
• 脾臓および胃の気を強壮する。
• 営気（陰気）と血を強化する。
• 神（精神）を鎮める。
• 他の生薬の薬理作用を緩和する。

【用途】
大棗は通常、湯に3～10個加えて服用する。脾気虚に起因する全身の衰弱や食欲減退によく用いられる。また貧血の際は、血を滋養するために処方される。神を鎮めると考えられているため、心のエネルギー不足に起因する動悸やイライラにも処方される。

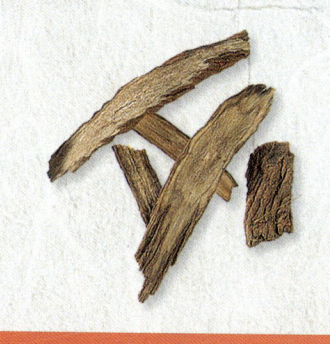

【禁忌】
湿実、食滞（食物の停滞）、痰飲がある場合は使用を控える。

DAN SHEN

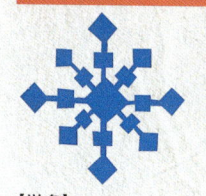

丹参 _{たんじん}

【学名】
Salvia miltiorrhiza

【通称】
タンジン、セージ

【薬用部分】
根、根茎

【薬味】
苦

【薬性】
微寒

【経絡】
心臓、肝臓、心包

丹参は、心臓および血の重要な治療薬で、心臓疾患と脳循環障害の両方に有効であることが臨床試験で明らかになっている。狭心症の処方薬である丹参飲には、丹参のほか檀香と砂仁が配合されている。

【薬理作用】
抗凝固、抗菌、免疫賦活、循環促進、末梢血管拡張、組織修復促進、鎮静、血中コレステロール値の降下

【薬能】
• 血液循環を促進し、瘀血を解消する。
• 熱を取り除く。
• 精神を落ち着かせ、イライラを和らげる。

【用途】
肝気に影響を与えるため、当然ながら月経痛、月経不順、稀発月経に用いられる。また心臓疾患や、心血虚に関連する不眠症や動悸に処方される重要な生薬である。

【禁忌】
瘀血がない場合は使用を控える。

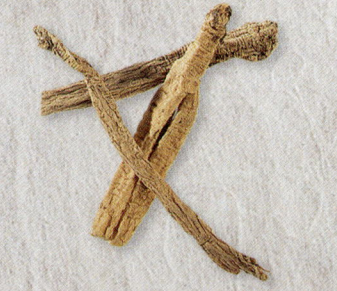

治療方法

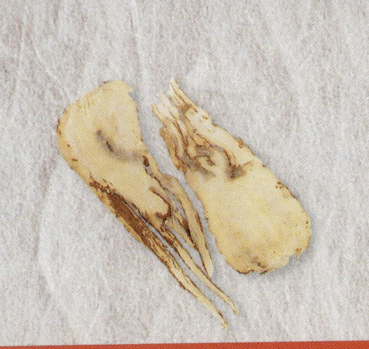

DANG GUI

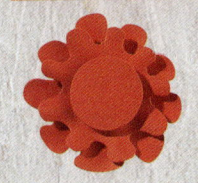

当帰（とうき）

【薬用部分】
根

【薬味】
甘、辛

【学名】
Angelica polyphorma var. sinensis

【薬性】
温

【通称】
カラトウキ

【経絡】
肝臓、心臓、脾臓

当帰は西洋でも手に入る、最もポピュラーな強壮生薬の1つである。根は場所によって薬能が違い、下部先端は最も強く血流を促し、最上部はより強壮作用が強いと言われている。

【薬理作用】
抗菌、鎮痛、抗炎症、循環促進、血中コレステロール値の降下、肝臓の強壮、去痰、子宮刺激。ビタミンBが豊富である。

【薬能】
・血を滋養し、血液の循環を活性化する。
・腸を潤し、便通をよくする。

【用途】
当帰は婦人科系疾患に効果のある強壮薬で、月経不順を引き起こす血虚証に適している。瘀血による痛みを和らげ、産後の痛みを緩和する伝統的な湯に、黄耆と生姜と共に用いられる。特に高齢者向けの緩下剤としても有効である。

DANG SHEN

党参（とうじん）

【薬用部分】
根

【薬味】
甘

【学名】
Codonopsis pilosula

【薬性】
平

【通称】
トウジン、ヒカゲノツルニンジン

【経絡】
脾臓、肺

党参は、朝鮮人参の代用品としてよく使用される。朝鮮人参に比べて薬能は穏やかな一方、陰の性質がより強いと考えられており、古くから母体の滋養のために用いられる。「季節の変わり目に飲む湯」の成分として、黄耆、山薬、五味子と一緒によく使用される。

【薬理作用】
血の強壮（赤血球の増加）、降圧、免疫賦活、神経興奮薬、血糖値上昇

【薬能】
・脾臓、胃、中焦の活性化。
・脾臓と肺の気の補充。
・津液（体液）の滋養。

【用途】
党参は主要な気の強壮薬である。疲労感、食欲減退、四肢の痛み、動悸、慢性咳、息切れなど、虚証の治療薬として適している。古くから営気虚の場合に湯に入れて処方する。津液にも有効である。

DU HUO

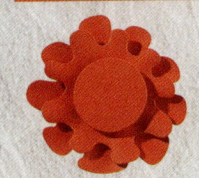

独活（どっかつ）

【薬用部分】
根

【薬味】
辛、苦

【学名】
Angelica pubescens

【薬性】
微温

【通称】
シシウド、ドッカツ

【経絡】
腎臓、膀胱

独活は、外邪である風と湿の攻撃と戦うために用いられ、風邪、リウマチ、痺証（関節炎）などの表証に有効である。関節炎や背痛に処方される独活寄生湯の主成分である。

【薬理作用】
抗リウマチ、鎮痛、抗炎症、鎮静、降圧、神経興奮薬

【薬能】
・風と湿を追い出す。

【用途】
独活は、腰と足に影響を与える風湿証や、頭痛や歯痛に特に処方される。足の痛みの場合は防風、全身の疼痛を伴うが高熱は出ない風寒証の場合は麻黄を配合する。頭痛の場合は藁本を配合して用いる。

【禁忌】
妊娠中、下痢あるいは膨満感がある場合は使用を控える。

【禁忌】
外邪に襲われている場合は使用を控える。

【禁忌】
陰虚および火実証の場合は使用を控える。

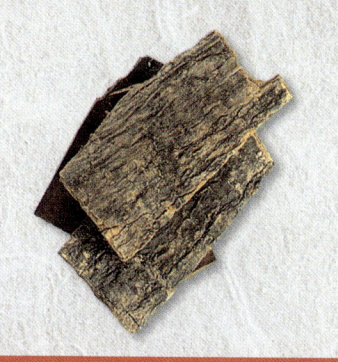

DU ZHONG

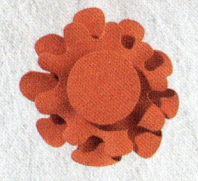

杜仲

【学名】
Eucommia ulmoides

【通称】
トチュウ

【薬用部分】
皮

【薬味】
甘

【薬性】
温

【経絡】
肝臓、腎臓

杜仲は、神農が紹介した生薬の1つで、主要な陽の強壮薬である。杜仲が取れる木は、同属の中では唯一生き残っている種目で、1880年代に西洋の植物収集家によって初めて採取された。杜仲のエキスは高血圧の治療薬として用いられている。

【薬理作用】
利尿、降圧、コレステロール値の降下、鎮静、子宮弛緩

【薬能】
- 肝臓および腎臓の気の強壮。
- 気や血の流れをスムーズにし、骨や筋肉を強化する。
- 胎児を鎮める。

【用途】
杜仲は、腰痛、頻尿、性的不能症、下半身の衰弱を引き起こし、切迫流産に関連する、腎虚証に処方される。腎陽虚の場合は補骨脂、寒湿に関連する症状には独活を配合して用いられることが多い。

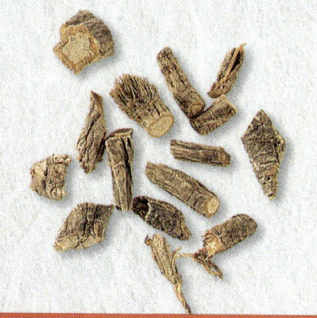

【禁忌】
陰虚および火の症状が進行している場合は使用を控える。

FANG FENG

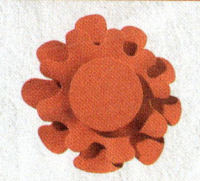

防風

【学名】
Ledebouriella sesloides

【通称】
ボウフウ

【薬用部分】
根

【薬味】
辛、甘

【薬性】
微温

【経絡】
肝臓、脾臓、膀胱

防風とは文字通り「風を防ぐ」という意味で、中国人が中央アジアから吹く強風が運んでくると考えた病気を退治するためによく用いられた。中国では少なくとも2000年間は薬用に利用されている。砒素の解毒剤としても有効である。

【薬理作用】
鎮痙、抗菌、抗真菌、解熱

【薬能】
- 風邪を追い出し、外証を治す。
- 湿を取り除く。

【用途】
防風は、風邪やインフルエンザなど、熱を伴う悪寒、頭痛、体の痛みを引き起こす風熱証と風寒証の両方に処方される。風寒の症状を伴う特定の関節炎(痺証)や痛みを伴う皮膚発疹にも用いられる。

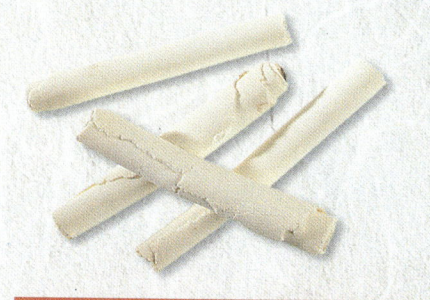

【禁忌】
陰虚に関連する頭痛がある場合は使用を控える。

FU LING

茯苓

【学名】
Wolfiporia cocos

【通称】
ブクリョウ

【薬用部分】
松の根に生える菌核

【薬味】
甘、無味

【薬性】
平

【経絡】
肺、脾臓、心臓、膀胱

茯苓は、中国医学で用いられる数多くのキノコの1つである。本体以外に、茶色の皮(茯苓皮)は利尿剤として用いられるほか、菌核の中央部分は茯神として区別され、心臓の強力な鎮静薬として使用されることがある。

【薬理作用】
利尿、鎮静、血糖降下

【薬能】
- 湿を除き、水の代謝を調整する。
- 脾臓、胃、中焦を強化し、痰飲を化す。
- 心臓と神(精神)を鎮める。

【用途】
茯苓は、稀尿、水腫(むくみ)、痛みを伴う排尿障害に対して、多くの場合、沢瀉や桂枝を配合して、利尿薬として用いられる。心臓の鎮静薬として、動悸や不眠症にも有効である。また腹部の膨満を引き起こす、痰飲や津液(体液)の停滞にも、陳皮など他の生薬を配合して処方される。

【禁忌】
多尿や泌尿器官に脱証がある場合は使用を控える。

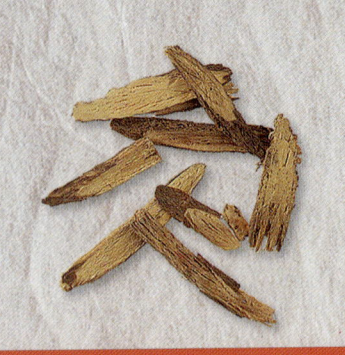

GAN GAO

甘草 (かんぞう)

【薬用部分】根
【薬味】甘
【薬性】平
【経絡】心臓、肺、脾臓、胃

【学名】Glycyrrhiza uralensis
【通称】カンゾウ

甘草は中国で最も重要な強壮薬の1つである。神農は甘草を「甘く、五臓六腑、寒熱、邪気を調整する」と表し、長く服用すると寿命がのびると付記している。

【薬理作用】
抗菌、抗炎症、鎮痙、抗アレルギー、鎮咳、降圧、ステロイド作用、利胆（胆汁排出促進）

【薬能】
- 気の機能を活性化する。
- 熱を取り除き、火毒を解毒する。
- 肺を潤し、咳を止める。
- 痙攣を鎮め、痛みを除く。
- 他の生薬の薬性を緩和する。

【用途】
甘草は、気虚に起因する病症に対して用いられる。病症が脾気に関連する場合は、党参、心臓を滋養するためには桂枝を配合して用いる。咳および喘息、湿証や火証（炎症、膿瘍、発疹を含む）にも処方される。

【禁忌】
実証（腹部膨満）の場合は使用を控える。

GAO BEN

藁本 (こうほん)

【薬用部分】根および根茎
【薬味】辛
【薬性】温
【経絡】膀胱

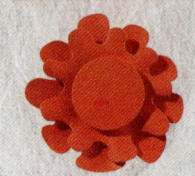

【学名】Ligusticum sinense
【通称】コウホン

藁本は、西洋で料理用の調味料として使用されているラビジ（Ligusticum levisticum syn. Levisticum officinale）に非常に近い。中国の民間伝承では月経異常時や出産後などに広く用いられているが、主な薬能は悪寒や痛みの緩和にある。

【薬理作用】
抗真菌、鎮痛、鎮痙

【薬能】
- 風寒の症状を除く。
- 風湿の症状を除く。

【用途】
藁本は、風証、寒証、あるいは湿証に関連する頭痛、偏頭痛、関節痛、歯痛、関節炎などあらゆる症状に用いられる。

【禁忌】
陰虚に起因する内熱がある場合は使用を控える。

GE GEN

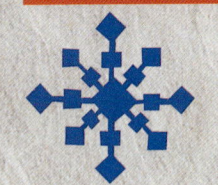

葛根 (かっこん)

【薬用部分】根
【薬味】甘、辛
【薬性】涼
【経絡】脾臓、胃

【学名】Pueraria lobata
【通称】クズ、カッコン

葛根は米国で有害な雑草として非難を受けている。1876年に日本から米国に紹介されて以来、葛根は米国南部の森林や草原で「植物の疫病」と評されてきた。研究では、アルコール中毒の処方薬としての利用に注目が集まっている。

【薬理作用】
鎮痙、循環促進、解熱、穏やかな降圧作用、血糖値の降下

【薬能】
- 風邪、熱邪、寒邪を追い出す。
- 陽気を上げる。
- 皮膚発疹を和らげ、津液を生じ、身体を冷やす。

【用途】
葛根は、古くから熱を伴う悪寒やはしかの初期症状に、他の生薬を配合して用いられている。また陽気を上げる性質があるため、湿熱に関連する下痢を治し、頭痛やめまいなど、高血圧の諸症状を緩和するためにも利用されるほか、冠状動脈性心臓病の治療にも役立てられている。

【禁忌】
胃が冷えた場合や多汗の症状がある場合は使用を控える。

漢方薬一覧

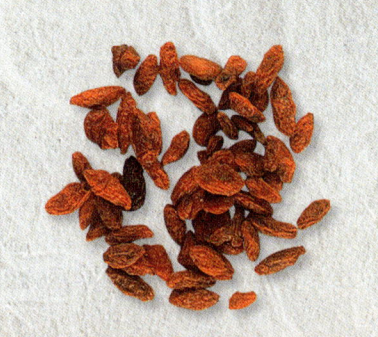

GOU QI ZI

枸杞子
【薬用部分】
果実
【薬味】
甘
【薬性】
平
【経絡】
肝臓、腎臓

【学名】
Lrycium barbarum
【通称】
クコ

中国医学では、枸杞子の果実と根の皮（地骨皮）の両方を使用する。神農は、地骨皮を「邪気」の治療薬として「上品」に属する木の1つにあげている。果実はより一般的な治療薬として伝統的な強壮酒に使用されるほか、全身衰弱の場合に五味子を配合して処方される。

【薬理作用】
降圧、血糖降下、免疫賦活、肝臓の強壮および修復、血中コレステロール値の降下

【薬能】
・肝臓と腎臓の陰を滋養する。
・血を滋養する。
・視力を回復する。

【用途】
枸杞子は滋養強壮の粥（110ページ参照）に使用される。性的不能症、腰痛、めまい、耳鳴りなどを引き起こす腎気虚に処方される。また肝虚の治療薬として菊花を配合して用いるほか、視力低下や眼精疲労の際、目の洗浄薬に使用される。

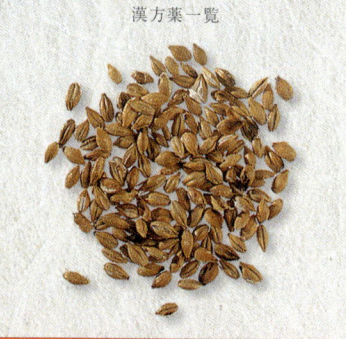

【禁忌】
実熱や湿証を伴う脾虚の場合は使用を控える。

GU YA

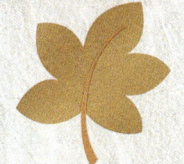

穀芽
【薬用部分】
発芽種子
【薬味】
甘
【薬性】
平
【経絡】
脾臓、胃

【学名】
Orzya sativa
【通称】
コメ

コメは中国の主食で、薬用の粥としても用いられるほか、あらゆる部分に薬能があると考えられている。発芽米は消化不良を助け、根（糯稲根）は肺、肝臓、腎臓の脈絡に特に作用するうえ、微熱や発汗を抑制するためにも使用される。

【薬理作用】
消化促進

【薬能】
・消化と食欲を改善する。
・食滞（食物の停滞）を解消する。

【用途】
発芽米は、食欲を促進し、食滞を解消するために、陳皮と砂仁を配合して用いられる。発芽大麦（麦芽）と同様、発芽米は離乳食への切り替え時期に、母乳の量を減じると考えられている。

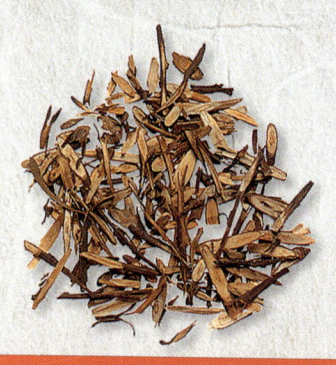

【禁忌】
授乳中の母親や、食滞の兆候がない場合は使用しないこと。

GUI ZHI

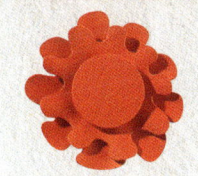

桂枝
【薬用部分】
枝
【薬味】
辛、甘
【薬性】
温
【経絡】
心臓、肺、膀胱

【学名】
Cinnamomum cassia
【通称】
シナモン

枝と皮（桂皮）の両方を薬用に使用する。皮の方がはるかに熱の性質が強く、脾臓、腎臓、肝臓、膀胱の経絡を中心に作用する。桂枝が体表部や経絡を温めるのに対して、桂皮は（桂の木の皮と同様に）主に腹部の臓器を温める傾向がある。

【薬理作用】
抗菌、抗真菌、抗ウィルス、鎮痛、駆風（胃腸内のガスを排出）、強心、利尿

【薬能】
・経絡とその側枝を温める。
・寒を散らす。
・陽気の循環を改善する。
・心陽を強化する。

【用途】
桂枝は、寒冷な気候に関連する普通の風邪や関節炎など、外寒の治療薬として便利である。また動悸や息切れにも処方されるほか、狭心症など様々な心臓疾患に対して、茯苓や甘草を配合して処方される。

【禁忌】
発熱時、実熱あるいは実火の症状がある場合、妊娠している場合は、使用を控える。

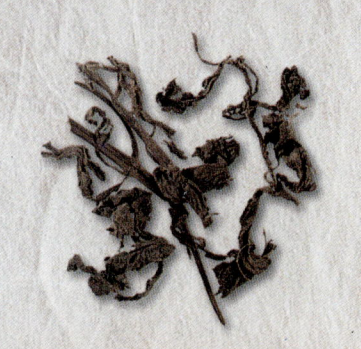

HAN LIAN CAO

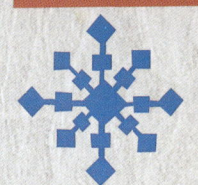

旱蓮草 かんれんそう

【学名】
Eclipta prostrata
【通称】
カンレンソウ

【薬用部分】
地上部
【薬味】
甘、酸
【薬性】
寒
【経絡】
肝臓、腎臓

旱蓮草は、陰の滋養のために使用される主な生薬の1つである。アーユルヴェーダ医学では重要な肝臓および脾臓の治療薬で、抜け毛予防のオイルに使用されることもある。中国民間伝承では、水虫および皮膚炎などの皮膚病に使用される。

【薬理作用】
抗菌、止血

【薬能】
・肝臓および腎臓の陰の滋養。
・血から熱を取り除き、止血する。

【用途】
旱蓮草は、腎臓および肝臓の陰の主要な強壮薬の1つである。視力障害、耳鳴り、若白髪、めまいなどを引き起こす深刻な虚証に対しては、女貞子を配合して用いられる。止血薬として使用する場合は、あらゆる止血作用を持つ生薬から適当なものを選択して配合する。例えば子宮内出血の場合は、艾葉が用いられる。

【禁忌】
脾臓および腎臓の寒証および虚証の場合は使用を控える。

HE SHOU WU

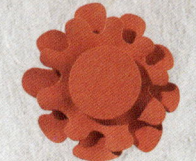

何首烏 かしゅう

【学名】
Polygonum multiflorum
【通称】
ツルドクダミ、カシュウ

【薬用部分】
根
【薬味】
甘、苦、渋
【薬性】
微温
【経絡】
肝臓、腎臓

西洋で何首烏は、広東語名の発音から「Fo Ti」としても知られている。主に使用されるのは根だが、毛羽立った花をつける茎(夜交藤)も、神経を鎮め、血の循環を改善する心臓と肝臓の強壮薬として用いられる。

【薬理作用】
抗菌、強心、ホルモン作用、血糖降下、緩下剤、肝臓刺激、血中コレステロール値の降下

【薬能】
・肝臓と腎臓の精を補充し、血を滋養する。
・火毒を解毒する。
・外風を排除する。
・腸を滑らかにする(緩下剤効果)。

【用途】
閉経時に肝臓や腎臓を活性化するほか、年齢に関らず肝臓や腎臓の虚を和らげる。高齢者の便秘に有効で、慢性的な虚弱体質には人参や当帰を配合して処方される。玄参と連翹を配合すると、膿瘍を和らげることができる。

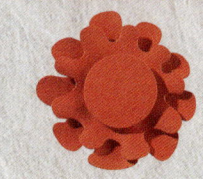

【禁忌】
痰飲あるいは脾虚に関連する下痢の症状がある場合は使用を控える。

HOU PO

厚朴 こうぼく

【学名】
Magnolia officinalis
【通称】
ホオノキ

【薬用部分】
皮
【薬味】
辛、苦
【薬性】
温
【経絡】
脾臓、胃、肺、大腸

神農の時代から使用されている厚朴は、湿を取り除く芳香性のある生薬として分類されている。花(厚朴花)の利用法も同様だが、下腹部より胸部の湿を中心に作用する。

【薬理作用】
抗菌、抗真菌、駆風(胃腸内のガスを排出)、降圧

【薬能】
・気を動かし、湿を化し、胃の食滞(食物の停滞)を解消する。
・痰飲を温めて化し、脾気を活性化する。
・気の上逆を戻す。

【用途】
厚朴は主に、湿や気の流れの不全に関連する咳や嘔吐に処方される。食滞(食物の停滞)や腹部膨満の場合は、枳実と半夏、痰飲の多い咳には麻黄と杏仁を配合して用いる。

【禁忌】
妊娠中や脾虚の場合は使用を控える。

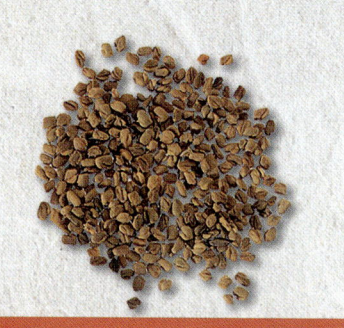

HU LA BA

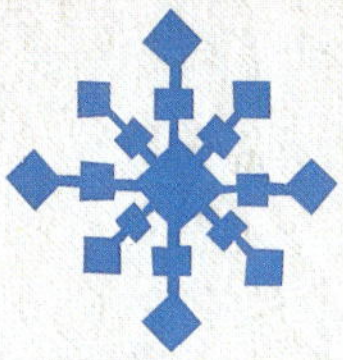

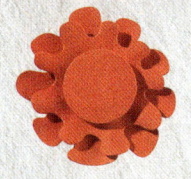

胡芦巴（ころは）
【薬用部分】種子
【薬味】辛、苦
【薬性】大温
【経絡】腎臓

【学名】Trigonella foenum-graecum
【通称】コロハ、フェヌグリーク

　胡芦巴は、中東や東洋で料理によく使用される料理用ハーブである。大温の薬性があるため、腹部に影響を与えるあらゆる風邪や悪寒に効果がある。中東では「ヒルバ(hilba)」と呼ばれ（中国名の発音と非常に似ている）、月経痛や疝痛（急性腹痛）に用いられる。

【薬理作用】
抗寄生虫、緩下剤、催乳

【薬能】
・腎臓を温め、寒を追い出す。
・鎮痛

【用途】
胡芦巴は主に、腎臓の衰弱に伴う腹部や脚の付け根の痛みに処方される。ヘルニア性の疾患や月経痛には、フェンネルの種子（小茴香）を配合し、下腹部や背中の痛みや寒の症状には、補骨脂など腎臓に作用する他の生薬を配合して処方する。

【禁忌】
妊娠中、火証がある場合、あるいは陰虚の場合は使用を控える。

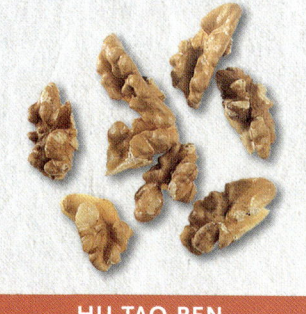

HU TAO REN

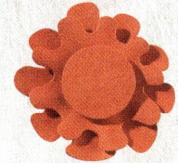

胡桃仁（くるみ）
【薬用部分】種（堅果の核種）
【薬味】甘
【薬性】温
【経絡】肺、腎臓、大腸

【学名】Juglans regia
【通称】クルミ

　西洋でクルミは、穏やかな滋養薬および消化促進の薬として評価されているほか、その油に必須脂肪酸を豊富に含んでいることが知られている。中国では、陽の強壮薬として、特に腎臓に有効であると考えられている。

【薬理作用】
収斂、緩下剤、抗炎症、穏やかな降圧、滋養（体重増加）、尿路結石の消散

【薬能】
・腎陽を強め、背中を強化する。
・肺気を温め、強化する。
・腸を潤す（緩下剤効果）。

【用途】
胡桃仁は、腰痛や膀胱の機能障害などを引き起こす腎虚の症状に処方される。高齢者の便秘に有効（多くの場合、火麻仁など他の生薬を配合して用いる）であるほか、肺虚の病症には人参を配合して処方する。

【禁忌】
熱、痰飲、または火の症状があり、陰虚の場合は使用を控える。

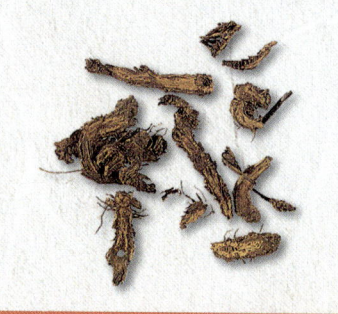

HUANG LIAN

黄連（おうれん）
【薬用部分】根および根茎
【薬味】苦
【薬性】寒
【経絡】心臓、肝臓、胃、大腸

【学名】Coptis chinensis
【通称】オウレン

　黄連は大寒の薬性を持つ生薬で、ほとんどの熱証を取り除く。神農はこれを「王連（百合の王）」と呼んで「上品」の生薬の1つに加え、常用すると記憶も良くなると述べた。

【薬理作用】
抗菌、降圧、アセチルコリンの生成促進、鎮静、抗炎症、抗真菌、利胆（胆汁排出促進）

【薬能】
・熱、火、火毒、湿熱を取り除く
・心火を鎮める。
・胃火を排出する。

【用途】
黄連は、感染や炎症など、熱に関連するあらゆる症状に処方される。また胃腸炎、食中毒、発熱、結膜炎、腫れ物、膿瘍、口内炎などに用いられる。心火を鎮める作用があることから、動悸、不眠症、イライラにも処方される。

【禁忌】
下痢、精虚、胃虚寒の場合は使用を控える。

治療方法

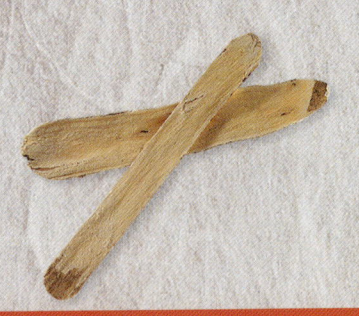

HUANG QI

黄耆（おうぎ）

【薬用部分】
根

【薬味】
甘

【薬性】
微温

【経絡】
脾臓、肺

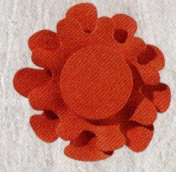

【学名】
Astragalus membranaceus

【通称】
オウギ

黄耆は、若者に適した重要な強壮薬である（人参は40歳以上への処方が適していると考えられている）。黄耆と人参は、全身の強壮薬として一緒に処方されることが多い。黄耆には免疫賦活という重要な薬能もある。

【薬理作用】
鎮痙、利尿、利胆（胆汁排出促進）、血糖降下、神経興奮薬、降圧、免疫賦活

【薬能】
・気と血を活性化する。
・衛気を安定させ、発汗を抑える。
・膿を取り除く。傷の回復を早める。
・水の循環を整え、水腫（むくみ）を取り除く。

【用途】
黄耆は、食欲減退、疲労感、下痢などを引き起こす脾虚証や、反復感染あるいは呼吸器疾患を引き起こす衛気の衰弱に処方される。水分貯留や慢性痛の治療薬に加えられるほか、産後の気や血の修復を助けるためにも用いられる。

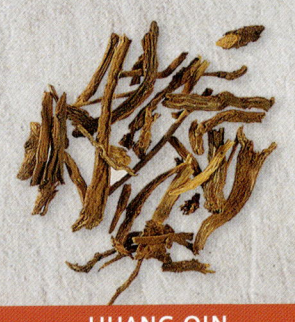

HUANG QIN

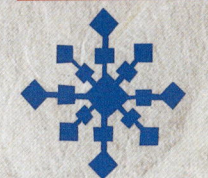

黄芩（おうごん）

【薬用部分】
根

【薬味】
苦

【薬性】
寒

【経絡】
肺、心臓、胆嚢、胃、大腸

【学名】
Scutellaria baicalensis

【通称】
コガネヤナギ、スカルキャップ

西洋の様々な種類のスカルキャップは、神経鎮静薬あるいは鎮静剤として分類されているが、中国種は主に内外の湿熱を取り除くために用いられる。

【薬理作用】
抗菌、鎮痙、利尿、解熱、血中コレステロールの降下

【薬能】
・熱を取り除き、火を鎮める。
・湿熱を排出する。
・（切迫流産の際に）胎児を鎮める。
・肺の熱を除き、肝陽を鎮める。

【用途】
黄芩は、黄色く濃い痰、のどの渇き、イライラを引き起こす熱性の悪寒に対して、黄連などの涼の薬性を持つ生薬を配合して処方される。内湿熱は通常、赤痢のような症状を引き起こすが、この生薬は胃腸炎、下痢、尿路感染症に処方される。

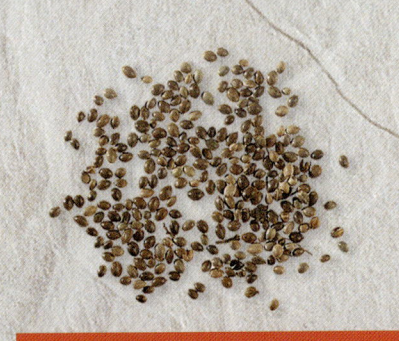

HUO MA REN

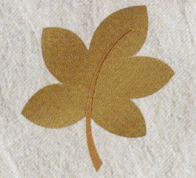

火麻仁（かまにん）

【薬用部分】
種子

【薬味】
甘

【薬性】
平

【経絡】
脾臓、胃、大腸

【学名】
Cannabis sativa

【通称】
大麻

大麻は一般的に娯楽用のドラッグとみなされているが、重要な生薬でもある。西洋では、法の認可のもと、抗嘔吐剤や筋肉硬化症を和らげる薬として使用されている。中国では便通を緩やかにする種子を重視している。

【薬理作用】
緩下剤、降圧

【薬能】
・腸の働きを潤滑にする。
・陰に滋養を与える。
・熱を除き、傷を治す。

【用途】
火麻仁は、エネルギーや津液の不足に関連して発生することが多い、高齢者の便秘に特に有効である。当帰を配合するか、さらに大黄、白芍、杏仁、厚朴、枳実を配合し、麻子仁丸として処方する。

【禁忌】
実証あるいは陰虚の場合は使用を控える。

【禁忌】
熱および湿の症状が明らかに表れていない場合は使用を控える。

【禁忌】
下痢の場合は使用しないこと。

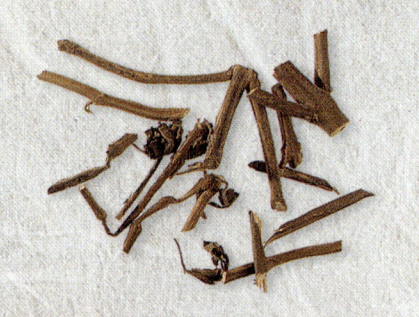

漢方薬一覧

HUO XIANG

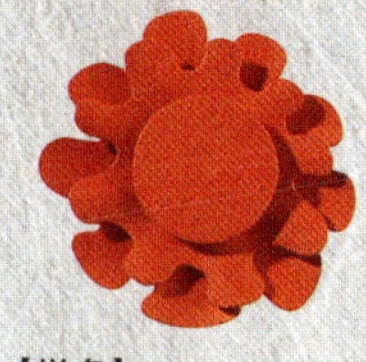

藿香

【薬用部分】
地上部
【薬味】
辛
【学名】
Pogostemon cablin
【薬性】
微温
【通称】
パチョリ
【経絡】
肺、脾臓、胃

中国の生薬は、実際には複数の植物種をさしていることが多い。Agastache rugosa（giant wrinkled hyssop、コリアンミント）も藿香を指す場合がある。いずれも、湿を取り除く芳香薬として分類されている。

【薬理作用】
抗菌、抗真菌、発汗、消化促進

【薬能】
- 脾臓と胃の湿を化す。
- 中焦を整え、吐き気を抑える。
- 寒を追い出す。

【用途】
藿香は、普通の風邪からつわりに至るまで、あらゆる湿の病症に用いられる。芳香性が強く、鼻水を抑えるのに有効である（多くの場合紫蘇葉が配合される）。腹部膨満の場合は、半夏を配合して使用する。

【禁忌】
発熱および内熱証の場合は使用を控える。

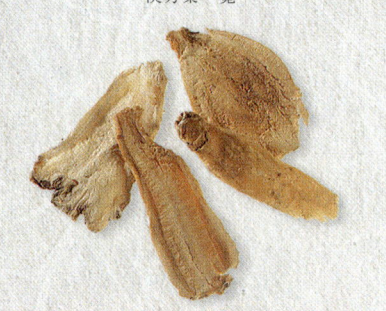

JIE GENG

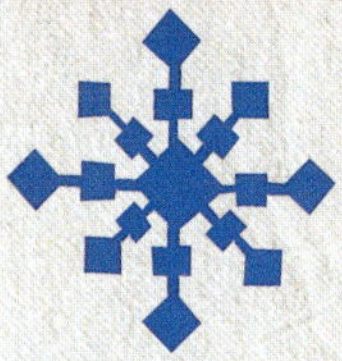

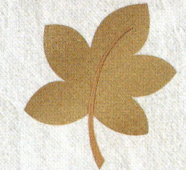

桔梗

【薬用部分】
根
【薬味】
辛、苦
【学名】
Platycodon grandiflorum
【薬性】
平
【通称】
キキョウ
【経絡】
肺

西洋で桔梗は観賞用の園芸植物として知られている。印象的な青あるいは白の花は、完全に開花するまで大きな風船のようにみえる。中国では神農の時代から咳の治療薬として使用されている。

【薬理作用】
抗菌、去痰、血糖降下、血中コレステロール値の降下

【薬能】
- 肺気を循環させる。
- 風寒あるいは風熱に起因する痰飲を取り除く。
- 他の生薬の効果を上方に向ける。
- 肺膿あるいはのどの膿瘍を取り除く。

【用途】
桔梗は痰飲を伴う咳や、感染症による大量の痰飲の去痰に有効である。桑葉、菊花、薄荷、甘草を配合し、桑菊飲として咳や風邪に処方される。また咽頭痛や嗄声（声がれ）にも効果がある。

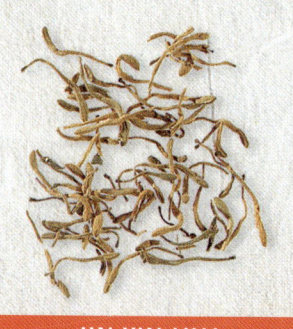

【禁忌】
結核の場合は使用を控える。

JIN YIN HUA

金銀花

【薬用部分】
花
【薬味】
甘
【学名】
Lonicera japonica
【薬性】
寒
【通称】
スイカズラ
【経絡】
肺、胃、大腸

中国のスイカズラである金銀花は、西洋では生薬としてよりも香の強い園芸用のクライマープラント（壁や塀をはいまわるタイプの植物）として人気が高い。花と茎（忍冬）は少なくとも7世紀から熱性の風邪の治療に用いられている。

【薬理作用】
抗菌、抗ウィルス、降圧

【薬能】
- 熱と火毒を取り除く。
- 下焦の湿熱を取り除く。
- 風熱を追い出す。

【用途】
金銀花は、風熱に起因する熱性の風邪に処方される。赤痢に似た症状や尿路感染症を引き起こす内熱の症状にも有効である。火毒を取り除くことから、腫れ物や膿瘍にも処方される。

【禁忌】
虚および寒の症状がある場合は使用を控える。

治療方法

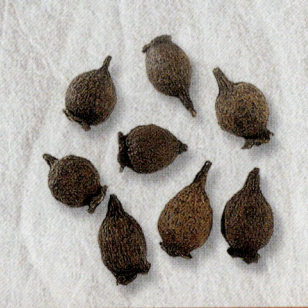

JIN YING ZI

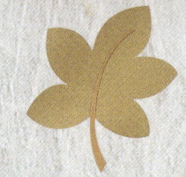

金櫻子（きんおうし）

【薬用部分】
果実（偽果）

【薬味】
甘、渋

【薬性】
平

【経絡】
腎臓、膀胱、大腸

【学名】
Rosa laevigata

【通称】
ナニワイバラ
（チェロキーローズ）

金櫻子（チェロキーロッズヒップ）も玫瑰花（R. rugosa）も中国医学で使用されるが、それぞれの薬理作用は全く異なる。玫瑰花は肝臓の気および血の強壮薬としての作用がより強いが、金櫻子は腎臓と精に重点的に作用する。

【薬理作用】
収斂、抗菌、抗ウィルス、コレステロール値の降下、子宮の活性化

【薬能】
・腎気を強固にし、精を保持する。
・腸からの漏出を抑制する。

【用途】
バラ科の植物がみなそうであるように、金櫻子は収斂作用が強く下痢によく効く。腎臓に作用するため、排尿障害、性的不能症、早漏に処方される。脾虚に関連する下痢（たんじん）には、丹参、山薬、白朮を配合して用いられる。

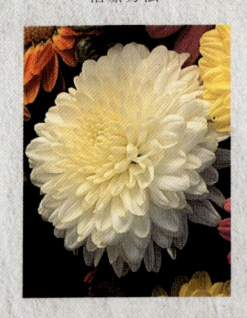

【禁忌】
実火および熱証の場合は使用を控える。

JU HUA

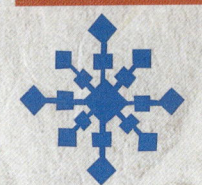

菊花（きっか）

【薬用部分】
花

【薬味】
辛、甘、苦

【薬性】
涼

【経絡】
肺、腎臓

【学名】
Dendranthema x grandiflorum
(*Chrysanthemum morifolium* HEMSL.)

【通称】
キク

菊花は、花屋によく並んでいる菊の花のことである。中国では涼の作用がある茶としてよく飲用されており、調合して箱詰になったものがテイクアウト用の店やスーパーマーケットなどで手に入る。神農が紹介した生薬の1つで、中国では少なくとも2000年間は利用されている。

【薬理作用】
抗菌、抗真菌、抗ウィルス、抗炎症、降圧、末梢血管拡張

【薬能】
・風と熱を散らす。
・肝熱を除き、肝風を鎮める。
・毒を中和する。

【用途】
上逆する肝陽あるいは肝経の風熱は、痛み（傷）、眼の充血、めまい、頭痛の原因となる。菊花はいずれの症状にも有効であるため、「眼を明るくする」といわれ、眼の充血を主な特徴とする風邪や熱性の症状に処方される。また、高血圧を下げる作用もある。

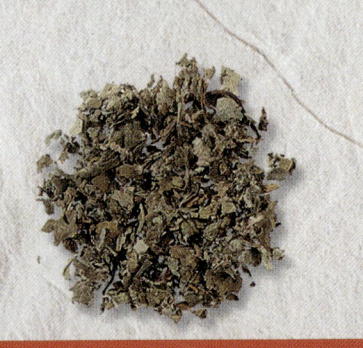

【禁忌】
下痢および気虚の場合は使用を控える。

KUAN DONG HUA

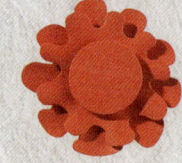

款冬花（かんとうか）

【薬用部分】
蕾

【薬味】
辛

【薬性】
温

【経絡】
肺

【学名】
Tussilago farfara

【通称】
フキタンポポ、
コルツフット

西洋では款冬（コルツフット）の葉と花の両方が去痰薬として咳に処方される。中国でも神農の時代から全く同じ目的で使用されてきた。中国名の意味は「冬を歓迎する花」で、ヨーロッパと同様に、春の初めに最初に咲く花の1つで、新芽が出るより先に花が開花する。

【薬理作用】
去痰、抗カタル、刺激や痛みの緩和、組織の修復促進薬や粘滑薬としての局所利用。

【薬能】
・肺を潤し、気を下方に送る。

【用途】
款冬花は、西洋と同様に、慢性気管支炎、喘息、百日咳など、あらゆる咳や喘鳴の症状に処方されている。特に大量あるいは血の混じった痰飲を伴う咳に有効で、杏仁（きょうにん）、五味子（ごみし）、半夏（はんげ）などの生薬を配合して用いられる。

【禁忌】
ピロリジデンアルカロイド（肝臓癌の原因となることがある）が含まれているため、使用が禁じられている国もある。

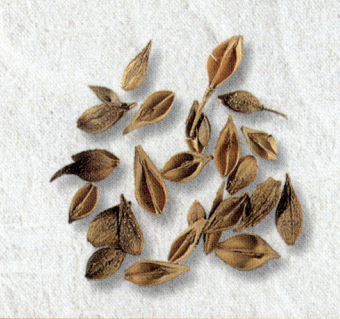

LIAN QIAO

連翹（れんぎょう）

【学名】
Forsythia suspensa

【通称】
レンギョウ

【薬用部分】
果実

【薬味】
苦

【薬性】
微寒

【経絡】
肺、心臓、胆嚢

連翹は、黄色い花を咲かせる庭木として知られている（1844年にスコットランドの探検家ロバート・フォーチュンがヨーロッパに持ち込んだため、スコットランドの植物学者ウィリアム・フォーサイスの名前にちなんで英名（フォーサイス）がつけられた）。神農が紹介した生薬の1つで、金銀花に相乗効果があるためよく配合する。

【薬理作用】
抗菌、制吐、抗寄生虫

【薬能】
- 熱と火毒を除く。
- 風熱を追い出す。
- 小結節や腫れを消散する。

【用途】
連翹は、あらゆる感染症あるいは膿瘍を治療するのに有効な生薬である。古くから咽頭痛や頭痛を伴う熱性の風邪、甲状腺やリンパ節の腫れを含む感染症や尿路感染症に処方されている。皮膚発疹の場合は、赤芍や麻黄を配合しし用いられる。

【禁忌】
脾気虚による下痢、気虚による発熱、膿瘍の場合は使用を控える。

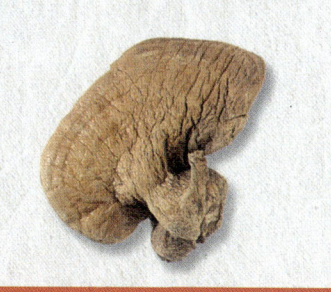

LING ZHI

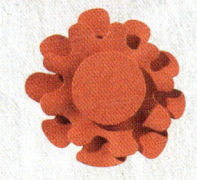

霊芝（れいし）

【学名】
Ganoderma lucidum

【通称】
レイシ、マンネンタケ

【薬用部分】
子実体

【薬味】
甘

【薬性】
微温

【経絡】
肺、心臓、脾臓、肝臓、腎臓

霊芝は、長寿をもたらす精神強壮薬として、道教家より高く評価されていた。「シャーマンのキノコ」と呼ばれ、特に心気に有効であると考えられていた。

【薬理作用】
抗ウィルス、免疫賦活、去痰、鎮咳、抗ヒスタミン、抗癌、血圧と血中コレステロール値の降下

【薬能】
- 気と血を活性化する。
- 心臓と神を鎮める。

【用途】
霊芝は、古くから全身衰弱、肺疾患（喘息や慢性気管支炎を含む）や、不眠症、動悸、物忘れ、高血圧などを引き起こす心臓の不調和に処方されている。現在は、免疫系統を刺激する作用が知られており、慢性疲労症候群やエイズにも用いられている。

【禁忌】
衰弱あるいは虚の兆候がない場合は使用しないこと。

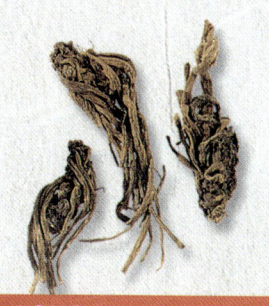

LONG DAN CAO

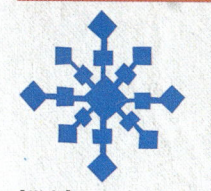

竜胆草（りゅうたんそう）

【学名】
Gentiana scabra

【通称】
リンドウ

【薬用部分】
根および根茎

【薬味】
苦

【薬性】
寒

【経絡】
肝臓、胆嚢、胃

神農は竜胆草を「上品」の生薬として掲載し、「骨の寒熱や邪気」の治療に効く生薬として勧めた。黄疸など主に肝機能に関連する病症に用いられる。

【薬理作用】
抗菌、抗炎症、消化および食欲の促進、血糖降下

【薬能】
- 肝臓および胆嚢から湿熱を除く。
- 肝火を鎮める。

【用途】
竜胆草は、目や耳の赤い腫れ、咽頭痛、黄疸などを引き起こす肝火を鎮めるために、黄芩や柴胡などの生薬を配合して用いられる。皮膚の炎症、急性尿路感染症、めまいを伴う高血圧など、その他の「大熱」の症状にも用いられる。

【禁忌】
熱、火、湿の症状がない場合は使用を控える。

治療方法

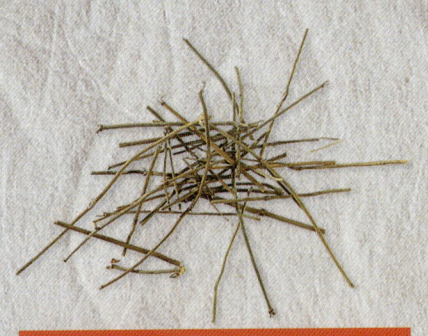

MA HUANG

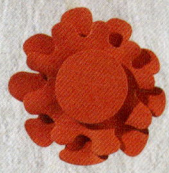

麻黄

【薬用部分】
枝あるいは茎
【薬味】
辛、微苦
【薬性】
温
【経絡】
肺、膀胱

【学名】
Ephedra gerardiana
【通称】
マオウ

麻黄は、喘息やカタルの症状に処方されるエフェドリンの原料である。神農が紹介した生薬の1つで、主に風熱をはじめとする外証や表証に用いられる。根（麻黄根）は収斂薬である。

【薬理作用】
鎮痙、抗菌、抗ウィルス、発汗、利尿、解熱
【薬能】
• 風寒による表実証を抑える。
• 発汗を促す。
• 肺気を活性化する。
• 利尿作用
【用途】
麻黄は外寒あるいは外風の攻撃による悪寒や発熱に処方される。桂枝を配合すると相互に作用を高める効果がある。肺気滞が引き起こす喘息や呼吸困難にも処方される。

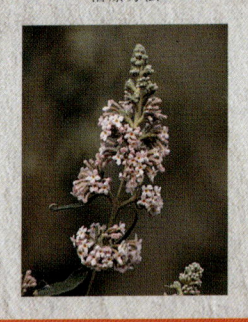

MI MENG HUA

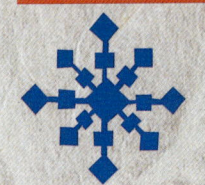

蜜蒙花

【薬用部分】
花
【薬味】
甘
【薬性】
涼
【経絡】
肝臓

【学名】
Buddleia officinalis
【通称】
フジウツギ

蜜蒙花も、19世紀に植物収集家によってヨーロッパに紹介された観賞用の園芸植物で、肝経に特に作用することから、主に眼病に使用される。中国では10世紀の宋王朝の時代より使用されている。

【薬理作用】
鎮痙、穏やかな利尿作用
【薬能】
• 肝臓の熱を除く。
• 眼の機能改善。
【用途】
蜜蒙花は、眼の充血、眼精疲労、白内障などあらゆる眼病に使用される。肝臓および腎臓のエネルギーの欠乏に関連する、白内障などによる視力低下の場合は、枸杞子などの生薬を配合して用いる。

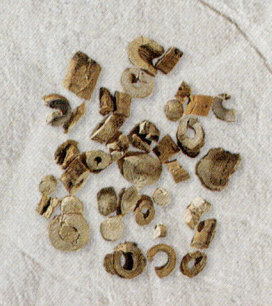

MU DAN PI

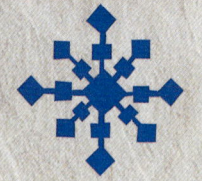

牡丹皮

【薬用部分】
根皮
【薬味】
苦、辛
【薬性】
微寒
【経絡】
心臓、肝臓、腎臓

【学名】
Paeonia suffruticosa
【通称】
ボタン

西洋で人気の高い観賞用の園芸植物である牡丹は、血を冷やす重要な生薬でもある。中国では12世紀の本草書『珍珠嚢（*Pouch of Pearls*）』で最初に紹介された。

【薬理作用】
抗菌、抗アレルギー、抗炎症、鎮痛、降圧、鎮静
【薬能】
• 熱を除き、血を冷やす。
• 血を活性化し、瘀血を解消する。
• 肝火の上炎を取り除く。
【用途】
牡丹皮は、中国医学において血の熱に起因すると考えられている鼻血、血痰、嘔吐などの症状に、多くの場合赤芍を配合して処方される。瘀血に起因する月経異常（月経痛を含む）やあらゆる体内の炎症にも用いられる。

【禁忌】
虚証や高血圧の場合は使用を控える。

【禁忌】
未詳

【禁忌】
妊娠中あるいは下痢の場合は使用を控える。

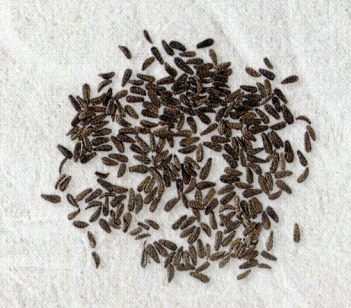

NIU BANG ZI

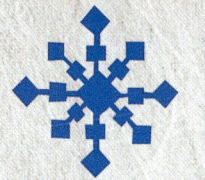

牛蒡子

【薬用部分】
種子
【薬味】
辛、苦
【薬性】
寒
【経絡】
肺、胃

【学名】
Arctium lappa
【通称】
ゴボウ

西洋では、ゴボウの葉や根を生薬として、主に皮膚洗浄や関節炎の治療に用いられているが、中国では種子しか利用しない。牛蒡子は11世紀の本草書で最初に紹介され、現在も普通の風邪によく処方される。

【薬理作用】
抗菌、抗真菌、利尿、血糖降下、下剤

【薬能】
- 体の外表部から風や熱を追い出す。
- 火毒を解毒する。
- はしかなどの皮膚発疹を促進する。
- 腸を潤す。

【用途】
牛蒡子は、普通の風邪、咽頭炎、扁桃炎、流行性耳下腺炎、はしか、膿瘍、カルブンケルなどの感染症に用いられる。桔梗、金銀花、連翹、薄荷などの生薬を配合して処方されることが多い。

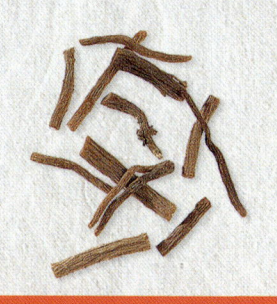

【禁忌】
下痢の場合は使用を控える。

NIU XI

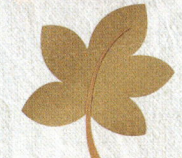

牛膝

【薬用部分】
根
【薬味】
苦、酸
【薬性】
平
【経絡】
肝臓、腎臓

【学名】
Achyranthis bidentata
【通称】
トウイノコヅチ

牛膝は「牛の膝」という意味で、節のある茎を表しているだけでなく、肝臓の治療に有効であることを意味していると思われる。肝臓は腱に関連しており、膝には非常に多くの腱が存在するからだ。膝の痛みはしばしば、肝臓の病症の停滞を示している。

【薬理作用】
鎮痛、利尿、降圧

【薬能】
- 血の循環を活性化し、瘀血を解消する。
- 肝臓や腎臓を滋養し、筋肉や骨を強化する。
- 下焦の湿熱を除く。
- 血や気の流れを下げる。

【用途】
牛膝は、血および肝臓の治療薬として、月経異常の処方薬に配合されているが、背痛や下肢の痛みに処方される方が一般的で、その場合は杜仲を配合することが多い。方向性を持った治療薬で、下半身を中心に薬理作用をもたらす働きがある。

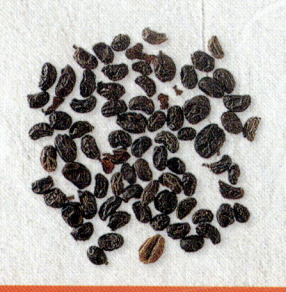

【禁忌】
妊娠中や月経過多症の場合は使用を控える。

NU ZHEN ZI

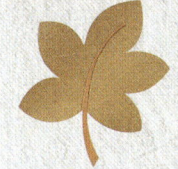

女貞子

【薬用部分】
果実
【薬味】
甘、苦
【薬性】
平
【経絡】
肝臓、腎臓

【学名】
Ligustrum lucidum
【通称】
トウネズミモチ

女貞子は肝臓と腎臓の滋養に重要な役割を果たす生薬の1つで、神農の時代から利用されている。女貞とは「女性の純潔」を意味しており、薄緑あるいは白の常緑葉にちなんで名付けられた。

【薬理作用】
抗菌、強心、利尿、免疫賦活

【薬能】
- 欠乏した肝臓および腎臓の陰を補充する。

【用途】
肝臓および腎臓を回復する生薬であるため、若白髪を黒く戻したり、視力を回復したりする効果もある。また様々な更年期障害の治療薬にも配合されているほか、腎臓の衰弱に関連する腰痛には、補骨脂などを配合して処方される。

【禁忌】
陽虚による下痢の場合は使用を避ける。

治療方法

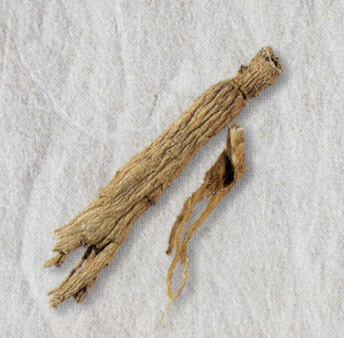

REN SHEN

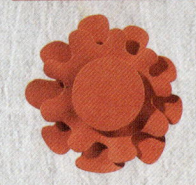

人参

【薬用部分】
根
【薬味】
甘、微苦
【薬性】
温
【経絡】
脾、肺、心臓

【学名】
Panax Ginseng
【通称】
朝鮮人参、オタネニンジン

人参は、中国で最も重要な気の強壮薬として5000年以上も使用されている。研究もかなり進んでおり、人間の性ホルモンに近い化合物が豊富であることが分かっている。

【薬理作用】
強壮、血糖値とコレステロール値の降下、免疫賦活

【薬能】
- 気を補充する。
- 脾臓と肺を強壮する。
- 津液を生成する。
- 心気を改善し、神を鎮める。

【用途】
人参は、強力かつ万能な強壮薬で、ストレスの多い状況においても身体を適応させ、エネルギーを回復し、慢性虚弱体質を改善する。高齢者への処方や、肺の強化に有効である。暑い夏から寒い冬へと季節が移り変わり、身体が新しい環境に適応するのが必要な晩秋に1ヵ月間服用するのが望ましい。

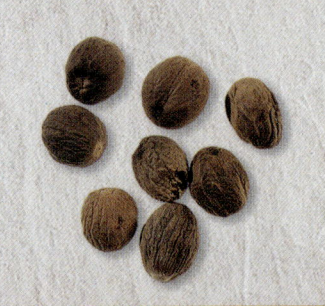

【禁忌】
熱および陰虚の症状がある場合は使用を控える。

ROU DOU KOU

肉荳蔲

【薬用部分】
種(堅果)
【薬味】
辛
【薬性】
温
【経絡】
脾臓、胃、大腸

【学名】
Myristica fragrans
【通称】
ナツメグ

西洋でナツメグは料理用の調味料として親しまれているが、薬理作用が強く、多量に服用すると譫妄を引き起こすことがある。中国では脾臓や胃の消化薬として使用する。

【薬理作用】
鎮痙、制吐、食欲促進、抗炎症、駆風(胃腸内のガスを排出)、消化促進

【薬能】
- 腸からの漏出を抑制し、下痢を止める。
- 脾臓、胃、中焦を温め、気の流れを調整する。

【用途】
肉荳蔲は主に慢性的な下痢(腎虚に関連する鶏鳴下痢(夜明け前に起こる下痢)を含む。その場合、補骨脂、大棗、生姜など他の生薬を配合し、四神丸として処方する)に用いられる。また、嘔吐、腹部膨満、消化不良、疝痛(急性腹痛)にも有効である。

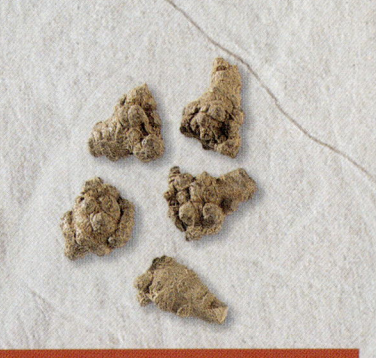

【禁忌】
妊娠中、あるいは熱に起因する下痢の場合は使用を控える。多量服用(5グラム以上)は痙攣を引き起こすことがある。

SAN QI

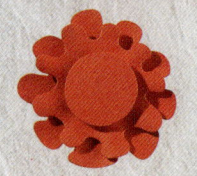

三七

【薬用部分】
根
【薬味】
甘、微苦
【薬性】
温
【経絡】
肝臓、胃

【学名】
Panax pseudoginseng
【通称】
サンシチニンジン

三七(田七とも呼ばれる)は、朝鮮人参の近種であるが、強壮薬としてではなく主に止血薬として利用されている。16世紀の李時珍の本草書『本草綱目』で最初に紹介された。

【薬理作用】
抗菌、抗炎症、強心、循環促進、利尿、止血、血糖値の降下、末梢血管拡張

【薬能】
- 止血および瘀血の解消。
- 腫れを抑え、痛みを和らげる。

【用途】
三七は、外傷、軟組織損傷、出血による腫れを含むあらゆる血塊や出血を解消するために用いられる。狭心症、鼻血、子宮の異常出血、胃潰瘍からの出血にも処方される。

【禁忌】
妊娠中は使用しないこと。血虚証の場合は慎重に使用する。

漢方薬一覧

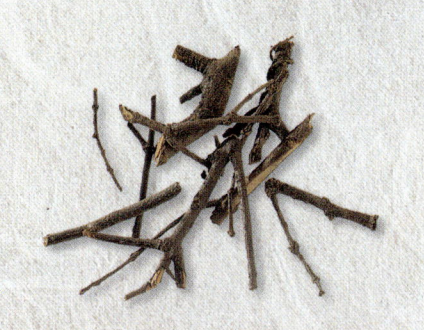

SANG JI SHENG

桑寄生

【薬用部分】
葉柄（訳注：葉身と茎をつなぐ柄の部分）

【薬味】
苦

【薬性】
平

【経絡】
肝臓、腎臓

【学名】
Loranthus parasiticus

【通称】
ヤドリギ

桑寄生は、桑の木に寄生するヤドリギの一種である。本草書『李翁医記』（「李お爺さんの医学書」というユニークな名称がつけられている）で最初に紹介された。

（*監注：『李翁医記』は清代の焦循の著書。実際には桑寄生は『桑上寄生』の名で『神農本草経』に初めて記載された。）

【薬理作用】
抗ウィルス、強心、利尿、降圧、利痰

【薬能】
・肝臓および腎臓の気の強壮。
・風、寒、湿を除く。
・血に滋養を与える。
・筋肉や骨を強化する。

【用途】
桑寄生は、風と湿に起因する痺証（関節炎）に使用できる。独活寄生湯（48-49ページ参照）の成分で、牛膝を配合してその薬理作用が下半身に向けられている。また、肝臓および腎臓の陰虚に関連する高血圧や心臓疾患にも用いられる。

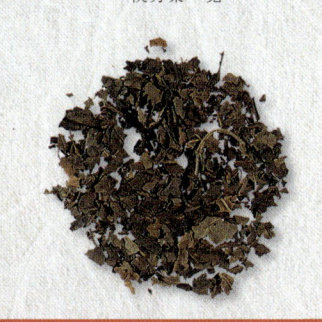

【禁忌】
熱証の場合は使用を控える。

SANG YE

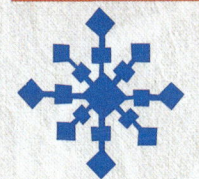

桑葉

【薬用部分】
葉

【薬味】
甘、苦

【薬性】
寒

【経絡】
肺、肝臓

【学名】
Morus alba

【通称】
クワ

桑は中国で最も用途の広い薬用木で、葉、根皮（桑白皮）、果穂（桑椹）、枝（桑枝）はすべて利用方法が異なる。

【薬理作用】
桑のあらゆる部分に、鎮痛、抗関節炎、抗菌、鎮咳、発汗、利尿、去痰、降圧、鎮静、血糖値の降下などの作用があることが分かっている。

【薬能】
葉：
・風および熱を除く。
・肝臓および血の熱を取り除く。
皮：
・咳を和らげ、肺の熱を除く。
・水腫（むくみ）を和らげ、排尿を促す。

【用途】
桑葉は通常、熱性の風邪薬に含まれ、桑白皮は、熱証や喘息の咳治療薬として有効である。桑枝は主にリウマチ痛に用いられる。桑椹は陰の強壮薬として血に滋養を与え、貧血に効果を表す。

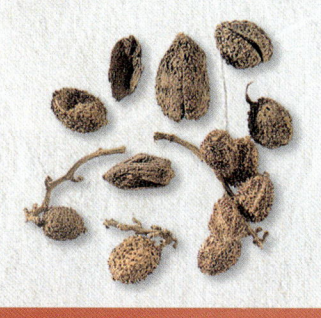

【禁忌】
寒の症状がある場合は桑白皮と桑葉の使用を控え、下痢の場合は桑枝の使用を控える。

SHA REN

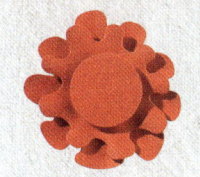

砂仁

【薬用部分】
果実

【薬味】
辛

【薬性】
温

【経絡】
脾臓、胃、腎臓

【学名】
Amomum xanthioides

【通称】
シャジン

砂仁は「砂の種」という意味で、外見も成長の仕方も湿地帯で育つ葦に少し似ている。カルダモン（Elettaria cardamomum）の代用品として料理に使われることもある。中国医学では少なくとも14世紀から生薬として用いられている。

【薬理作用】
制吐

【薬能】
・湿を化す。
・脾臓と胃を温め、気を動かす。
・胎児を鎮める。

【用途】
砂仁に関する研究はほとんど行われていないが、気滞に関連する消化不良の処方薬の多くに用いられている。制吐の作用があるため、つわりを抑えるとともに、桑寄生を配合して切迫流産の治療に役立てるなど、妊娠時に利用される。

【禁忌】
熱の症状を伴う陰虚証の場合は使用を控える。

治療方法

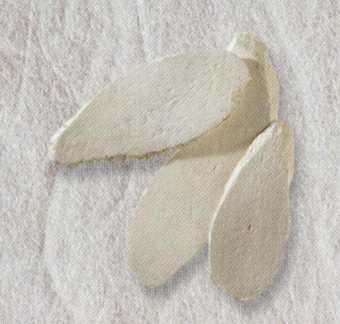

SHAN YAO

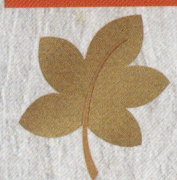

山薬（さんやく）

【薬用部分】
根茎

【薬味】
甘

【薬性】
平

【経絡】
肺、脾臓、腎臓

【学名】
Dioscorea opposita

【通称】
ヤマイモ

山薬は、地黄、菊花、牛膝と共に、河南省淮河付近で生産されている。牛膝を淮牛膝と呼ぶことがあるように、淮山薬と呼ぶこともある。気の強壮に用いられる主要な生薬の1つである。

【薬理作用】
抗菌、強心、降圧、末梢血管拡張、子宮刺激

【薬能】
・脾臓と胃の機能を活性化する。
・肺に滋養を与える。
・腎臓および精を強化する。

【用途】
山薬は主に、食滞（食物の停滞）に起因する腹部膨満、消化不良、食欲不振の際に消化薬として処方されている。西洋の同種（D. villosa）と同様に、ホルモン作用もあるため、産後の痛みや稀発月経に用いられる。

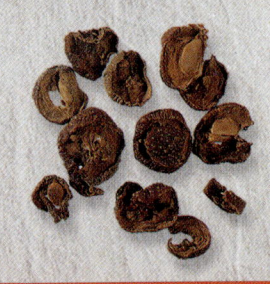

SHAN ZHA

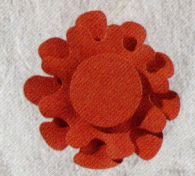

山査（さんざ）

【薬用部分】
果実

【薬味】
酸、甘

【薬性】
微温

【経絡】
脾臓、胃、肝臓

【学名】
Crataegus pinnatifida

【通称】
サンザ、サンザシ

西洋のセイヨウサンザシは、強心や血圧を正常に戻す生薬として用いられている。対照的に、非常に近い中国種の山査は、消化や循環を促進する漢方薬であると考えられている。14世紀の本草書『本草衍義補遺』で最初に紹介された。

【薬理作用】
抗菌、降圧、末梢血管拡張、強心、コレステロール値の降下

【薬能】
・食滞（食物の停滞）を解消し、消化を改善する。
・血の循環を活性化し、瘀血を除く。

【用途】
山査は、食滞（食物の停滞）に起因する消化不良、腹部膨満感、下痢などの消化器系の病症に処方される。血を活性化し、停滞を解消するため、月経異常や心臓疾患の治療薬としても用いられる。

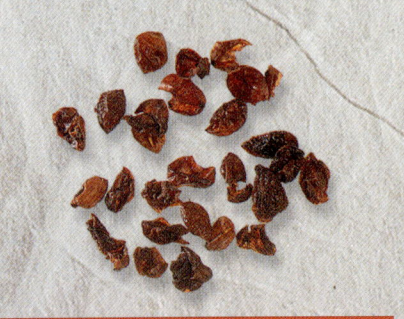

SHAN ZHU YU

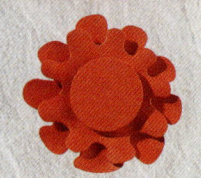

山茱萸（さんしゅゆ）

【薬用部分】
果実

【薬味】
酸

【薬性】
温

【経絡】
肝臓、腎臓

【学名】
Cornus officinalis

【通称】
サンシュユ

山茱萸も、2000年以上前に神農が紹介した生薬の1つである。神農は「体の中心を温め、寒湿を追い出す」と表して、「中品」に分類した。現在は主に、収斂性のある生薬として止血のために用いられている。

【薬理作用】
抗菌、抗真菌、利尿、降圧

【薬能】
・肝臓および腎臓の精を補充する。
・出血と多汗を抑制する。

【用途】
山茱萸は主に、腎臓の衰弱に関連する膀胱の機能不全に処方される。また精の強壮薬として、六味地黄丸などの治療薬に配合されている。同薬は、稀発月経に処方されるほか、若干の変更を加えて更年期障害にも処方される。

【禁忌】
実証の場合は使用を控える。

【禁忌】
脾虚および胃虚や、胃酸の吐き戻しがある場合は注意して使用する。

【禁忌】
火証および腎陽虚の場合は使用を控える。桔梗や防風と配合してはならない。

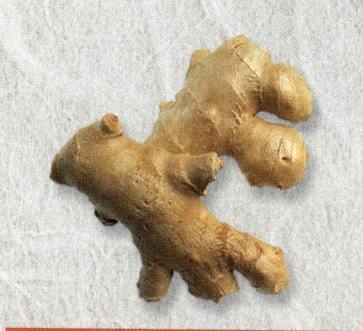

SHENG JIANG

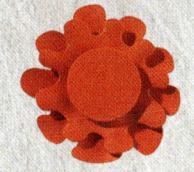

生姜

【学名】
Zingiber officinale

【通称】
ショウガ

【薬用部分】
根

【薬味】
辛

【薬性】
温

【経絡】
肺、脾臓、胃

生姜とは生のショウガのことで、風寒による悪寒の際に、体を温める治療薬として主に用いられる。乾燥させたものを乾姜といい、より強壮作用が強く、陽の補充に役立つほか、脾臓と胃を温める。皮は姜皮といい、利尿作用がある。

【薬理作用】
制吐、鎮痙、殺菌、駆風（胃腸内のガスを排出）、循環促進、発汗、去痰、末梢血管拡張。また発赤薬として局所的に用いられる。

【薬能】
- 身体の外表面を弛緩し、衛気を強化し、寒を散らす。
- 中焦を温める。
- 他の生薬の毒性を減じる。

【用途】
生姜は、悪寒、普通の風邪、水っぽい痰飲を伴う咳の治療に用いられる。西洋では制吐薬として高く評価されているが、中国では制吐薬として、多くの場合、半夏を配合して用いられている。

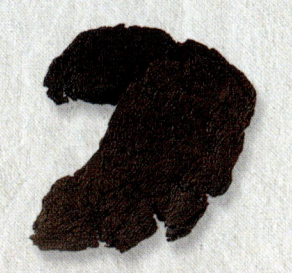

【禁忌】
内熱証の場合は使用を控える。

SHU DI HUANG

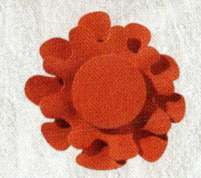

熟地黄

【学名】
Rehmannia glutinosa

【通称】
ジュクジオウ

【薬用部分】
塊状根

【薬味】
甘

【薬性】
微温

【経絡】
心臓、肝臓、腎臓

熟地黄は、スライスした地黄の塊状根を酒に浸し炙ったもので、主要な血の強壮薬である。原材料である鮮地黄は寒の薬性がより強く、（酒を使用せずに）炮製して、乾地黄を作る。いずれも陰や津液に有効で、熱を除くためにも用いられる。

【薬理作用】
強心、利尿、緩下剤、血糖値の降下

【薬能】
- 血を滋養し、活性化する。
- 腎臓の陰と精を滋養する。

【用途】
貧血、月経不順、子宮異常出血など、血の異常に用いられる。また腎臓に作用する生薬としてエネルギーを強化するほか、背痛や寝汗といった典型的な虚証の治療に効果がある。

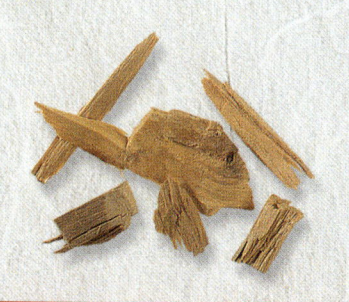

【禁忌】
下痢あるいは消化不良の場合は使用しないこと。

TAN XIANG

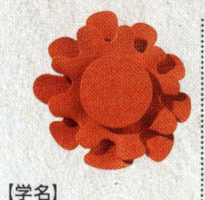

檀香

【学名】
Santalum album

【通称】
ビャクダン、サンダルウッド

【薬用部分】
心材

【薬味】
辛

【薬性】
温

【経絡】
脾臓、胃、肺、心臓

サンダルウッドはアーユルヴェーダの重要な生薬であるが、中国でも500年頃から使用されている。ヨーロッパでは、精油が鎮静作用とリラクゼーションためのアロマセラピーに広く利用されている。漢方治療では特に心材を利用する。

【薬理作用】
鎮痛、殺菌、抗菌、鎮痙、利尿、鎮静

【薬能】
- 胃と脾臓の気を動かし、消化を改善する。
- 寒を追い出す。
- 瘀血を解消し、痛みを和らげる。

【用途】
檀香は、腹部の膨満や痙攣、消化不良に処方される。砂仁など、駆風（胃腸内のガスを排出）の薬能がある他の生薬を配合して用いられることが多い。瘀血を解消すると考えられているため、狭心症や心臓の痛みの治療薬として、丹参を配合して処方することもある。

【禁忌】
陰虚および火実の場合は使用を控える。

治療方法

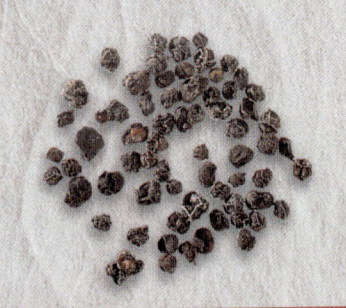

WU WEI ZI

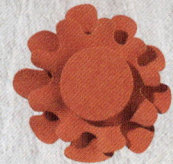

五味子

【薬用部分】
果実
【薬味】
酸
【薬性】
温
【経絡】
肺、心臓、腎臓

【学名】
Schisandra chinensis
【通称】
チョウセンゴミシ

五味子の薬味は通常「酸」と表示されるが、五味子とは「5つの味の種」という意味で、かつては中国伝統医学の理論に基づく「五味」がすべて含まれていると考えられていた。

【薬理作用】
抗菌、収斂、催淫、循環促進、消化促進、去痰、降圧、鎮静、強壮、子宮刺激

【薬能】
・気を補充する（特に肺気）。
・津液の循環を促進する。
・腎臓と心臓を強壮し、神（精神）を鎮める。
・多汗を抑制する。

【用途】
五味子の用途は非常に幅広く、咳、皮膚発疹、慢性の下痢、不眠、激しいショック状態などに有効である。咳やめまいには乾姜を配合し、陽虚には黄耆を配合して用いる。五味を有し、五臓すべての機能を助けると伝えられている。また、皮膚発疹にも用いられる。

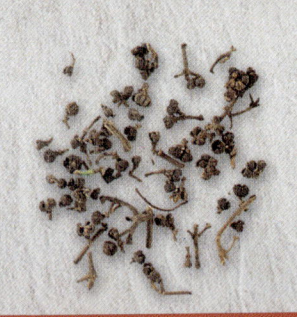

【禁忌】
内熱および表証の場合は使用を控える。

WU ZHU YU

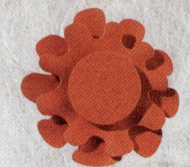

呉茱萸

【薬用部分】
果実
【薬味】
辛、苦
【薬性】
大熱、小毒
【経絡】
脾臓、胃、肝臓、腎臓

【学名】
Evodia rutaecarpa
【通称】
ゴシュユ

呉茱萸は毒性のある生薬で、神農の時代より寒の症状に対する温薬として利用されてきた。神農は「身体の中心を温め」、風を追い出す生薬であると述べている。毒性を減じるため、古くより甘草の煎じ液を配合して用いられる。

【薬理作用】
抗菌、抗寄生虫、鎮痛、体温上昇、呼吸促進、子宮刺激

【薬能】
・脾臓と胃を温める。
・寒を追い出し、痛みを和らげる。
・気の流れを戻す。

【用途】
呉茱萸は、内寒あるいは痰飲に関連する痛みや嘔吐、気の上逆による嘔吐および胃酸の吐き戻しに処方される。胃痛や嘔吐には生姜、胃寒証には乾姜を配合して用いる。

【禁忌】
陰虚および実火の場合は使用を控える。

XI YANG SHEN

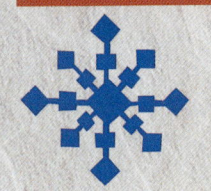

西洋参

【薬用部分】
根
【薬味】
甘、微苦
【薬性】
涼
【経絡】
心臓、肺、腎臓

【学名】
Panax quinquefolius
【通称】
セイヨウジン

西洋参は、18世紀初頭にカナダのイエズス会の聖職者が「発見」、1765年には中国の漢方医らが、趙学敏著の『本草綱目拾遺』に紹介した。西洋参は急速に貴重な輸出品となり、19世紀にはダニエル・ブーンをはじめとする開拓者らが採取して中国に大量に輸出した。

【薬理作用】
ホルモン作用、鎮静

【薬能】
・気、津液（体液）、陰に滋養を与える。
・肺陰を強化する。

【用途】
西洋参は、朝鮮人参と非常に似ているが、より陰や津液に作用する力が強い。中国では肺虚に起因する慢性咳や微熱に用いられる。また慢性病による疲労や衰弱にも処方される。

【禁忌】
胃に寒および湿の症状がある場合は使用を控える。

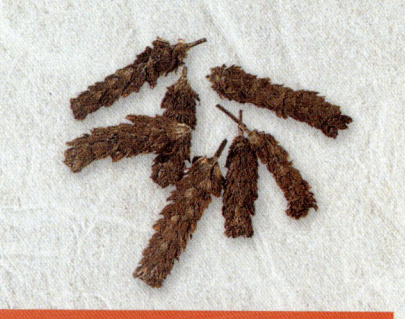

XIA KU CAO

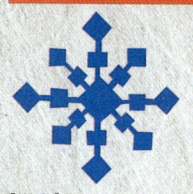

夏枯草 (かごそう)

【薬用部分】 花穂
【薬味】 苦、辛
【薬性】 涼
【経絡】 肺、胆嚢

【学名】 *Prunella vulgaris*
【通称】 セイヨウウツボグサ、セルフヒール

セルフヒールはヨーロッパでは広く知られている野草で、古くより民間療法で外傷用の生薬として利用されたことから、この英名（セルフヒール：自分で治療する）がついたが、中国では重要な肝臓の涼薬であると考えられている。特に活動過多の子供を鎮めるのに効果的である（このような子供の多くは肝火証を抱えている）。

【薬理作用】
抗菌、降圧、利尿、収斂、外傷治療

【薬能】
- 肝臓から熱を除く。
- 小結節を消散する。

【用途】
肝熱は、眼の炎症、頭痛、めまい、イライラと関連している。夏枯草はこのような症状のすべてに有効で、菊花あるいは香附を配合して用いられる。また肝気の鬱血に関連する乳腺炎、流行性耳下腺炎、甲状腺腫、リンパ腺の炎症などの腫れを治すためにも用いられる。

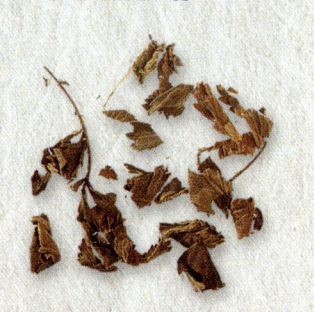

【禁忌】
脾臓あるいは胃が衰弱している場合は使用を控える。

XIAN HE CAO

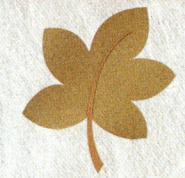

仙鶴草 (せんかくそう)

【薬用部分】 地上部
【薬味】 苦、渋
【薬性】 平
【経絡】 肺、脾臓、肝臓

【学名】 *Agrimonia pilosa*
【通称】 キンミズヒキ

ヨーロッパのキンミズヒキは、外傷用の生薬や下痢の治療薬として広く知られている。中国医学における利用方法も似ており、止血のための収斂薬として利用するほか、高い抗菌性を利用して感染症の治療に幅広く用いられている。

【薬理作用】
抗菌、抗寄生虫、抗炎症、鎮痛、収斂、止血、降圧

【薬能】
- 出血を止める。
- 寄生虫を駆除する。
- 火毒を解毒する

【用途】
仙鶴草の利用方法は、西洋における同種のハーブと全く同じで、鼻血、血痰、喀血、吐血、血尿、子宮の異常出血、その他あらゆる出血に処方されている。また腸内寄生虫の座薬にも用いられるほか、腫れ物、カルブンケル、マラリア、赤痢、膣感染症にも処方される。

【禁忌】
熱および火の症状がある場合には使用を控える。

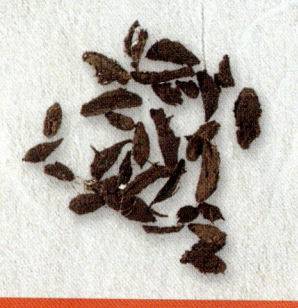

XIANG FU

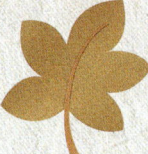

香附 (こうぶ)

【薬用部分】 塊茎
【薬味】 辛、微苦
【薬性】 平
【経絡】 肝臓、胃

【学名】 *Cyperus rotundus*
【通称】 ハマスゲ

香附は文字通り「芳香性のある付属物」という意味で、強い香りがあることを表している。気を調整する生薬として分類されており、鎮痛効果を高めるために酢に漬けたり、血や津液を潤す作用を高めるために塩を配合して用いる。

【薬理作用】
鎮痛、抗菌、子宮の鎮痙

【薬能】
- 気の循環を促進し、肝気の流れを滑らかにする。
- 月経痛を和らげる。

【用途】
香附は、疝痛（急性腹痛）および月経痛、腹部膨満、消化不良、子宮の異常出血を伴う、消化器系疾患や月経異常に用いられる。香附散に含まれる主な生薬であるほか（他に紫蘇葉、陳皮、甘草が配合されている）、風寒と内気の停滞の両方に有効な温薬として用いられている。

【禁忌】
陰虚による熱証の場合は使用を控える。

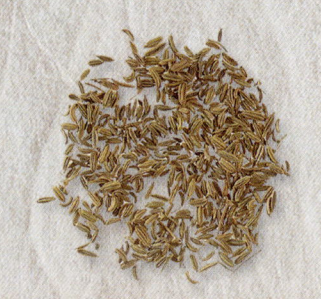

XIAO HUI XIANG

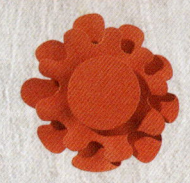

小茴香（しょううイきょう）

【薬用部分】種子
【薬味】辛
【薬性】温
【経絡】胃、肝臓、腎臓

【学名】*Foeniculum vulgare*
【通称】ウイキョウ、フェンネル

中国では11世紀より小茴香を利用している。西洋と同様、重要な胃の温薬とみなされているが、さらには肝臓に作用してエネルギーの流れを促進するとも考えられている。

【薬理作用】
抗炎症、駆風（胃腸内のガスを排出）、循環促進、催乳、穏やかな去痰作用、利尿

【薬能】
・気の流れを整え、痛みを緩和する。
・胃と中焦を温める。

【用途】
小茴香は胃の寒に関連する症状に対して、多くの場合、肉桂、生姜、厚朴を配合して処方される。典型的な症状としては、疝痛（急性腹痛）、食欲減退、消化不良、嘔吐などがあげられる。

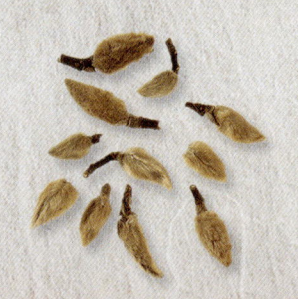

【禁忌】
陰虚証の場合は慎重に使用する。

XIN YI HUA

辛夷（しんいか）

【薬用部分】花、蕾
【薬味】辛
【薬性】温
【経絡】肺、胃

【学名】*Magnolia liliflora*
【通称】シンイカ

辛夷は西洋でも観賞用の庭木の1つであるが、中国では神農が「上品の木」に分類し、「脳の痛みと、顔面の黒いシミ」に特に効くとしている。主に外感病、特に風寒証に用いられるが、神農は一部の熱証にも用いた。

【薬理作用】
鎮痛、抗カタル、抗真菌、降圧、鎮静、子宮刺激

【薬能】
・風と寒を追い出す。
・鼻詰まりを治す。

【用途】
辛夷は、鼻詰まりや鼻風邪に伴う頭痛の場合は蒼耳を配合し、副鼻腔炎の場合は菊花を配合して処方する。熱が出た場合は、薄荷と黄芩を含む配合薬の方が有効である。辛夷散は鼻水がひどくて鼻詰まりを起した場合に処方され、他に藁本、防風、川芎などが含まれている。

【禁忌】
陰虚による火実の症状がある場合は使用を控える。

XING REN

杏仁（きょうにん）

【薬用部分】種
【薬味】苦
【薬性】微温、小毒
【経絡】肺、大腸

【学名】*Prunus armeniaca*
【通称】キョウニン

6世紀から使用されている杏仁は、咳や喘鳴を緩和する重要な治療薬である。現代の研究でもその効果は確認されているが、シアン化水素を含むため、大量に服用すると有毒で、大人は60粒、子供はたった10粒で致死量に達するという報告がある。

【薬理作用】
鎮咳、抗関節炎、抗菌、抗寄生虫、鎮痛

【薬能】
・咳を和らげ、喘鳴を止める。
・腸を潤す。

【用途】
杏仁は、あらゆる咳の症状に有効である。風寒による乾性咳の場合は紫蘇葉、風熱による痰飲を伴わない咳には桑葉、喘鳴には黄麻を配合して用い、火麻仁を配合すると、機能が低下して乾いた腸に対する有効な緩下剤となる。

【禁忌】
陰虚による咳の場合は使用を控える。

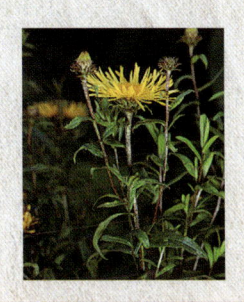

XUAN FU HUA

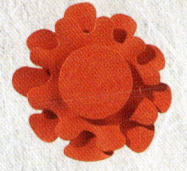

旋覆花（せんぷくか）

【薬用部分】
頭状花

【薬味】
鹹（塩辛い）

【薬性】
温

【経絡】
肺、脾臓、胃、大腸

【学名】
Inula brittanica

【通称】
オグルマ

ヨーロッパでは、有効な去痰や強壮薬としてオオグルマ（I. helenium）の根を好んで利用するのに対して、中国では近種であるオグルマの花を用いる。神農は湿と寒の症状に有効な生薬として推奨し、「大いに取り除く作用があるもの」という意味の盛椹（Sheng Zhang）という別名を付けた。

【薬理作用】
抗菌、神経興奮、消化促進

【薬能】
- 肺と胃の気の流れを上方に向けなおす。
- 肺の痰飲の停滞を解消する。

【用途】
旋覆花は、大量の濃い痰を伴う咳と、嘔吐やしゃっくりを引き起こす胃気の乱れによる病症に特に用いられる。胃気の乱れには、人参、半夏、生姜、大棗を配合して処方する。

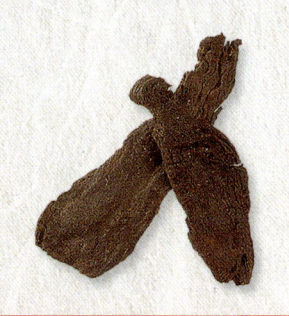

【禁忌】
虚証の場合は多量服用を控える。

XUAN SHEN

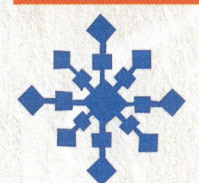

玄参（げんじん）

【薬用部分】
根

【薬味】
苦、鹹（塩辛い）

【薬性】
寒

【経絡】
肺、胃、腎臓

【学名】
Scrophularia ningpoensis

【通称】
ゴマノハグサ

玄参も神農が紹介した生薬の1つで、火毒を取り除くのに非常に有効である。神農は、腎気を強め、視力を回復させると述べている。また授乳中に起こる乳腺炎などの病症の治療にも推奨している。

【薬理作用】
抗菌、抗ウィルス、強心、降圧、血糖降下

【薬能】
- 陰と精に滋養を与える。
- 熱と火毒を除く。
- ひどい腫れや小結節を消散する。

【用途】
玄参は、あらゆる根深い膿瘍（口蓋の膿瘍を含む）、急性咽頭炎、感染性による炎症性の発疹に有効で、牡丹皮を配合して用いられる。乾性咳にも効くほか、陰の強壮薬として不眠症や熱性疾患による動悸にも有効である。

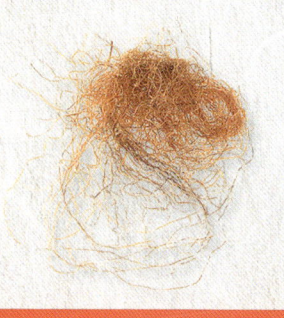

【禁忌】
下痢の場合は使用を控える。

YU MI XU

玉米須（ぎょくべいす）

【薬用部分】
花柱と柱頭

【薬味】
甘

【薬性】
平

【経絡】
肝臓、胆嚢、膀胱、小腸

【学名】
Zea mays

【通称】
トウモロコシの毛

西洋のハーブ医学と同様、中国医学でもトウモロコシの毛を、主に利尿薬として利用している。玉米須とは「玉色の米のひげ」という意味で、時期は不明であるが四川の本草書で最初に紹介され、この米国の植物が中国南部を経由して伝わったことが示されている。

【薬理作用】
利尿、緩和薬性、抗結石、緩刺激

【薬能】
- 排尿を促す。
- 胆嚢の機能を改善し、黄疸を抑える。

【用途】
玉米須はあらゆる排尿障害に有効な利尿薬である。膀胱結石と胆石の両方を消散する働きがあるほか、止血作用もある。中国の民間伝承では、歯茎の出血時に口内洗浄剤として用いたり、糖尿病患者の血糖値を下げるために用いたりしている。

【禁忌】
無し

治療方法

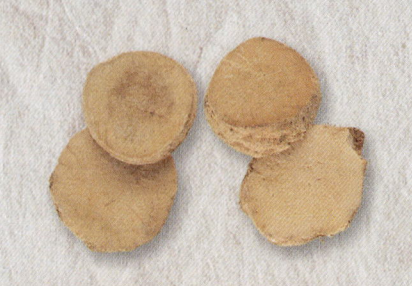

ZE XIE

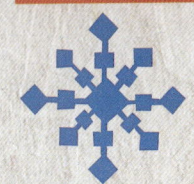

沢瀉

【学名】
Alisma plantagoaquatica

【通称】
サジオモダカ

【薬用部分】
塊茎

【薬味】
甘

【薬性】
寒

【経絡】
腎臓、膀胱

神農は、沢瀉を「上品」に分類し、「気を上げ、養い、強くする」ほか、寿命をのばし、「水の上を歩けるようになる」と述べた。現在の通説はもう少し控えめで、効果的な利尿薬および腎臓の治療薬とされている。

【薬理作用】
抗菌、利尿、降圧、血中の糖およびコレステロール値の降下

【薬能】
・水の循環を整え、湿を解消する。
・下焦の熱と湿を除く。

【用途】
沢瀉は、水の循環不良や湿による水腫(むくみ)や排尿障害に処方される。現在は腎臓の脂肪性沈着物を減少させることも知られており、六味地黄丸(48-49ページ参照)などの治療薬に用いられている。

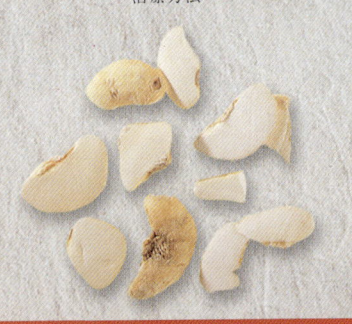

【禁忌】
腎陽虚の場合は使用を控える。

ZHE BEI MU

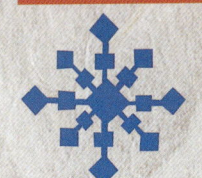

浙貝母

【学名】
Fritillaria verticillata

【通称】
アミガサユリ

【薬用部分】
球根

【薬味】
苦

【薬性】
寒

【経絡】
肺、心臓

浙貝母は、熱を伴う痰飲を取り除く重要な生薬の1つで、急性肺疾患や黄色く濃い痰飲を伴う咳に有効である。中国医学では様々な種類の貝母が使用されているが、川貝母(F. cirhosa)は乾性咳に最も適している。

【薬理作用】
鎮咳、降圧、筋肉弛緩

【薬能】
・熱と痰飲を除いて化す。
・咳を抑える。
・堅いしこりや腫れ物を消散する。

【用途】
浙貝母は、急性気管支炎などの呼吸器疾患に、多くの場合、連翹や牛蒡子を配合して用いられる。膿瘍や腫れがある場合は、玄参あるいは夏枯草を配合する方が多い。

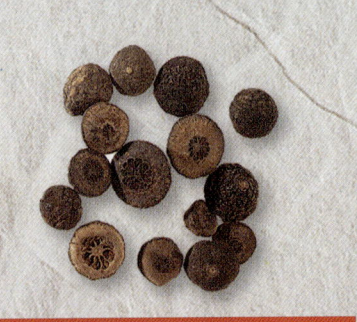

【禁忌】
脾臓の虚証の症状がある場合は使用を控える。

ZHI SHI

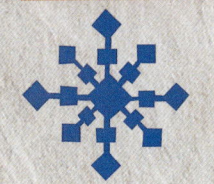

枳実

【学名】
Citrus aurantium

【通称】
ビターオレンジ、ダイダイ

【薬用部分】
未成熟の果実

【薬味】
酸、苦

【薬性】
微寒

【経絡】
脾臓、胃

枳殻が熟したビターオレンジの果実をさすのに対して、枳実は、未成熟の果実をさす。いずれも利用方法は非常に似ているが、熟した方が薬理作用がやや穏やかである。神農の時代より、駆風薬(胃腸内のガスを排出)や消化薬としてとして用いられてきた。

【薬理作用】
抗ヒスタミン、駆風(胃腸内のガスを排出)、利尿、降圧

【薬能】
・気滞を散らす。
・気を下方に流し、便通をよくする。
・堅いしこりを消散する。

【用途】
枳実は広く利用されており、厚朴、大黄などの生薬を配合して、消化不良、便秘、腹部の膨隆などを引き起こす、食滞(食物の停滞)に対する治療薬として用いられる。また気あるいは血の流れに障害があることから生じる痛みには、白芍を配合して処方する。

【禁忌】
妊娠時に気が弱っている場合や、胃寒虚の場合は慎重に使用する。

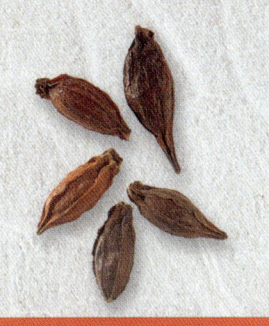

ZHI ZI

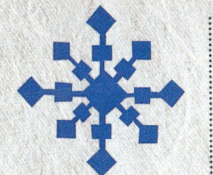

山梔（さんし）

【学名】Gardenia jasminoides
【通称】クチナシ
【薬用部分】果実
【薬味】苦
【薬性】寒
【経絡】心臓、肺、肝臓、胆嚢、胃、三焦

山梔は神農の時代より、熱証を除く生薬として用いられてきた。熱湿の症状の場合は生のまま、血熱の場合は炙ってから用いる。また収斂性を高めたい場合は炭化させてから用いる。

【薬理作用】
抗菌、抗真菌、抗寄生虫、利胆（胆汁排出促進）、降圧、緩下剤、鎮静

【薬能】
- 熱を取り除き、イライラを和らげる。
- 湿熱を排出する。
- 血から熱と火毒を取り除く。

【用途】
クチナシの実は、火を鎮めるための重要な生薬で、高熱、目の炎症、急性肝炎に処方される。断続的な痛みや頭痛を伴う、肝臓の血虚による熱証には、牡丹皮を配合し、熱が引き起こした出血には生地黄を配合して用いる。

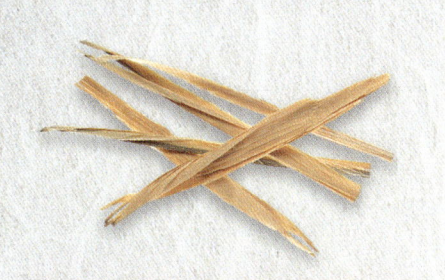

【禁忌】
下痢の場合は使用を控える。

ZHU RU

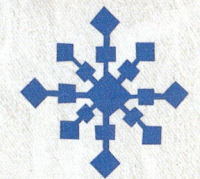

竹茹（ちくじょ）

【学名】Phyllostachys nigra
【通称】ハチク
【薬用部分】第2層皮
【薬味】甘
【薬性】微寒
【経絡】肺、胃、胆嚢

竹はあらゆる部位が薬用に利用されており、緑色の外皮を取り除いた第2層皮である竹茹の他に、樹液を乾燥させた竹瀝や竹葉がある。いずれも甘の薬味と寒の薬性を持ち、主に痰飲や熱の除去や、津液の生成促進に用いられる。

【薬理作用】
抗菌

【薬能】
- 肺の痰飲や熱を除く。
- 胃の熱を除き、嘔吐を抑える。
- 血を冷やし、止血する。

【用途】
胃気虚の場合は党参と甘草、肝臓と胃の不調和が引き起こす不眠や嘔吐には、半夏、陳皮、枳実、茯苓、甘草、大棗を配合した、温胆湯（胆嚢を温める煎じ薬）を処方する。

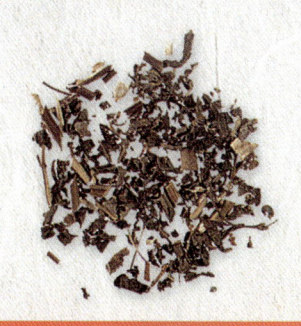

【禁忌】
寒による咳、脾虚による下痢の場合は使用を控える。

ZI SU YE

紫蘇葉（しそよう）

【学名】Perilla frutescens
【通称】シソ
【薬用部分】葉
【薬味】辛
【薬性】温
【経絡】肺、脾臓

シソは東洋で広く使用される料理用のハーブで、ヨーロッパでもアジアの食材を取り扱うスーパーマーケットで時々見かける。温の薬性を持ち、特定の食物の寒の性質を排除する。葉（紫蘇葉）と実（紫蘇実）は肺疾患や消化不良に用いられる。茎（蘇梗）は気の流れを切り替えるために用いられる。

【薬理作用】
抗菌、鎮咳、発汗、去痰

【薬能】
- 気の流れを下方へ転換し、咳を緩和する。
- 外風および外寒と戦う。
- 脾臓や胃の気の流れを促進する。
- 腸を潤す。

【用途】
紫蘇葉は、咳や喘鳴には浙貝母と半夏、燥による便秘には火麻仁を配合して用いられる。風寒の症状には、陳皮、香附、甘草を配合した香附散が処方される。

【禁忌】
熱性疾患や気虚の場合は使用を控える。

漢方薬に使用される珍しい材料

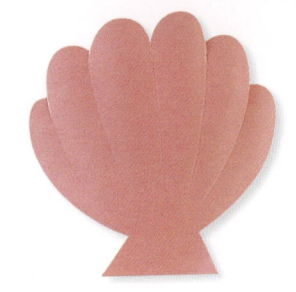

絶滅の危機に瀕している動物の体の一部が、中国で利用されていることは、西洋社会にとって非常に衝撃的なことです。熊の胆嚢、虎の骨、ヤモリ、タツノオトシゴ、水牛の胆嚢などの漢方薬は、中国医学のあまり魅力的でない一面といえるでしょう。

植物の代替物

伝統的な中国の「薬」は常に、薬草の領域をはるかに超えています。神農が紹介した漢方薬には、数々の鉱物や貴金属のリストに加えて、動物の体の一部が含まれており、それぞれに明確な薬理作用が定義づけられています。

その中でも比較的、受け入れ易いものは以下の通りです。

- 血余炭（けつよたん）：炭化させた人間の髪。現在は利尿薬や止血薬として利用されている。神農は、子供の癲癇の治療薬としても推奨。
- 鶏内金（けいないきん）：鶏の砂嚢の内側。食滞（食物の停滞）に処方されるほか、夜尿症や頻尿の症状に「精」を封じ込めるために用いられる。
- 海蛤殻（かいごうかく）：蛤の殻。熱を取り除き、気の流れを下方に切り替えるために用いられる。
- 烏賊骨（うぞくこつ）：イカの甲。止血効果がある。腎臓と精を助ける収斂薬ともなる。
- 冬虫夏草（とうちゅうかそう）：鱗翅目（りんしもく）（鱗粉と絹のような毛で覆われる類）の昆虫の幼虫の頭部に寄生する菌類。肺や腎臓の陽の強壮薬として用いられる。幸運なことに、西洋の生薬メーカーが穀物の培養基で栽培する方法を開発したため、寄生主の幼虫は不要となった。幼虫は古くから鴨、鶏、豚、魚と一緒に料理し、衛気を強化する強壮用の「湯（とう）」として食されていた。

右：漢方に動物の体の一部が利用されることは、西洋人にとって受け入れ難い伝統医療の一面だ。

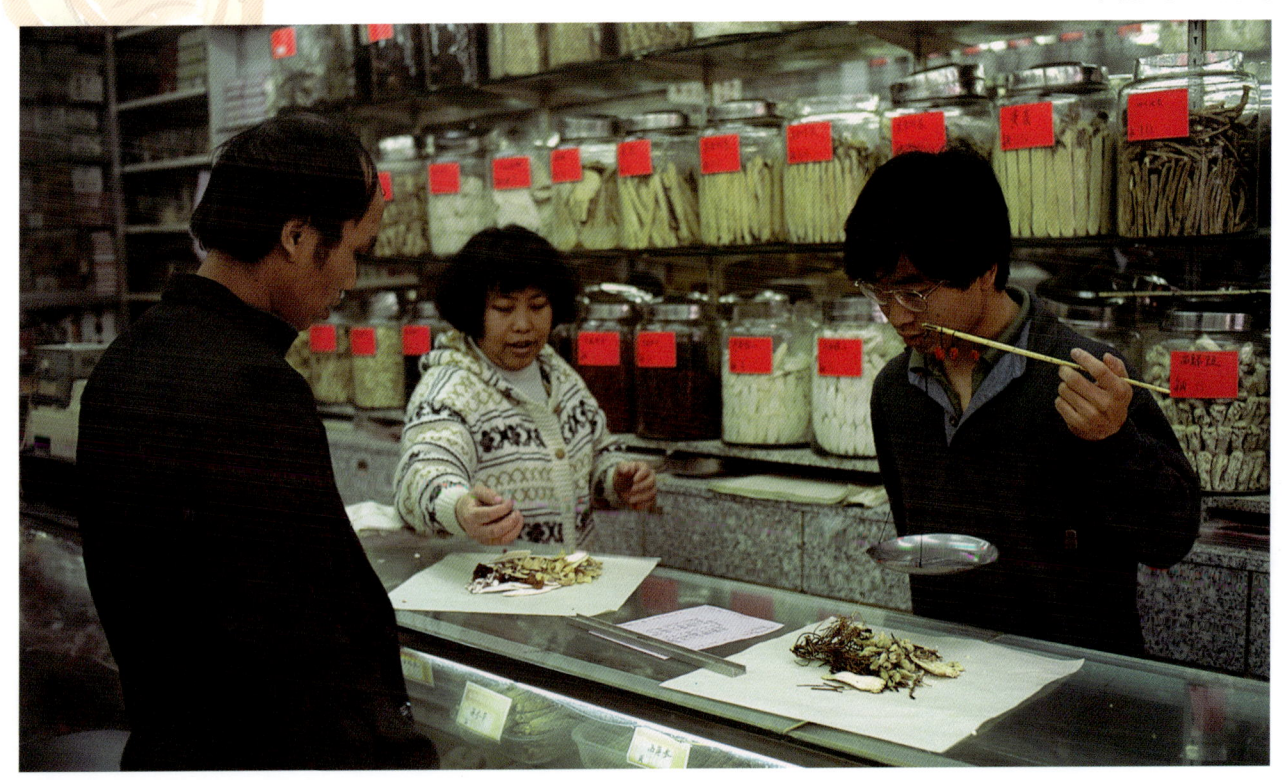

下：多岐にわたる伝統中国「薬」は、植物が提供する以上の効能を常に求める。

受け入れ難い選択肢

その他の漢方薬は、西洋人であれば不快感を感じるか、野生の動物の体から必要な部位を得るために屠殺、あるいは「飼育」することが受け入れ難いと感じて、とても口に入れる気がしない代物でしょう。西洋の治療師は、これら動物性の薬の完璧な代替物となり得る、植物性あるいは鉱物性の薬が存在すると主張しています。しかし、中国医学は認めようとはしません。

中国の食料市場を訪れると必ず、子犬、猫、亀、蛙、そして穿山甲（白蟻や蟻を食べる有鱗目の哺乳類）までが、ペットではなく食用として売られています。例えば犬の肉は陽を助けると考えられているため、気を強化するために1年のうちでも特別な日に食されています。また穿山甲の鱗は、瘀血を散らし、月経痛を緩和し、月経を正常化するといいます。他にも以下のような例があります。

- 夜明砂：コウモリの糞。肝臓の強壮薬や目の治療薬。他のあらゆる動物の肝臓と一緒に料理して作る「湯」は、古くから夜盲症に効くといわれている。
- 牛黄：水牛の胆石。神農は痰飲や肝臓の風に対する治療薬として紹介しており、現在も同じ目的で処方されている。
- 海馬：タツノオトシゴ。腎臓の強壮薬。特に衰弱した高齢者に有効である。
- 蛤蚧：ヤモリ。腎陽や肺の強壮薬。
- 蚕砂：カイコの糞。風湿を追い出す。
- 虎骨：虎の骨。関節炎の風寒や風湿を散らす。
- 海狗腎：オットセイの睾丸。陽と精を強化する。性不能症の治療薬として、冬虫夏草を配合して処方されることが多い。
- 熊胆：熊の胆嚢。火と火毒を排除し、肝火を鎮める。捻挫や骨折の痛みや腫れを減じる。
- 麝香：麝香鹿の腺分泌物。非常に強い芳香性があるため、昏睡状態や痙攣時の気付け薬や、死産の胎児や胎盤の娩出の刺激薬として用いられる。
- 鹿茸：若い鹿の袋角（まだ完全に角化してない幼い角）。腎臓と督脈（30ページ参照）の強壮。

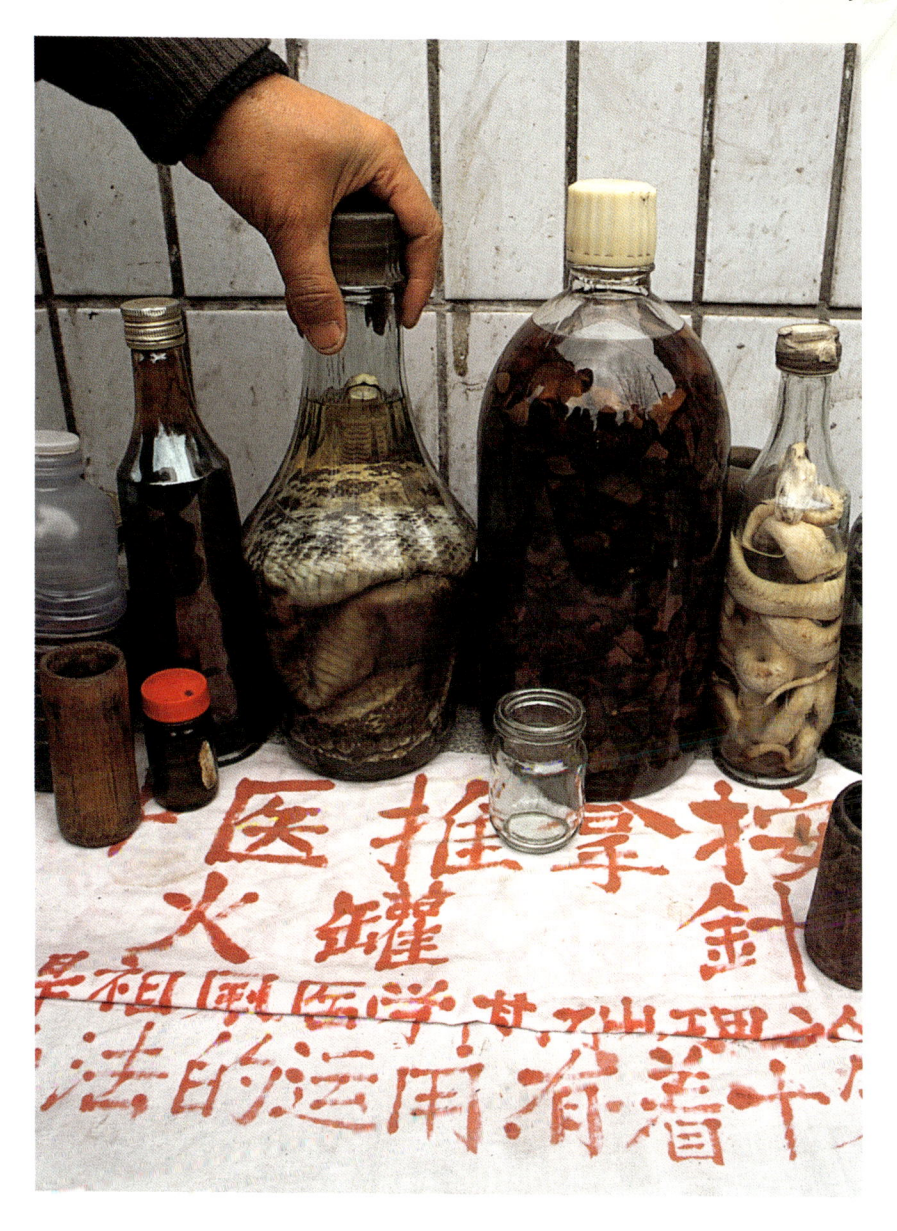

鍼治療の起源

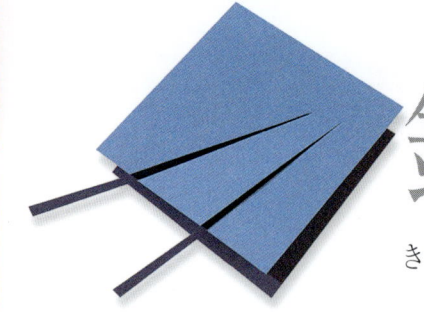

鍼治療は、少なくとも4000年前に、腫れあがった関節を刺して水を抜くことから始まったと考えられています。*1 旧石器時代には石鍼が使用されていましたが、新石器時代になると骨鍼や竹鍼に変わっていきました。

石からステンレスまで

神農が漢方医療の発見で高い評価を得ているように、黄帝が著した『黄帝内経素問霊枢(だいけい そもんれいすう)』は、鍼治療を解説した最初の教本として知られています。当時、鍼はフリント石(燧石(すいせき)、石英の一種)でできていました。「痹(痺)*2」は、しびれを伴う病症を表し、例えば「痹証(ひしょう)」は、中国医学において関節炎を表しています。

しかし、鍼治療は単に痛みを治療するだけではなく、エネルギーの流れのバランスを整え、停滞した気を動かします。黄帝の言葉を借りれば「鍼治療は、不足しているものを補い、過剰なものを排出するために行う」のです。

当初、鍼治療は主に腫れ物を刺して患部の症状を和らげるために行われました。治療が必要な場所に石鍼を刺すだけで、治療師には経絡やツボという認識がほとんどなかったのです。

何世紀かを経て、石鍼は金属の鍼に変わりました。内経には、体の表面を刺すための矢の形をしたものや、関節を刺すための大きくて長いものまで、形の異なる9種類の鍼が記載されています。鍼治療の起源を考えると、膿瘍を指す刀のような形をした鍼が主流であることはうなずけます。通常は金と銀の鍼が使用され、黄金は陽に近く、銀は陰に近い性質を持っていると考えられています。現在、大半の鍼治療師は、長さ13ミリから130ミリ、直径0.25ミリから約0.5ミリのステンレス製の鍼を使用しています。太い鍼は足の裏など肉厚な部分に使用され、細い鍼は顔や腕など皮膚の薄い部分に使用されます。

*1 監注：鍼治療の起源について定説はない。近年、出土した文献や従来の文献を総合して考えると、紀元前3世紀以前には遡れないように思われる。

*2 監注：痹は本来「痺」と書かれた。痺は別字であるが、ここでは慣習に従い、「痹」に統一する。

右：鍼治療は、その技術を解説する初期の教本が数多く残る黄帝の時代までさかのぼる。

下：鍼は当初フリント石のかけらで作られたが、まもなく金属製の鍼が採用された。

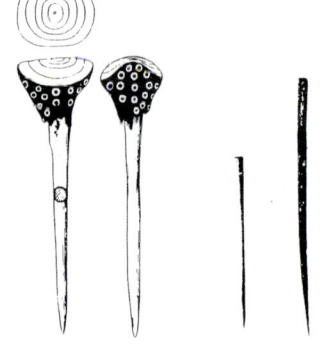

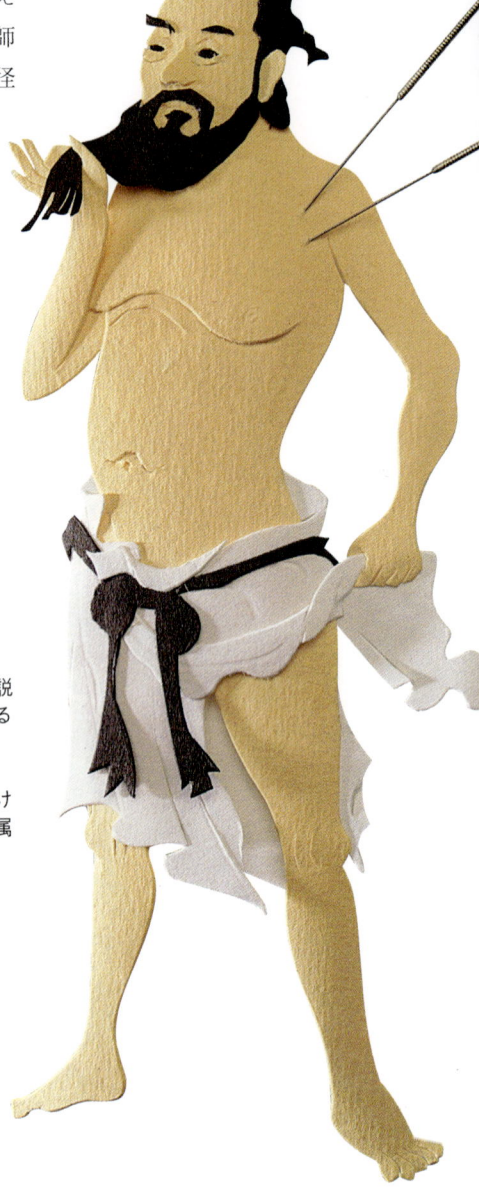

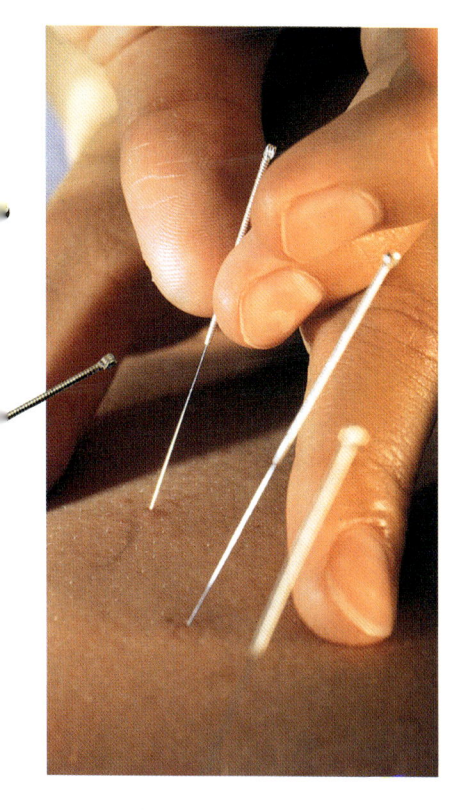

左：ねじる、回すなど、何世紀もの間にあらゆる鍼の刺し方が考案された。

鍼治療は人々に浸透し、中国全土で広く利用される医療技術となりました。

しかし、西洋医学が宣教師によって伝えられると次第に支持を失い、歴代の皇帝も発展の妨げになるものとみなすようになりました。1822年には、大医局の教育課程から鍼治療学科が除外され、1929年には完全に禁じられました。

1950年代になると共産主義政府の後押しを得て、ようやく中国伝統医学への関心が復活、鍼灸治療を行う施設が再開され始めました。政府は伝統治療への関心だけでなく、鍼治療への新たな科学的アプローチも推進しました。

経絡の定義

『内経』が正式に書き上げられるまでの間に、主な経絡が定義づけられ、経穴、つまりツボが明確になりました。ただし内経は、治療に必要なツボだけでなく、「圧痛点にも鍼を刺す」よう、治療師にアドバイスしています。現代の治療師が痛む部分を指圧で和らげようとするのと全く同じです。

内経と、その少し後に皇甫謐によって書かれた『鍼灸甲乙経(しんきゅうこうおつきょう)』は、349箇所の経穴を紹介、現在もその大半が利用されています。6世紀に中国で最初の医科大学(太医署)が創立されると、鍼治療は高度に形式化された治療法として確立しました。

その後も何世紀にも渡って、さらなる経穴が特定され、経絡が分類されて、

ツボの名称

361ヵ所の主要なツボは、経絡のどこに位置するかで表示され、始点から順番に番号がつけられている。通常は治療する位置と経絡の番号を短縮した略号が用いられるが、それとは別に、ツボにはそれぞれ名称がある。例えば、肺経の最初のツボはLU1で、その名称は中府(ちゅうふ)という。

経絡の名称	略語	経穴の数
肺経	LU	11
大腸経	LI	20
脾経	SP	21
胃経	ST	45
心経	HT	9
小腸経	SI	19
膀胱経	UB	67
腎経	KD	27
肝経	LV	14
胆経	GB	44
心包経	PC	9
三焦経	SJ	23
督脈	GV	28
任脈	CV	24

現代の鍼治療

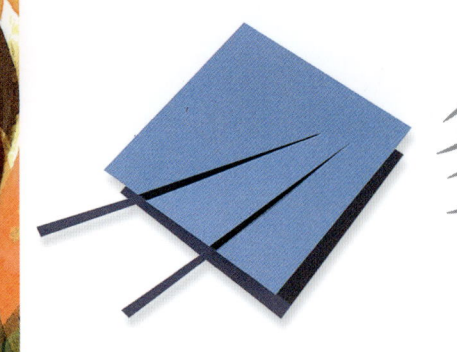

多くの西洋人は、鍼治療を東洋医学の典型と考えていますが。中国では漢方治療ほどポピュラーではありません。一般的に漢方治療を受ける患者の数は、8対1で鍼治療を頼る患者の数を上回るでしょう。

気を操る

鍼治療は、気の流れを刺激し、気滞を解消するために、経絡を通じて気を操ります。臓腑の気がアンバランスになっている場合、調和を回復するのに役立ちます。

鍼治療は、体表部に影響を与えている表証であればすぐに軽減できますが、内傷病の場合は通常、より長期間にわたる治療が必要です。中国では深刻な症状を抱えると、2000回にものぼる施術を受けることも珍しくありません。治療は大抵毎日行われ、12以上の過程を経ます。西洋人の患者には、ここまで定期的に通院することは面倒に感じられるでしょう。

中国では鍼治療は漢方治療を補う役割を果たすと考えられており、痛みが発生してから施術されます。*

西洋の治療師は、漢方医学よりも、鍼治療師の訓練を受けたがります。また漢方治療を勧める治療師は多いものの、患者ごとに適した処方箋を与えるのではなく、調合薬を処方するなど、そのアプローチは紋切り型です。

鍼治療が有効な場合

西洋で鍼治療は幅広い病症に利用されており、現在もその範囲は拡大していますが、伝統的に鍼治療は大半の病症において第一の選択肢ではないことを思い出すべきでしょう。つまり、鍼治療の主な効果は、気を刺激し、バランスを整え、動かすことであり、それらが不足していない病症には適当ではないのです。

鍼治療は、捻挫など筋肉あるいは関節の損傷に有効で、定期的に施術を受ければ、半年以上は骨関節症の痛みを

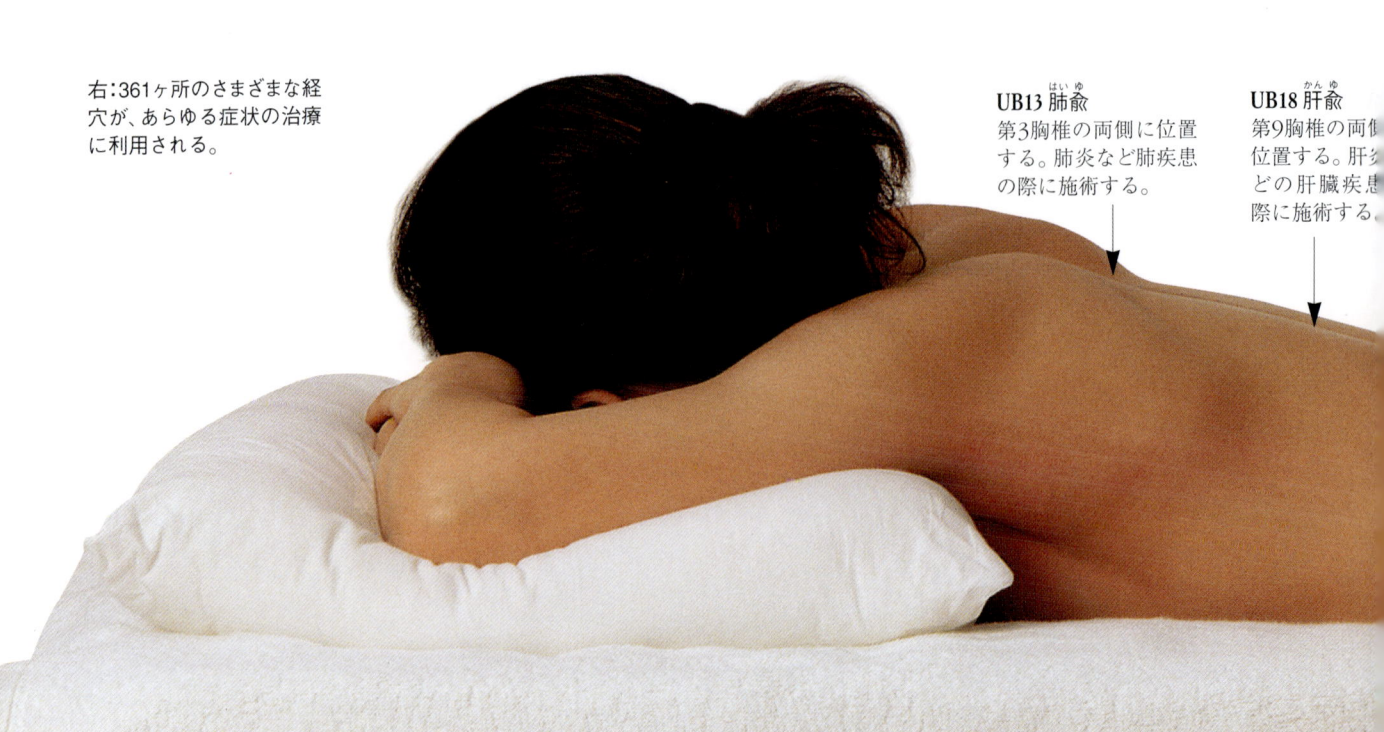

右：361ヶ所のさまざまな経穴が、あらゆる症状の治療に利用される。

UB13 肺兪（はいゆ）
第3胸椎の両側に位置する。肺炎など肺疾患の際に施術する。

UB18 肝兪（かんゆ）
第9胸椎の両側に位置する。肝炎などの肝臓疾患の際に施術する。

和らげることができます。関節リウマチの場合、通常は炎症がある段階の鍼治療は不適当ですが、骨関節症に進展した段階で痛みを緩和するのに有効です。

また多くの鍼治療師が、頭痛の患者の最大95％を治癒できると報告しています。片頭痛にも有効で、何年も偏頭痛から解放されている患者がいるなど、長期的な効果をあげています。

神経痛にもよく効き、ヘルペスの後の神経痛などの治療に有効です。

消化器官や呼吸器官への鍼治療の効果は、一様ではありませんが、気管支炎や炎症性の腸疾患などの病症では、50％以上の治癒率が報告されています。ただし大抵の場合、他に治癒率のより高い、適切な治療方法が存在しています。

研究によると、狭心症（治癒率は最大80％との報告があります）に有効であることが示唆されていますが、他の慢性病と同様に、年に2、3クールの施術を継続することが条件となります。

中国の医療報告書も、卒中や麻痺の患者の高い治癒率を報告しています。しかし多くの場合、鍼治療は治療の一部にすぎません。それは、気功、按摩、ハーブ療法の場合も同じでしょう。

なお鍼治療は、外科手術後のリハビリに非常に有効で、患部の経絡における気の流れの回復に役立ちます。

＊監注：西欧では、鍼治療は痛みに対して適応があると考えられているが、中国でも日本でも、実際には、ほとんど全ての病気に対して用いられている。

刺鍼技術

鍼治療における手法は様々で、患者に合わせて変えられます。例えば、肉付きの良い人には、痩せて筋肉質な人よりも、深く、勢いよく鍼を刺します。

通常は皮膚とその真下の脂肪層あるいは真皮に軽く挿入しますが、臀部など脂肪の多い場所には、より深く刺します。

通常、鍼は約20分間刺したまま放置されますが、場合によっては1時間以上放置することもあります。耳鍼療法の治療師は、治療と治療の間もツボを刺激するために、小さな漢方薬の種をツボに貼り付けることもあります。

治療師は経穴を刺激するために、時々鍼を動かします。勢いよく動かすと気滞を刺激し、ねじったり、軽く叩いたりすると、気の流れを強化できます。

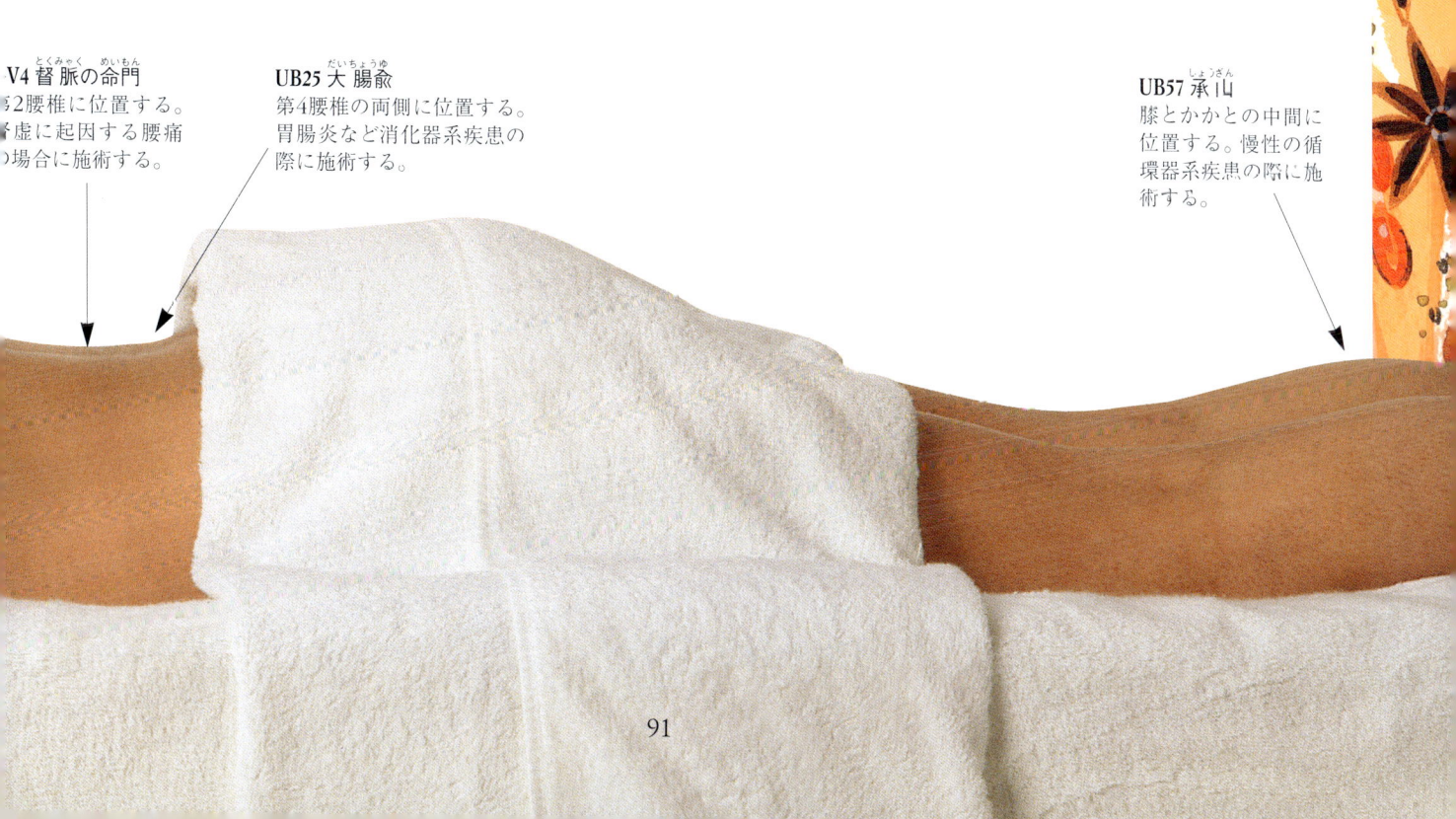

V4 督脈の命門
とくみゃく めいもん
第2腰椎に位置する。腎虚に起因する腰痛の場合に施術する。

UB25 大腸兪
だいちょうゆ
第4腰椎の両側に位置する。胃腸炎など消化器系疾患の際に施術する。

UB57 承山
しょうざん
膝とかかとの中間に位置する。慢性の循環器系疾患の際に施術する。

耳鍼療法と灸療法

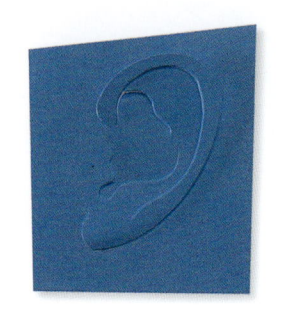

内経には「耳にはすべての経絡が集まっている」とありますが、耳鍼療法自体はこの50年で発展した、比較的新しい治療法です。

ニューアプローチ

耳が内臓の状態に影響を及ぼす鏡だと考えて鍼治療に利用する手法は、1950年代にフランスのポール・ノジエ博士が中心となって確立しました。中国では1959年以降に、主に痛みの軽減法として利用されるようになりました。

耳のツボは、正面を中心に54ヵ所あることが確認されています。ツボはそれぞれ臓器に関連しています。27番のツボは坐骨神経に関係するなど、現代解剖学を反映している場合もありますが、その他は伝統中国医学の考えに則っています。例えば25番の神門は通常、HT7（心経の神門）に関連すると考えられ、心臓疾患の治療に利用されます。

耳鍼治療は西洋で人気が高く、禁煙を試みる人の間で流行しています。報告によると喫煙者の40％が、鍼治療を利用して半年以内に完全に禁煙に成功したといいます。

なお、妊娠中の施術は禁忌で、高齢者や衰弱した人にも不適当です。

また高血圧の人への鍼治療は、慎重を要します。

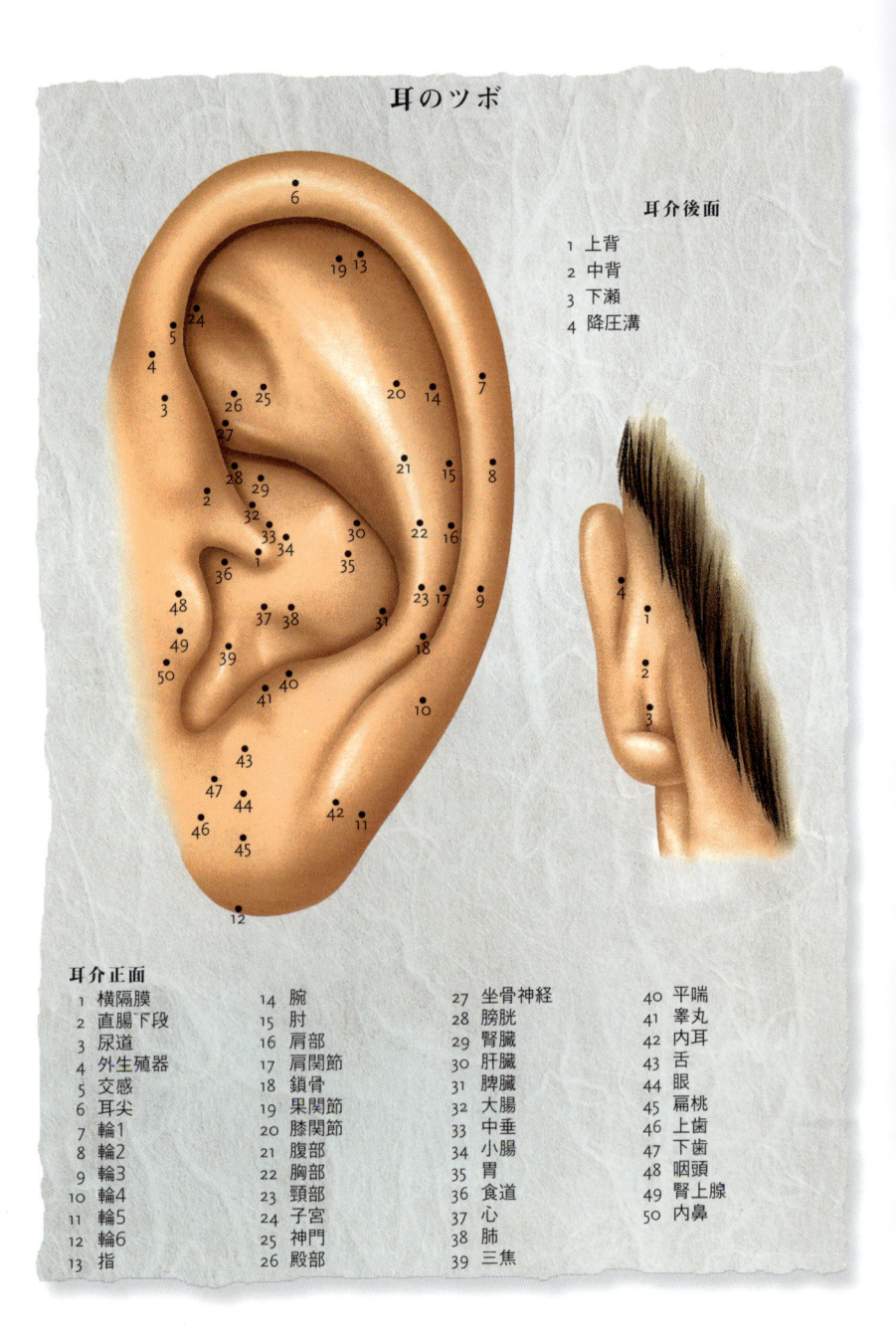

耳のツボ

耳介後面
1. 上背
2. 中背
3. 下瀬
4. 降圧溝

耳介正面
1. 横隔膜
2. 直腸下段
3. 尿道
4. 外生殖器
5. 交感
6. 耳尖
7. 輪1
8. 輪2
9. 輪3
10. 輪4
11. 輪5
12. 輪6
13. 指
14. 腕
15. 肘
16. 肩部
17. 肩関節
18. 鎖骨
19. 果関節
20. 膝関節
21. 腹部
22. 胸部
23. 頸部
24. 子宮
25. 神門
26. 殿部
27. 坐骨神経
28. 膀胱
29. 腎臓
30. 肝臓
31. 脾臓
32. 大腸
33. 中垂
34. 小腸
35. 胃
36. 食道
37. 心
38. 肺
39. 三焦
40. 平喘
41. 睾丸
42. 内耳
43. 舌
44. 眼
45. 扁桃
46. 上歯
47. 下歯
48. 咽頭
49. 腎上腺
50. 内鼻

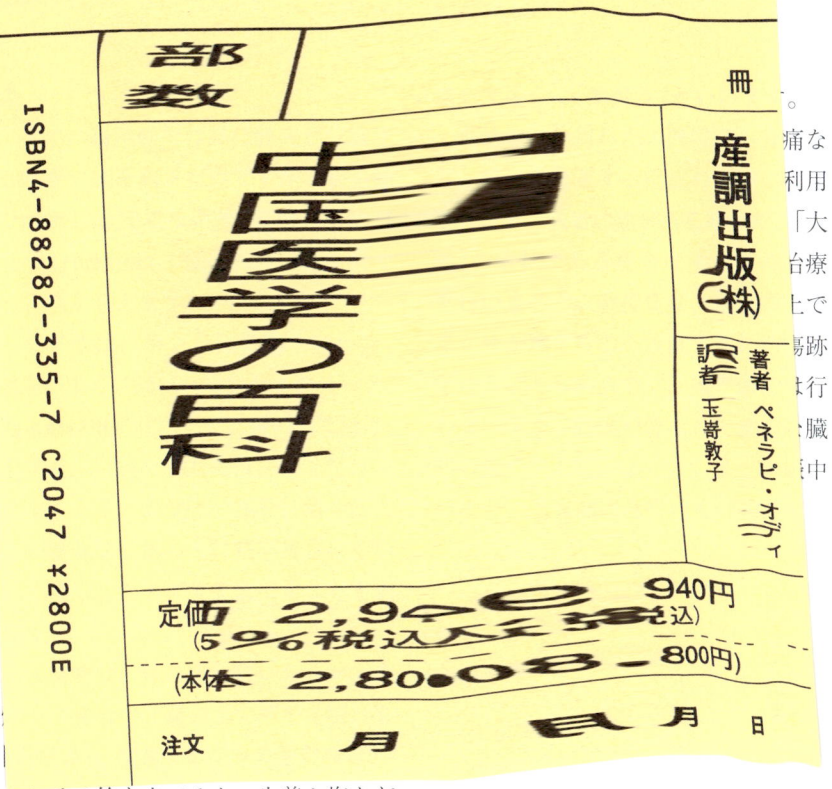

センチの筒を立てるか、生姜や塩など他の物質を置いて、その上でモグサを

下:直接灸では、灸頭鍼の上でモグサを燃やすこともある。

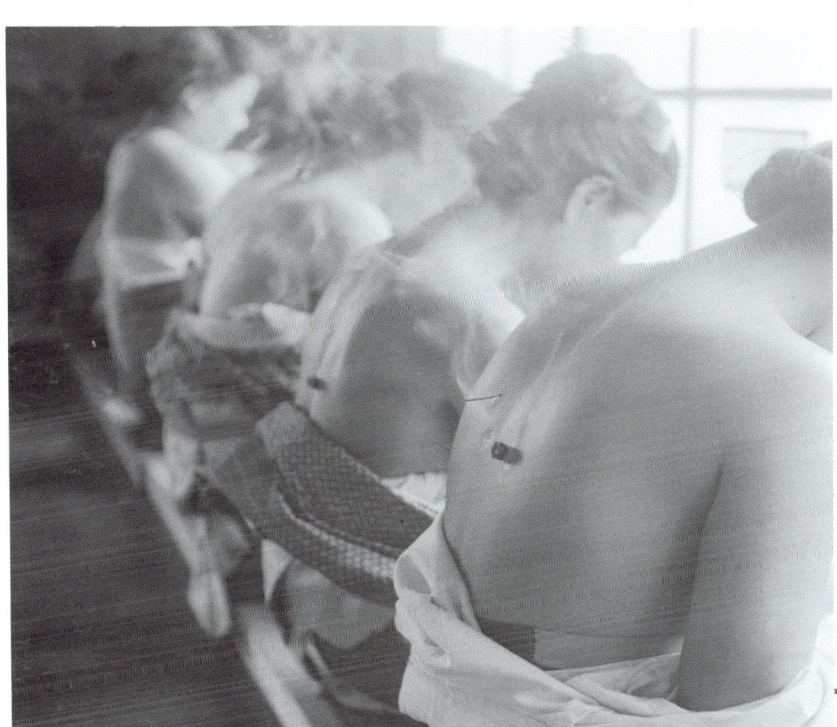

注意

灸治療は、大抵の人にとって安全であるが、以下のようにいくつか重要な禁忌や留意点がある。

- 血友病患者、あるいは血液凝固の病症を抱えている人は絶対に禁止。

- 妊娠中、一部のツボは特に禁忌であるため、非常に注意が必要。

- 施術後に頭のふらつきや陶酔感を感じる場合があるので、車で帰宅する場合は特に注意が必要。

- 副作用として施術後に吐き気が起こる。

- 酒や刺激薬を飲んだ直後は避ける。

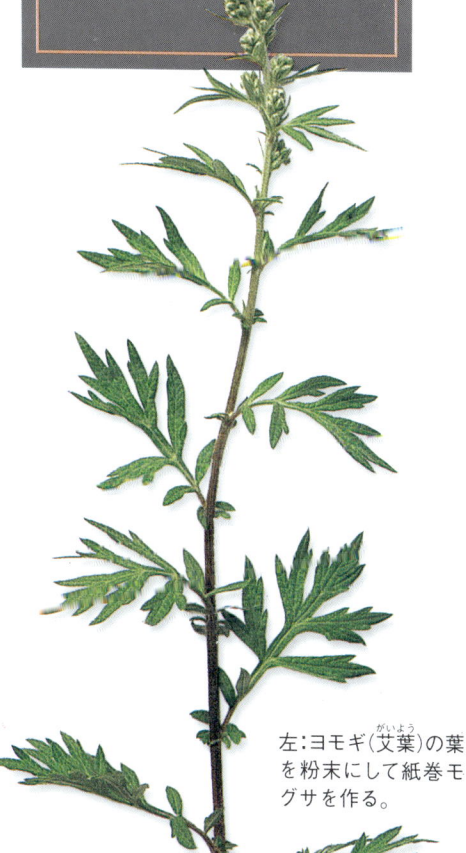

左:ヨモギ(艾葉)の葉を粉末にして紙巻モグサを作る。

その他の

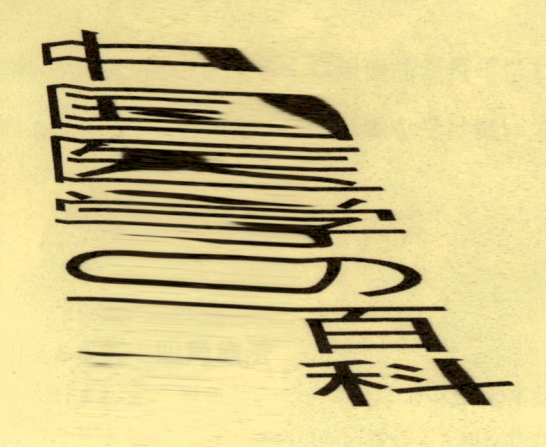

地方の違い

　中国伝統療法の多様性は、初期の中国医学における地方ごとの違いに帰するところが大きく、その違いとは、まさに地理的問題以外の何物でもないと考えられています。中国は過去も現在も広大な国です。4000年前の中国における移動は非常に限られ、膨大な時間がかかりました。黄帝は『黄帝内経素問』の中で、この地域的な差異に最初に言及しています。

　黄帝は、暑くて湿気の多い中国東部で最も多い病症は「膿瘍」で、石鍼治療で治療しなければならないと述べています。この記述から、東部で頻繁に発症した膿瘍を刺して治療する必要から、鍼治療が誕生したと考える注釈者もいます。

　風が吹きすさぶ中国西部の山間部では、東部のような表証は少なく、概して健康な人が多かったものの、ひとたび病気にかかると深刻な症状を発し、臓腑の内的バランスを崩しがちだったため、生薬あるいは黄帝の言葉を借りれば「毒薬（生薬のこと。現代の毒薬の意味とは異なる）」の処方が好まれました。

　寒い気候の中国北部では、治療師が冷えた経絡を温めるための手段として、灸治療を発展させました。南部では、

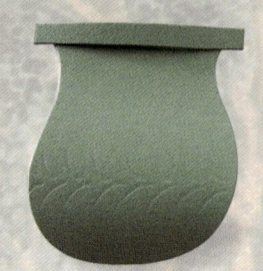

西洋では鍼治療が…
たって発展し…
います。

エネルギ…
鍼（小さな…
ました。
や麻痺が、
えられて…

指圧など
運動療法に…
のとされています。この地域では、「麻痺、悪寒、発熱」が最も一般的な病症だったからです。

＊監注：東方、西方、北方、南方、中央において、それぞれ独特の治療法が発達したという記述は『素問』異法方宣論に見られる。これによると南方で発達した治療法は「九鍼」で、これは現在では9種類の鍼と解釈されている。九鍼を梅花鍼とする解釈は、中国や日本では一般的ではない。

出し、あるいは血の流れを促進あるいは刺激して、局部的な停滞を解消することにあります。真空状態のカップは、容器内の空間を満たすために、皮膚を通して血や水分に「吸い」つきます。

下：吸角療法は主に気あるいは血の流れを刺激して停滞を解消する。

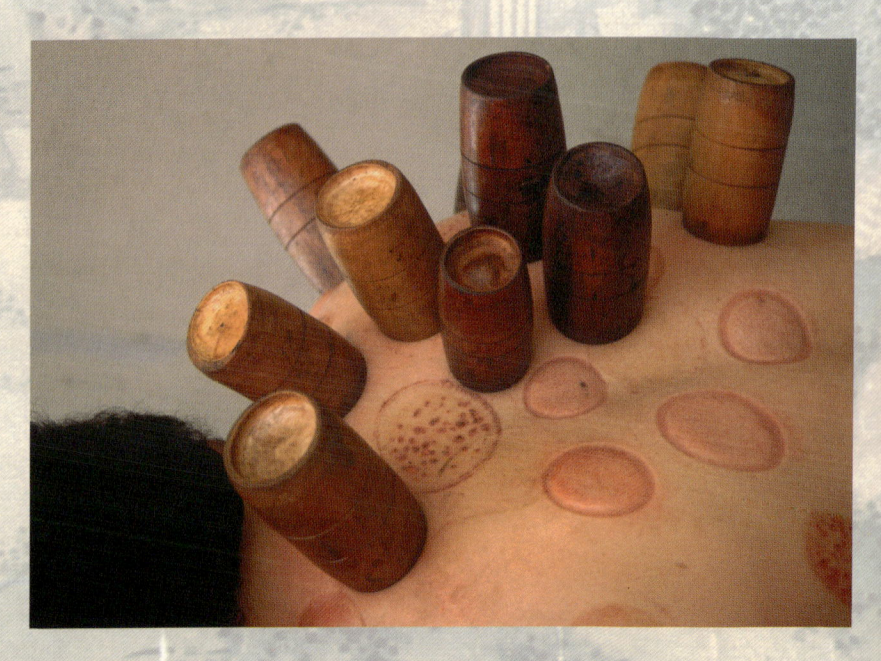

その他の中国伝統療法

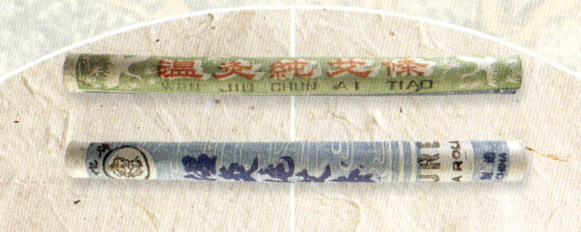

左：伝統治療は中国の各地域でそれぞれ発展した。鍼治療は東部、漢方治療は西部、灸治療は北部、梅花鍼（ばいかしん）は南部、按摩や運動療法は中央部というように。

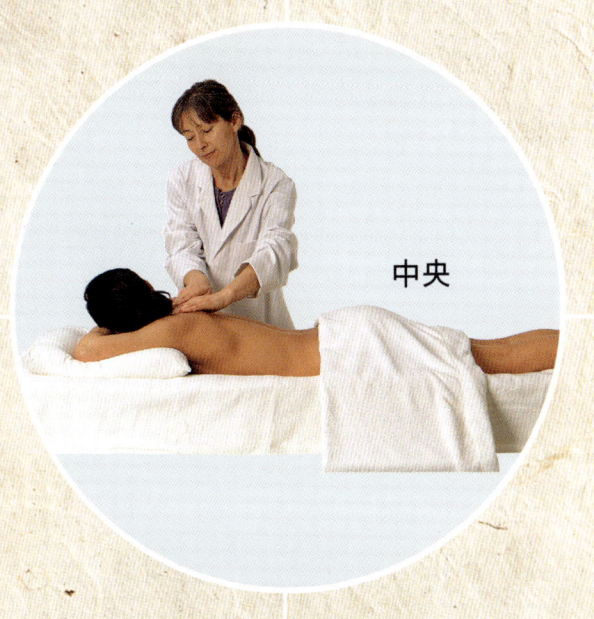

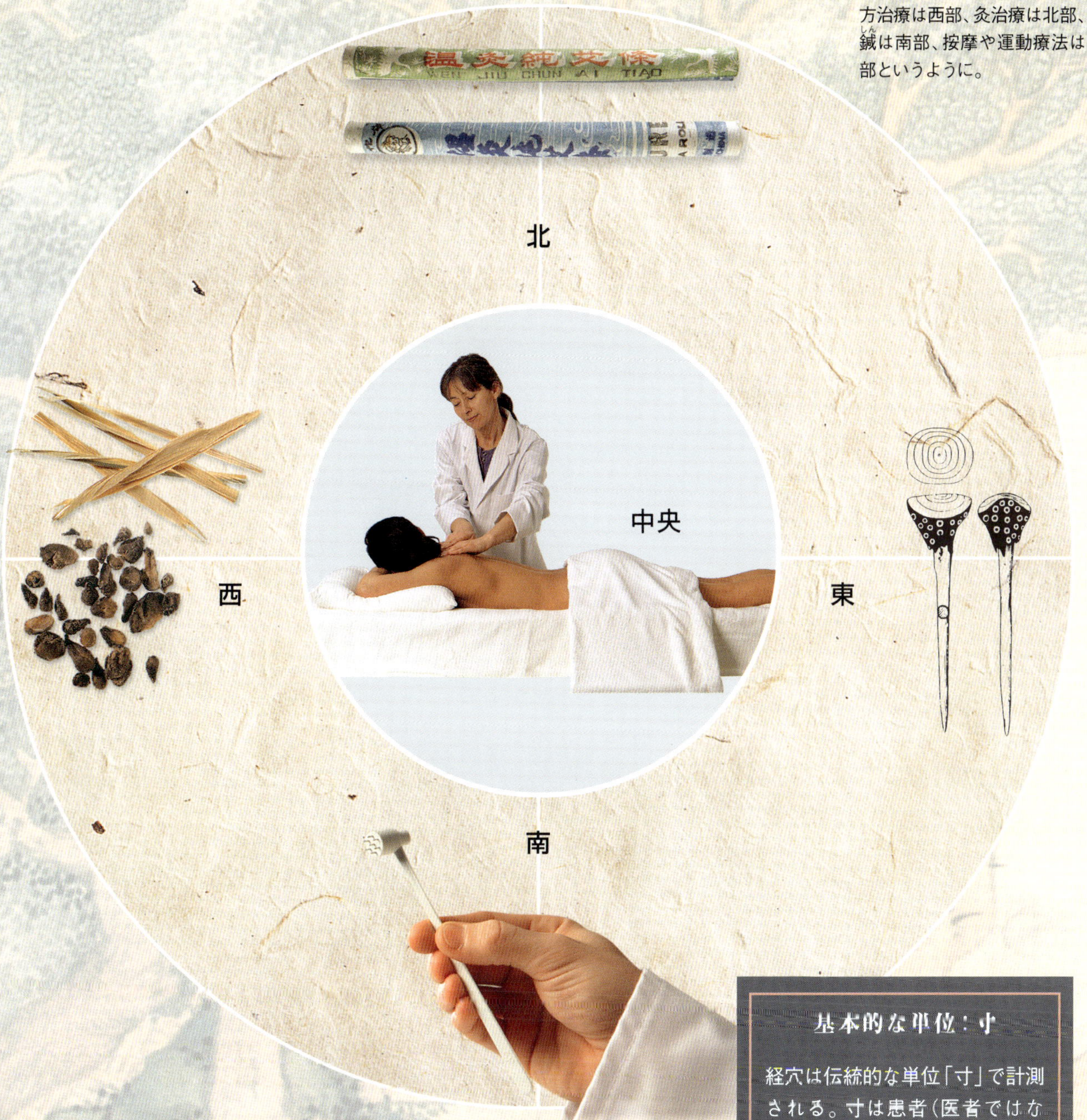

北

西　中央　東

南

基本的な単位：寸

経穴は伝統的な単位「寸」で計測される。寸は患者（医者ではない）の親指の横幅のことである。患者の寸に基づいて計測すると、常に正確なツボの位置が明らかになる。1.5寸は指2本分の長さに匹敵し、3寸は指4本分の長さに匹敵する。

　吸角療法は、風寒など外邪を排除するためにも利用されます。例えば呼吸器系疾患の治療のために、たくさんのカップを胸の上に置いて行うこともあります。

　治療師は、手元でカップ内に小さなろうそくを入れて酸素をなくし、必要とするわずかな真空状態を作り、それを素早く患者の体の上に置きます。真空による吸引力は、どれだけ長くろうそくを燃やし、どれだけ素早く患者の上に置き、どれだけ長く放置するかによって異なります。カップの放置時間はほんの数秒の場合もあれば、かなり長い時間に及ぶ場合もあります。長く吸角治療を行うと局部的なミミズバレや傷になり、非常に痛みます。

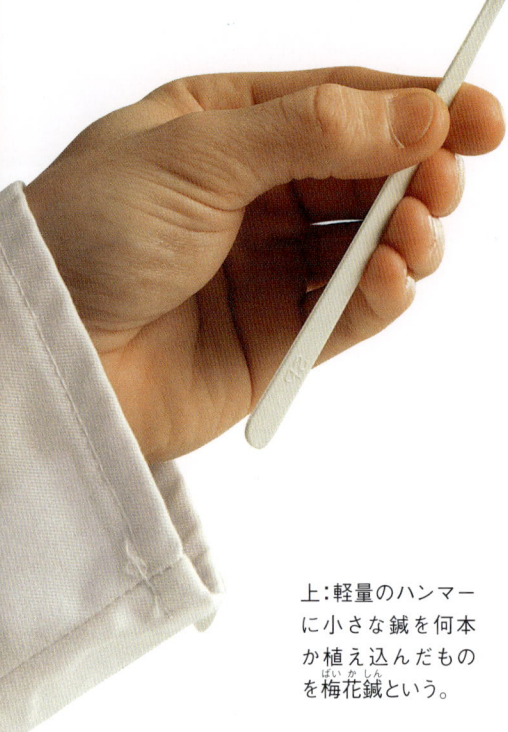

上：軽量のハンマーに小さな鍼を何本か植え込んだものを梅花鍼(ばいかしん)という。

叩き方は以下の通りです。
- 軽く叩く：「強化」する作用がある。
- 強く叩く：「減少」させる作用がある。皮膚に赤い斑点ができ、少量の出血がある。
- 緩く叩く：強化と減少の両方。施術は数回叩く場合と、数分間叩き続ける場合がある。

梅花鍼治療は、広範囲にわたる病症に用いられます。頭痛や顔面麻痺の場合は印堂(いんどう)(118ページ参照)を叩き、日射病や熱性の風邪の場合は、脊柱の両側に沿って規則正しく叩きます。

梅花鍼治療(ばいかしん)

梅花鍼治療は、黄帝の時代より以前に中国南部で生まれたと伝えられています。その始まりは、経穴に複数の鍼を浅く刺す手法で、古い教本には「体表への穿刺」あるいは「素早くて浅い穿刺」といった、あらゆる表現で記されています。現在使用されている「梅花鍼」は、7本の鍼がついた円盤のある頭部に持ち手がついたものです。通常はステンレス製で、長さは約2.5センチあります。ただし、貧困に苦しんだ1980年代に中国で出版された教本には、「5-6番の裁縫用の針を束ねれば十分代用できる」とあり、さらに間に合わせの持ち手として竹の箸があれば完璧だと付け加えてあります。

梅花鍼治療を行う場合、治療師は持ち手の端を片手の中指と親指の間に持ち、中央部分を人差し指で叩きます。手首を曲げて規則正しく経穴をトントンと叩いて針を動かします。

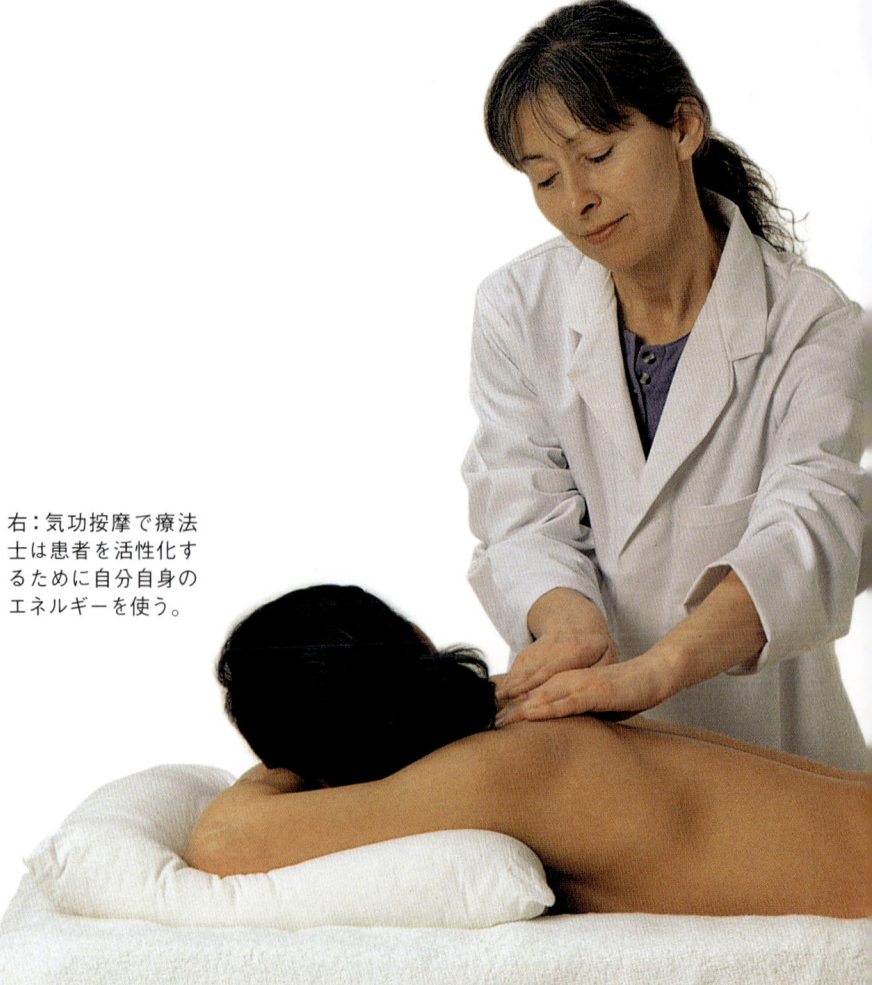

按摩

中国には、実に様々な按摩の技法があります。気功のようにエネルギーに刺激を与える療法と結びついて、治療師が自分自身の強力な気を使って患者に刺激を与える場合もあります。

按摩療法は、陰陽のバランスの回復にも利用されます。虚証の場合は、緩やかに動いたり叩いたりしてバランスを回復させ、実証の場合は力強く動いて過剰分を抑制したり減らしたりします。按摩の技法は、陰陽に分かれ、合計8つのカテゴリーに分類できます。陽

右：気功按摩で療法士は患者を活性化するために自分自身のエネルギーを使う。

その他の中国伝統療法

の按摩には、力強く押したり、押さえたり、叩いたり、打ったりする動作が含まれますが、陰の按摩には、軽く叩いたり、なでたり、四肢を持ち上げたり、もんだりする動作が含まれます。

陽治療は主に、水腫（むくみ）や腫れをなくし、停滞に起因する痛みを和らげ、不眠を解消するために利用されます。陰治療は主に、寒湿による気および血の虚、全身の衰弱、麻痺の治療に利用されます。

運動

中国を訪れたことのある人なら誰でも、歴史ある地域の多くで、今でも毎日運動する習慣が残っている事を知っているでしょう。気功や太極拳（126-135ページ参照）は、健康状態の改善や病を治すために何世紀も前から行われています。そのスタイルは実にさまざまで、地域によって全く違うことも少なくありません。その目的は通常、気の強化と刺激で、体の各部分に合わせたさまざまな運動があります。非常に活動的なものもあれば、ゆっくり手や手首をねじったり曲げたりするだけの、公園を散歩するのと変わりないように見えるものもあります。

右：多くの中国人は今でも毎日、気功や太極拳を行っている。

陽の4つの按摩技法

技法	典型的な手技
振顫法（しんせんほう）	押す、振る、上下する、持ち上げる、上向きになでる
圧迫法	軽く押す、つかむ、ねじる、突く
按撫法（強擦法）（あんぶほう）	なでる、こする、さする、強く押さえる
叩打法	叩く、親指で押す、叩く、打つ

陰の4つの按摩技法

技法	典型的な手技
軽擦法	こする、なでる、こする、軽く押す
気の強化（牽引法）	揺らす、振るわせる、引っ張る、担ぐ
揉捏法（じゅうねつほう）	つかむ、押さえる、左右に揺らす、こねる
側枝を調和させる（運動法）	抱きしめる、伸ばす、握る、引く

中薬

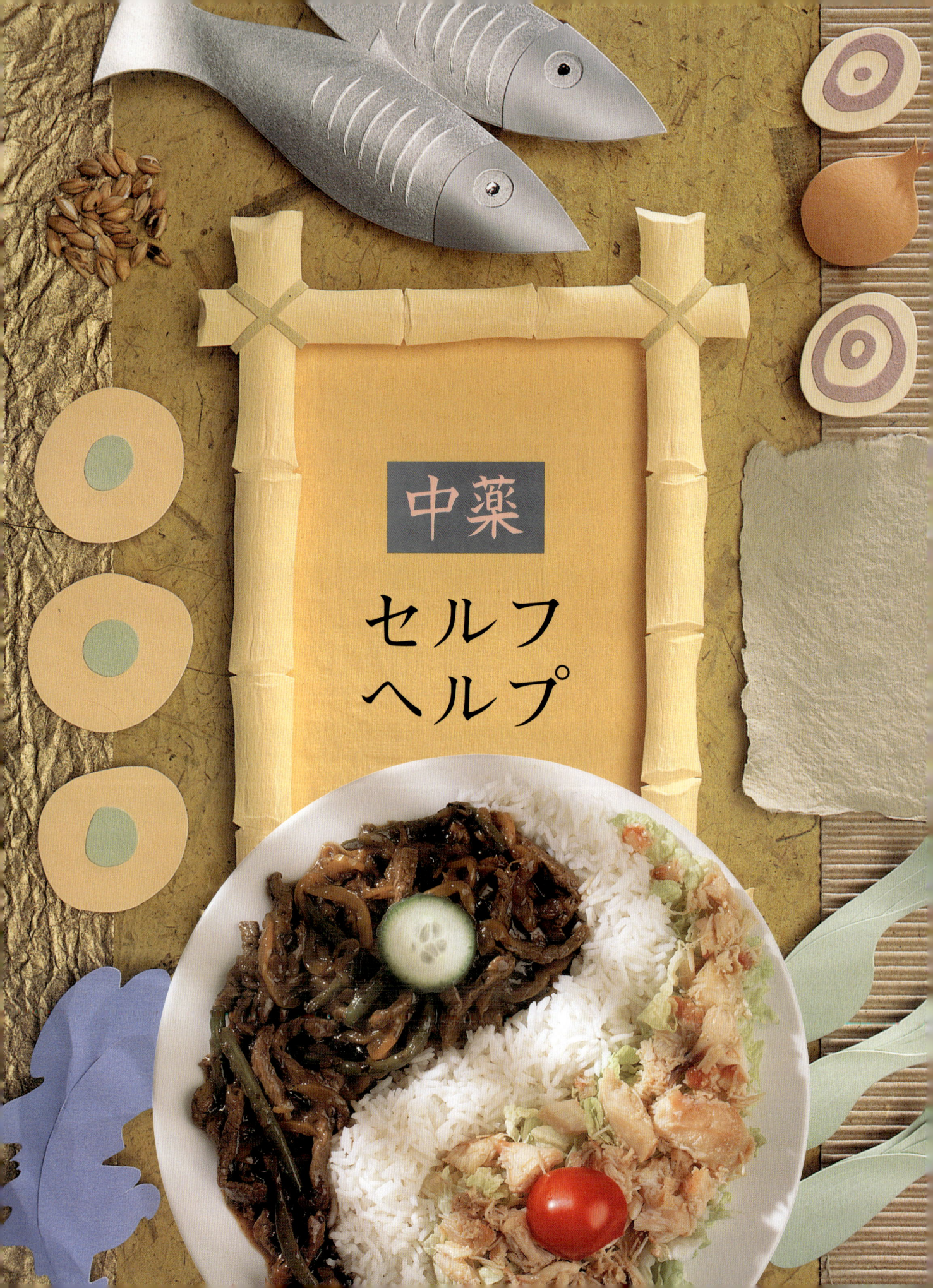

セルフ
ヘルプ

健康な食事

正しい食事は、中国における予防医学へのアプローチの主軸です。異なる味や特徴を持つさまざまな食品をバランスよくとると、体内の陰陽の調和を維持し、健康を保つことができるとされています。

バランスをとる

西洋の「健康食(healthy diet)」という言葉は通常、必要な栄養分や、ビタミン、ミネラルが豊富で、動物性脂肪や糖分は控え目、便通を良くする繊維が多い等の特徴をもつ食事をさします。つまり大半の西洋人には、体内エネルギーが欲しているもの、あるいは季節の移り変わりが体に与える影響に応じて食事をとるべきだという考えがないのです。

しかし、西洋人がこれまで常にそうだったわけではありません。古代ギリシャ、ヒポクラテスの時代の人々は、体を温めたり乾燥させたりする食物の性質に着目して、薬草と同様に食物を分類していました。17世紀には、英国のハーバリストであるニコラス・カルペパーが、著書の中で魚をフェンネルと一緒に食べることの大切さを記しましたが、当時の読者は長々と説明をしなくてもその必要性を理解することができました。

ここで、魚に「寒」と「湿」の性質があることを思い出す必要があるでしょう。そのため魚を多く食べると胃が冷えてしまいます。「大熱」と「燥」の性質をもつフェンネルのようなハーブを一緒に食べて、魚の「寒」と「湿」を中和すれば、これを防ぐことができるのです。

性質を変える

中国人は、万事がそうであるように、食物も陰陽バランスという視点で捉えます。つまり、寒と湿の性質を持つ傾向がある陰の食物と、大温と燥の性質を持つその他の陽の食物があるというのです。

カルペパーが魚を寒と湿の性質がある食物だと考えたように、中国人もカニを陰の食物と分類します。カニを多く食べ過ぎると、体が陰に偏ります。その不調和を正すために、中国人はよくカニ料理に紫蘇葉(しそよう)を1つまみいれます。紫蘇葉はフェンネルと同じ、温と辛の性質を持つハーブだからです。紫蘇葉を加えないと、カニの「寒」の性質が体を陰の性質に偏らせ、下痢や胃痙攣を引き起こしますが、加えれば全く問題ありません。なおワインにも「温」の性質があるため、カニ料理と一緒にグラス一杯のワインを飲めば、同じような効果が得られます。

食事時間

中国人は、1年を通じて季節の陰陽バランスの変化に合わせた異なる食物をとるようにしています(109ページ参照)。健康食とは、特定の季節に食べる高品質の食物だけでなく、標準的な普通の食事も含まれます。ただし、いずれも満腹になるまで食べてはいけません。中国人は昔から、朝6時に朝食を食べ(通常は米あるいは麺類と蒸しパン)、昼食を12時に、夕食を午後6時にとります。それぞれの食事の間に、軽食としてライスヌードルや点心(西洋料理の前菜に似た、食欲をそそる少量の料理)を食べることもあります。

右:中国の健康食にはライスヌードルなど普通の軽食も含まれる。

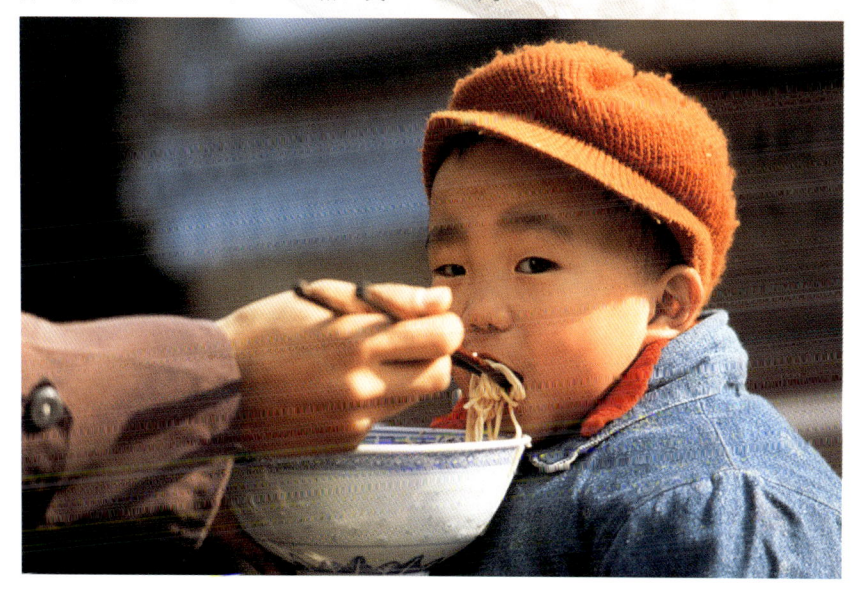

刺激を与える陽の食物

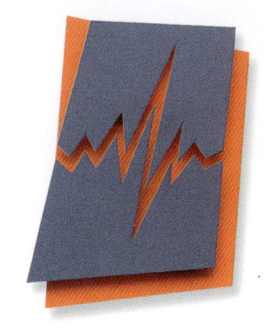

陽性の食物は体を温める「温」の性質があるため、冬に食べて、夏は控えるべきです。食物を実際に供するときの温度は、その食物が本来持つ性質を大幅に変えることはありませんが、料理や保存方法が多大な影響を与えることがあります。

黒茶

黒茶は、まず茶の木(Camellia sinensis)の新芽を摘んで干し、完全に発酵させて作ります。体に熱と刺激を与えるとされ、冬にミルクを入れずに飲みます。黒糖も「温」の性質があるため、寒い日にお茶にいれて甘みを足します。発酵させない緑茶には体を冷やす「涼」の性質がより強いため、夏に好んで飲まれます。

バター

バターは温、甘、陽の性質を持つ食物で、気や血の強化を助け、あらゆる寒を追い出します。パンに温めたバターを塗り、シナモンパウダー(67ページ、桂枝を参照)をかけたものは、西洋でも昔から冬のティータイムに好んで食べるものですが、中国人は小麦に「涼」の性質があり、ライ麦には「平(寒にも熱にも偏らない)」の性質があると考えているため、冬はライ麦パンを食べるようにしています。

鶏肉

鶏肉は、温、甘、陽の食物で、寒を退け、気を強化し、精を活性化し、中焦を温めるのを助けます。中国ではあらゆる薬膳料理に用いられています。また昔から出産後に活性化作用のある食事として、鶏肉に当帰を加えて湯が供されます。夏の暑い日は、チキンサラダは避け、冬にたっぷりの醤油か唐辛子を少々かけて炒めたものを食します。鶏肉のレバーにも「温」の性質があるため、冬にはパテにして食します。

鶏肉の炒め物

ニシンのオートミール

ニシン

魚の多くは「涼」の性質があると考えられていますが、「平」あるいはより刺激の強い性質を持つものもあります。ニシンは後者に属するため、冬に理想的な陽性の食物です。ニシンの切り身を溶き卵(平)にくぐらせ、オートミール(これも温)で衣をつけてオーブンで焼くと、温の夕食メニューとなります。ニシンは脂肪の多い魚であるため、燥に対抗し、虚から回復するのを助けます。また中焦を温める性質があるため、回復期の患者の滋養食に適しています。

刺激を与える陽の食物

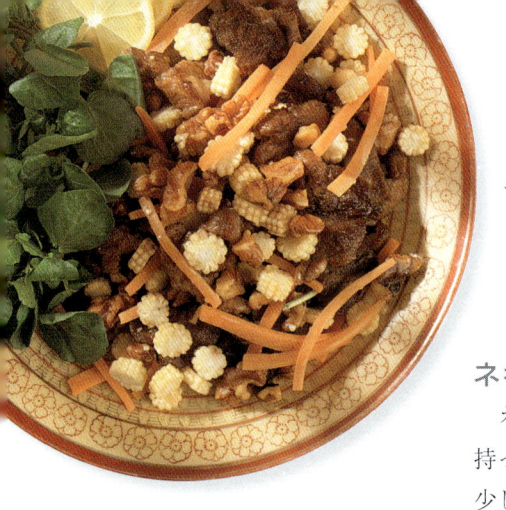

ラムの炒め物

桃

ラム

ラム肉やラムの腎臓はいずれも陽性の食物です。ただし、肉より腎臓の方が「温」の性質が少し強いと考える中国人もいます。湿や寒に対抗するのに適して、陽、気、血の強化を助けます。ラムの腎臓は、「物事の性質はその形状に表れる」というキリスト教神秘主義的に、腎臓を助けると考えられています。そのため、耳鳴り、難聴、性的不能症、排尿障害など、腎臓のエネルギーに関連するすべて症状の改善に用いられます。ラム肉そのものは、胃や脾臓を温める性質がより強く、下痢や胃の冷えに有効です。

ネギとタマネギ

ネギ科の食物はすべて「温」の性質を持っています。タマネギはネギよりも少し「温」の性質が強いのですが、いずれも陽性の食物で、気を刺激し、瘀血(おけつ)の解消を助けます。ネギは下痢の症状に多く用いられ、タマネギは風邪や鼻水、胃の冷えに有効です。オニオンスープは、子ネギの薄切りを鶏肉や分厚く切ったラムのひれ肉と一緒に炒めた料理とともに、冬に体を温める理想的なメニューです。

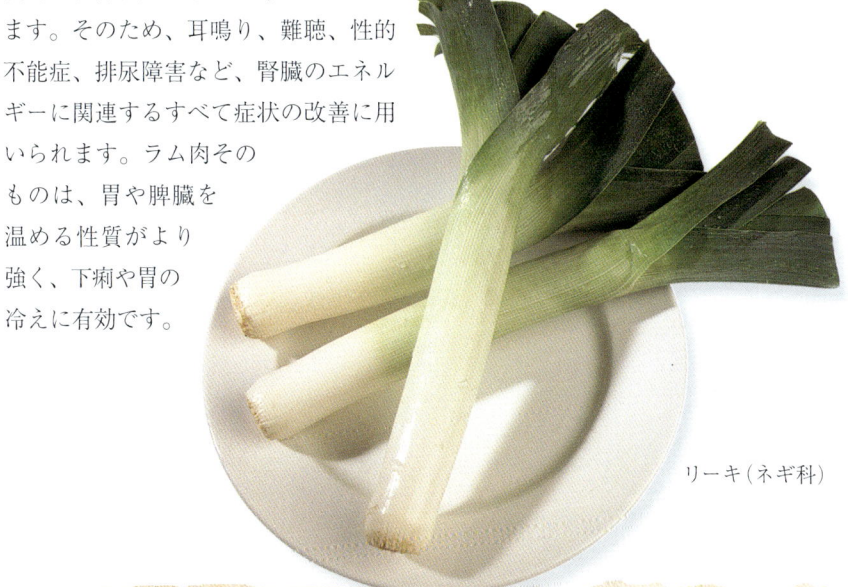

リーキ(ネギ科)

桃

果物は大半が陰性に近いのですが、桃は陽性の傾向があります。「温」や刺激を与える性質があり、血や気を活性化し、寒を追い出すのを助け、体内の器官の働きを潤滑にします。桃の種は生薬として利用されますが、果肉は食事療法において重要な役割を果たします。鴨(平の性質)は、桃のスライスかソースと一緒に食すと、冬の「温」の料理になります。ただし夏に大量に食べると内熱証を引き起こすなど、食べ過ぎは害になります。非常に暑い日は、桃にホームメイドのアイスクリームとラズベリーソースを添えて「ピーチメルバ」を作ると、「涼」の性質を得られます。アプリコットは桃に非常に似ていますが、五性においてはより「平」に近い性質を持っています。

「温」と「熱」の食物あるいは物品	
「温」と「熱」の食物あるいは物品	黒糖、さくらんぼ、鶏肉、チャイブ(ネギの一種)、ナツメ、アオネギ、ハム、キンカン、ネギ、羊肉、桃、ラズベリー、エビ、クルミ、ワイン、タバコ、ヒマワリの種
「熱」の食物	胡椒、生姜、赤/青唐辛子、大豆油

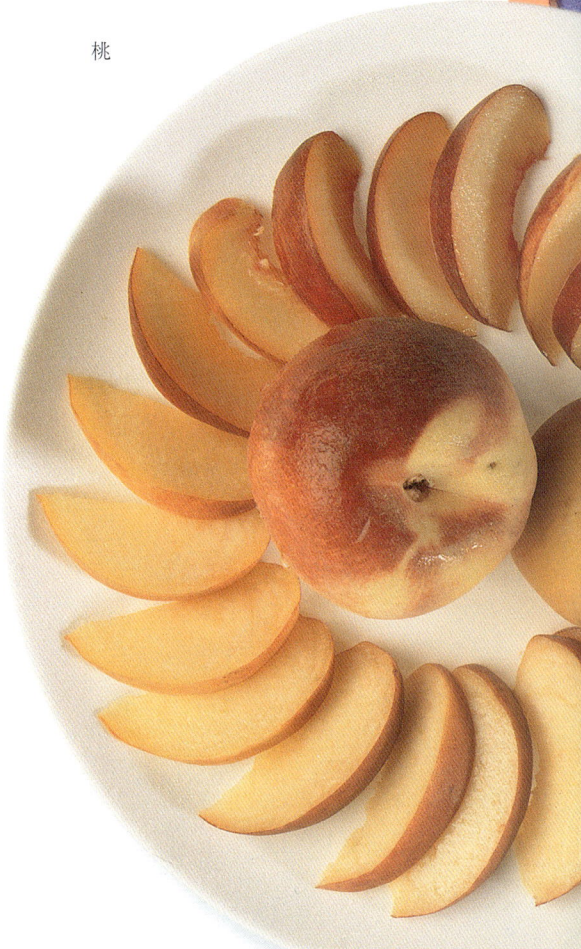

鎮静作用のある陰の食物

陰性の食物はいずれも「涼」の性質があるため、夏に食べて、冬は控えるべきです。食物を冷蔵庫に保存すると、さらに涼性や重さを増し、料理本来の性質に影響を与えることがあると考えられています。

ソラマメ

他の多くの豆類と同様に、ソラマメは陰性で寒や湿の性質を持っています。脾臓の強壮や下痢の治療に利用されることもあります。夏に適した野菜で、涼しい日はバターであえて食します。寒と湿の性質が引き起こす膨満感が気になる人は、少量のミントと一緒に温めるとよいでしょう。

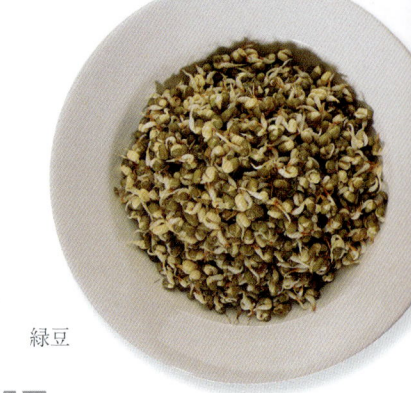

バナナスプリット

バナナ

バナナは寒、陰、甘の性質を持ち、気や血を活性化させます。便秘のときによく利用され、腸の働きを潤滑にします。夏の暑い日に理想的な食物で、ホームメイドのシャーベットかアイスクリームを添えてバナナスプリットにするとよいでしょう。

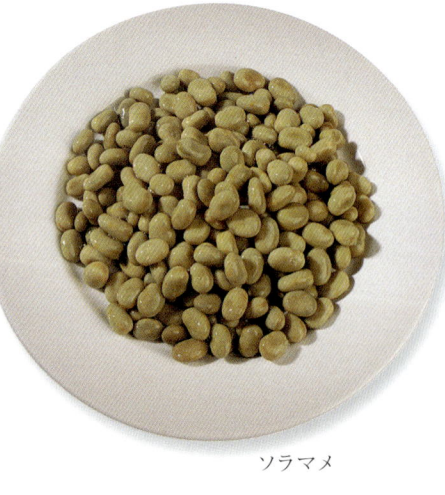

ソラマメ

緑豆

緑豆

発芽した緑豆は、西洋風の中華食材である豆のスプラウトとして人気があり、炒め物や野菜料理によく使われています。「甘」と「寒」の性質をもつ陰性に近い食物です。器官から熱を除き、気や血の活性化を助けます。陽虚の際は控えるべきですが、それ以外は夏のサラダに入れてたっぷり食べると良い食物です。

カニ

カニは寒、鹹(かん)(塩辛い)、陰の性質を持ち、熱を除くとともに、陰の強壮作用に優れています。夏に食べるには良い食物ですが、秋に食べる場合や、陽虚あるいは風の病症がある人は、少量の青ジソを加える必要があります。またカニは中国民間療法で骨折の治癒を助けると考えられているほか、炎証や炎症性の汗疹を治すのに用いられています。

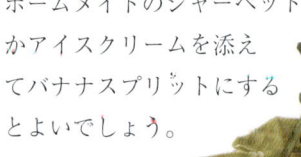

カニと青ジソ

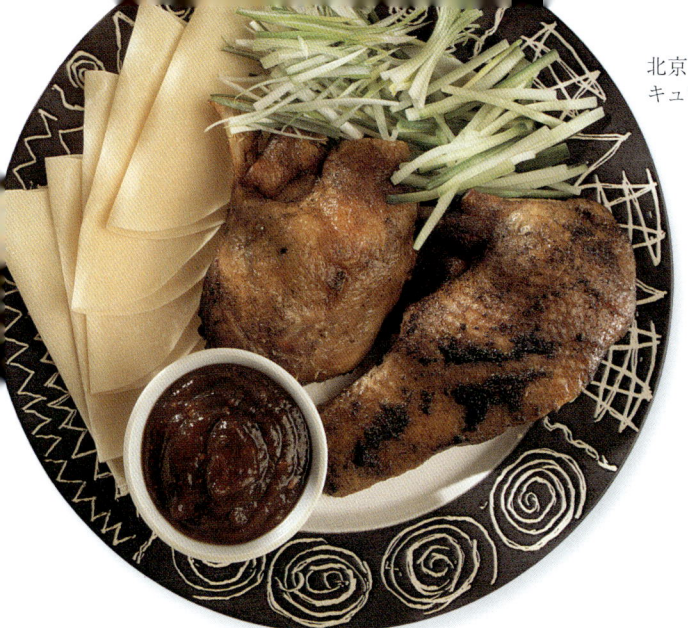

北京ダックとネギと
キュウリの千切り

豆腐の煮物

鴨

　鴨は甘、「平」から「涼」の性質を持つ、陰性に近い食物です。発熱、咳、腫れなど熱証がある場合によく食されます。また、胃に滋養を与えると考えられています。鴨は夏に適した食物で、長い宴会の合間に胃を鎮める食事としても供されます。そのため古くから、長いコースメニューの合間で胃を鎮め、滋養を与えるために、「北京ダック」を2番目か3番目に出して、胃にその後に続く労働に備えさせるのは驚くことではないのです。北京ダックに添えられるキュウリ（涼）やネギ（温）の千切りは、必要に応じて料理に「温」あるいは「涼」の性質を加えます。

レタス

　レタスは涼、微苦の性質を持つ、陰性に近い食物です。陽盛を鎮めるとともに、燥の性質があるため、湿熱証の改善に適しています。利尿作用があるため、中国では排尿障害、特に乏尿に用いられます。レタスは昔からフランス料理でエンドウマメに添えられるものですが、これは良い組み合わせといえます。エンドウマメは陽性で「温」の性質を持つため、レタスを加えると料理に「涼」が加わりバランスを整えます。またレタスは胃や大腸に影響を与えるため、食事の最初に食べると消化薬の役割を果たします。

豆腐

　大豆から作った豆腐は、豆そのものと同様に「涼」の性質を持ち、陰を活性化します。また気や血をよくする食物で、熱を除き、津液の生成を促進します。豆腐の煮物や鍋料理は、中国南部の多くの地域で好まれる夏の料理です。ソラマメや豚肉を加えて調理するとより陰性の高い料理となり、ラムと人参を加えると陽性の料理となります。

レタス

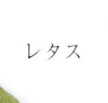

「寒」、「涼」、「平」の食物

「寒」の食物
竹の子、バナナ、ハマグリ、カニ、グレープフルーツ、レタス、柿、海草、スターフルーツ、ウォーターチェスナット（ヒシ）、クレソン、スイカ

「涼」の食物
トマト、リンゴ、大麦、豆腐、キノコ、キュウリ、レタス、マンゴ、緑豆、桃、ホウレンソウ、イチゴ

「平」の食物
アプリコット、牛肉、ビーツ、白菜、ニンジン、セロリ、卵、トウモロコシ、蜂蜜、白米、ジャガイモ、カボチャ、白糖

美味しい食事

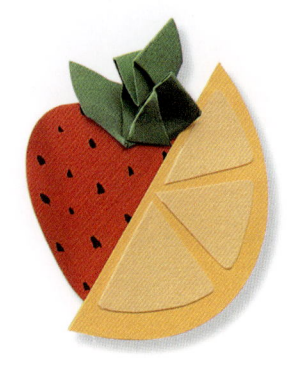

薬

草の味が、五行色体表に則って影響を与える臓器を示していたように、食物の味も療法上の指標となります。一度の食事に様々な味を混ぜることは、臓器の全体的なバランスを維持するために重要です。

いろいろな味

食物にも薬草と同じように、五味（辛、甘、酸、苦、鹹(かん)(塩辛い)）に加えて、渋や淡（平ともいう）といった味があります。渋と酸は非常に似ているので1つとして、ざっと六味と考えることもできます。薬草と同じように、食物が与える身体への影響は味によって異なります。

「辛」の食物は、「発散と浮」の作用があると定義づけられています。器官から毒素を排除し、気と血の循環を促進します。また中国の医者は肺、大腸、鼻、嗅覚と関連性があると考えています。

「甘」は滋養分が高く、温と強壮の作用があります。朝鮮人参など多くの漢方強壮薬の薬味は甘です。また多くの澱粉質の穀物や砂糖も同様です。ケーキやビスケットが時折欲しくなるのはこのせいでしょう。甘は脾臓や胃と関係がある味です。

「酸」には収斂性や吸収性があるため、組織を「引きしめ」ます。ちょうどアフターシェーブローションや収斂化粧水のような働きをするのです。酸の食物は下痢などの症状に有効な場合が多いほか、肝臓にも作用します。

「苦」には「燥と排出」の作用があるとされており、消化機能を刺激します。また心臓に関連しています。

「鹹(かん)(塩辛い)」は、水分と腎臓に関連があり、「軟化と沈降」の作用があると定義付けられています。鹹の薬草は、堅い腫れ物を消散するために用いられますが、鹹の食物は潤滑薬として体内に蓄積された毒素を消散するのを助けます。

「平」の食物は利尿作用がある場合が多く、排尿を助けます。また体が不要な毒素を排除するのを助けます。甘、辛、平は、陽性に近く、鹹、苦、酸は陰性に近い味です。

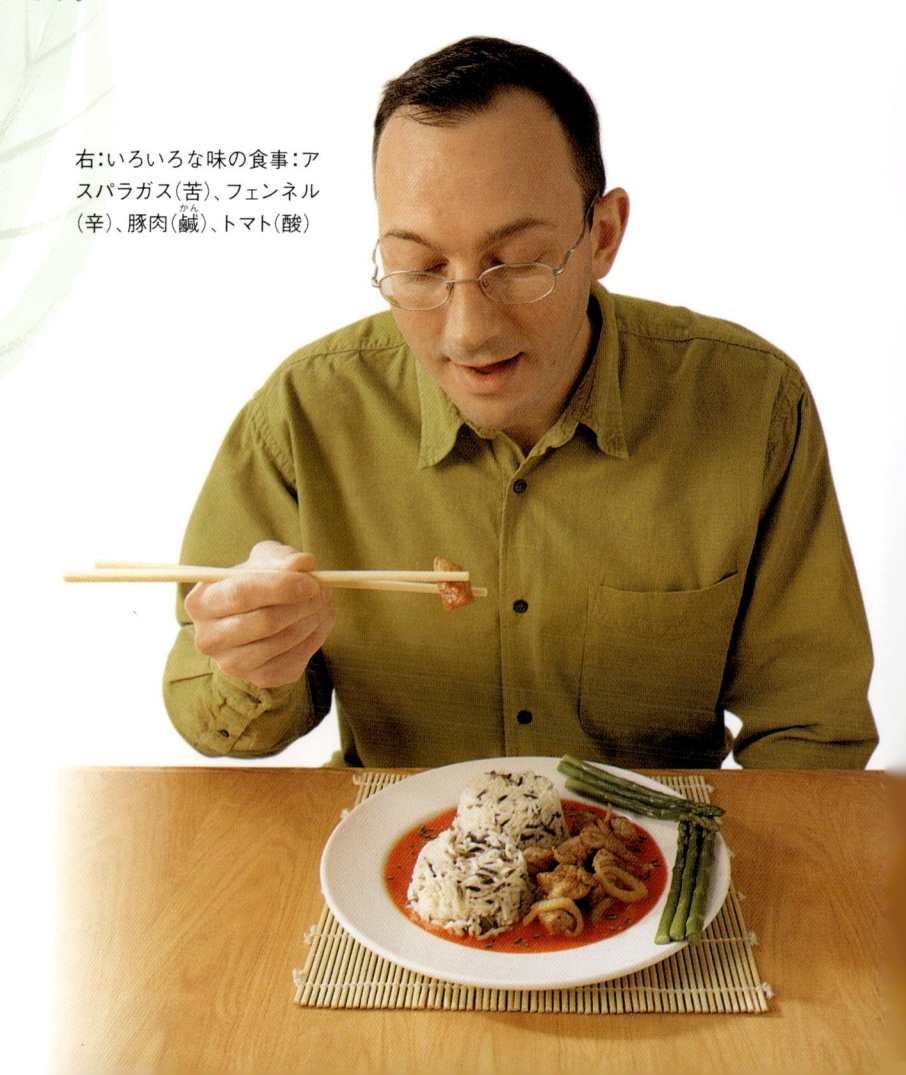

右：いろいろな味の食事：アスパラガス(苦)、フェンネル(辛)、豚肉(鹹(かん))、トマト(酸)

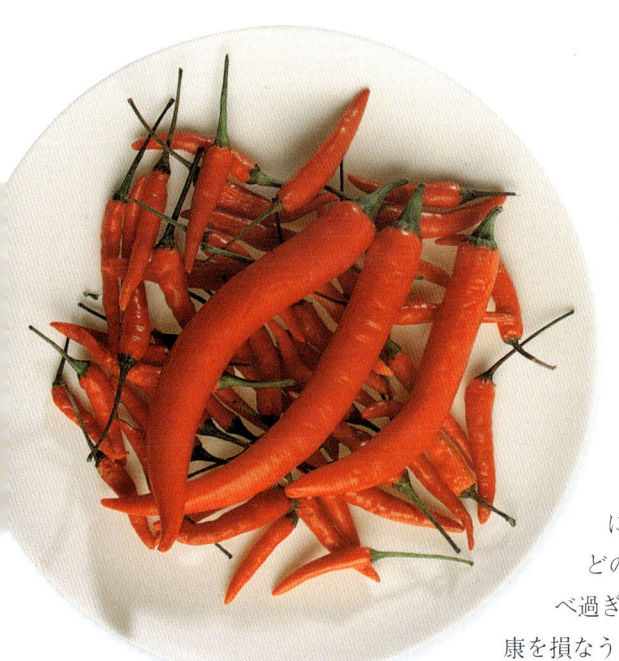

上：唐辛子のような辛い食物を摂り過ぎると気と血を損ない、陰虚を引き起こす。

過剰摂取を避ける

味の異なる様々な食物を食べることは、臓腑や基本要素（14-27ページ参照）に良い影響を与えますが、ときに有害になることもあります。どの味の食物であっても食べ過ぎるとバランスを失い、健康を損なうのです。例えば辛の食物を食べ過ぎると、気と血を損ない、陰虚を引き起こすことがあります。また西洋の食事にありがちなことですが、甘の食物を食べ過ぎると、脾臓や胃の働きが強くなり過ぎます。これは五行色体表によると、水を抑制して、腎気に損傷を与えることになります。甘の食物は陽性で熱の性質を持つため、実熱証を招き、心臓にも損傷を与えます。西洋医学では、甘い食物や糖分を摂り過ぎると肥満かコレステロール値の上昇を招き、アテローム性動脈硬化症や冠状動脈性心疾患の原因となる可能性があると考えられています。中国医学では、実熱が心を損なうと考えます。いずれにしても、結果は非常に似ています。

一般的な食品および物品の味

「辛」の食物あるいは物品	赤／青唐辛子、タバコ、大豆油、ニンニク、フェンネル、キンカン、米糠、ワイン、胡椒、ネギ、アオネギ、スイートバジル、チャイブ、生姜、ワイン
「甘」の食物	熟した果物（リンゴ、バナナ、ナツメ、オレンジ、ブドウ、パイナップルなど）、ナス、豆腐、竹の子、牛肉、ビーツ、バター、キノコ、ニンジン、セロリ、さくらんぼ、コーヒー、白菜、キクラゲ、ソラマメ、鶏肉、鶏卵、キュウリ、サツマイモ、蜂蜜、小麦、砂糖、シイタケ、緑豆、マンゴ、レタス、ピーナッツ、カボチャ、ラムの腎臓、鶏肉のレバー、ラムのレバー、子牛のレバー、牛乳、豚肉、エビ、ワイン
「酸」の食物	レモン、熟していない果物（リンゴ、桃、グレープフルーツ、プラム、トマト、マンゴなど）、酢、鴨、オリーブ
「苦」の食物	アスパラガス、レタス、コーヒー、ホップ、カボチャ、ラムのレバー、酢、ワイン
「鹹（塩辛い）」の食物	海草、塩、チャイブシード、鴨、ハム、牡蠣、ハマグリ、カニ、大麦、豚の腎臓、豚肉

注：複数の味性を持つ食物もある。

あらゆる味を含む料理

ヘルシーメニュー

適切な味を選択することは、生来の臓腑の性質あるいはエネルギーバランスを整える簡単な方法です。簡単なうえ美味しい予防療法といえるでしょう。

脾気を強化する食物

脾臓あるいは胃の気虚および脾の陽虚は、西洋でも一般的な病症で、通常は食欲不振、腹部膨満および不快感、疲労などの症状を起こし、下痢になりやすい傾向があります。また淡い色の舌に白い舌苔がつき、脈が弱くなるのも典型的な症状です。西洋医学では「過敏性腸症候群」と呼ばれる病症の一種で、神経性消化不良と関連があるほか、胃潰瘍を招く傾向があります。

甘の食物をたっぷり摂ると、器官のバランスの修復を促進できるため、火を通したニンジン、サツマイモ、カブ、ネギ、タマネギ、もち米、バター、ラム、鶏肉、火を通した桃、蜂蜜、メープルシロップ、砂糖などを含んだ食事を摂るようにします。控えるべき食物は、サラダ、柑橘類、塩、乳製品です。また食事の際にアルコールを摂り過ぎてはいけません。

冷やした、あるいは生の食物も控えるべきです。飲み込んだ時点から食物の温度を体温に近づけようとして、胃のエネルギーを消費してしまうからです。チベット医学では、凍った食物は性質まで変化し、「寒」を増していると考えます。また、生の状態で凍らせた場合はそれほど問題でないが、料理したものはすでに性質が変わっているので、さらに凍らせると問題が生じるといいます。そのため、残った料理を後で食べるために凍らせると、寒性が増し、脾臓や胃の気を損なう可能性が高くなると考えられています。

脾気虚にはこんな料理が適しています。

献立のヒント
前菜：オニオンスープ
デザート：桃のスライスに少量のワインと蜂蜜をふりかけ、オーブンで焼いたもの

右：脾気虚の人に適した、白いご飯に牛肉の炒め物をのせた料理

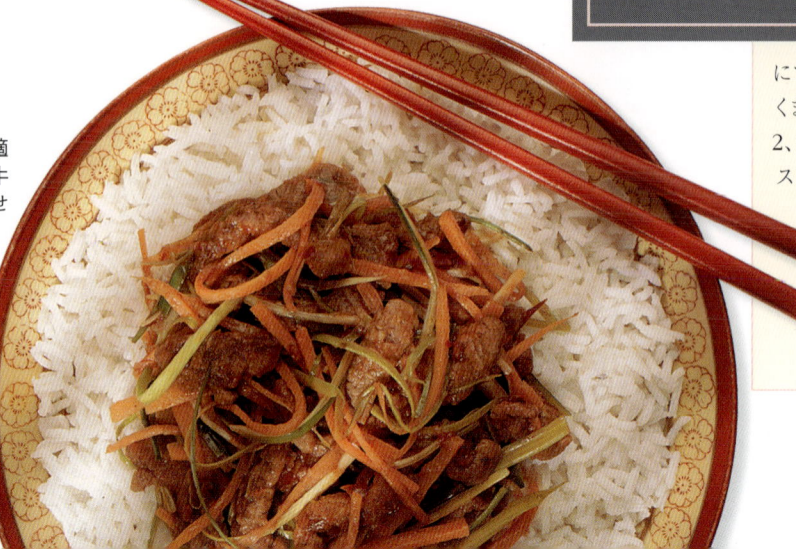

牛肉の炒め物

（材料）
牛肉（ヒレ肉）：500グラム…細切り
子ネギ：125グラム…細切り
ベビーキャロット：125グラム…細切り
ニンニク：一片…つぶす
生姜：みじん切りティースプーン1杯
オリーブオイル：デザートスプーン1杯
調味小麦粉（塩・胡椒入ったもの）：テーブルスプーン1杯
赤ワイン：小さいグラス1杯
トマトピューレ：ティースプーン1杯
ビーフあるいはチキンスープストック：150ミリリットル
塩、胡椒：適宜
砂糖：ひとつまみ

（作り方）
ニンジンとネギを柔らかくなるまでオリーブオイルで炒める。中国の薬膳料理では、できるだけ油分を控えること。ノンスティック加工のフライパンを持っている場合は、油が無くても問題ないが、野菜に少し油があったほうが美味しい。牛肉の細切りに調味小麦粉をまぶし、ニンニク、生姜と一緒にフライパンに加える。肉に焼き色がつくまで約5分間炒めて、赤ワインを加え、2、3分間、強火で沸騰させた後、スープストックとトマトピューレを加える。塩・胡椒で調味し、皿に盛ったご飯の上にのせて供する。牛肉の代わりに、好みに合わせてラムのヒレ肉の薄切りを使用してもよい。

ヘルシーメニュー

ニンニクと
ワインで蒸した
ムール貝

肝気の鬱滞を制御する食物

　肝気が過剰に働くのもよくある症状です。情緒が不安定になってイライラしたり怒りっぽくなったり、喉にしこりがあるような感覚があったり、飲み込むのに困難を覚えたりするほか、首、そけい部、胸部にしこりができることもあります（良性腫瘍を含む）。舌は通常、黒っぽい紫か茶色になり、弦脈（琴の弦のような緊張感のある脈）になります。

　肝気の鬱滞が引き起こす症状は一般的に、西洋医学でいう月経前症候群、鬱、月経困難症に該当します。

　酸の味の食物や、毒素や消化が困難な化学物質を含む食物は、肝臓の容態を悪化させ、気滞を増幅します。

　気を刺激し、その流れを改善する食物も重要です。そのため食事には、バジル、生姜、ニンニクなどの辛の味を持つ食物を取り入れる必要があります。ただし食べ過ぎると害があるため、量は控え目にします。肝臓をリラックスさせる食物も有効です。鶏肉のレバー、セロリ、ムール貝、プラムなどがその例です。

　肝気の鬱滞にはこんな料理が適しています。

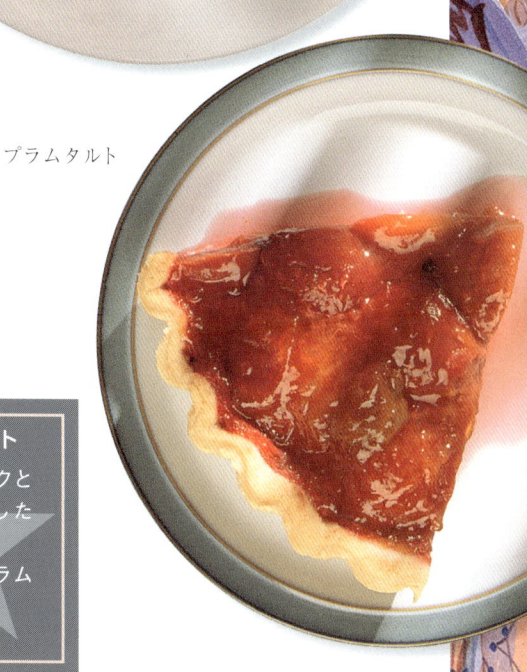

鶏肉のレバーとマンゴ

〈材料〉
生の鶏肉のレバー：
　500グラム…1口大に切る。
調味小麦粉：テーブルスプーン1−2杯
熟したマンゴ：
　1個…皮をむいて角切りにする。
オリーブオイル：
　デザートスプーン1杯
バルサミコ酢：テーブルスプーン1杯
塩と挽きたての黒胡椒

〈作り方〉
鶏肉のレバーに調味小麦粉をていねいにまぶす。それを外側に焼き色がつくまでオリーブオイルで5分間炒める。ただし、焼き過ぎないこと。バルサミコ酢を加え、1分間沸騰させた後、火から外し、マンゴを加えてよく混ぜる。レタスと刻んだセロリの上に盛り付け、子ネギを散らす。

プラムタルト

献立のヒント
前菜：ニンニクとワインで蒸したムール貝
デザート：プラムタルト

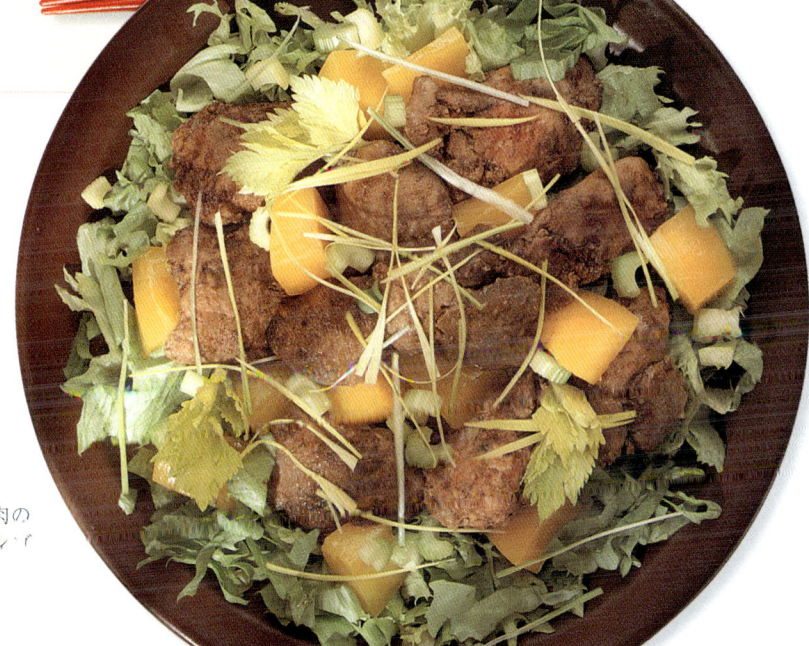

鶏肉の
レバーとマンゴ

107

衛気を強める食物

　衛気の欠乏（衛気虚）は、西洋医学用語でいう免疫系統の衰弱に該当するでしょう。衛気が弱まると外因性病原体がすぐに体内に侵入して損傷を与え、反復性の悪寒、風邪、肺感染症、咽頭痛などを引き起こすほか、アレルギー反応を起こしやすくなります。患者はしばしば疲労感や寒気を感じ、概して顔色が青白くなり、エネルギーが不足します。この場合、気を活性化し、肺を強化する温性の食物が必要です。人参、党参、黄耆などの強壮用の生薬を煮込み、スープ、鍋などに加えます。栄養分が豊富な野菜や十分に火を通した穀物をたっぷり摂ることは有効ですが、塩分の多い食物は控える必要があります。これは塩分に気を下方に送る作用があることから、衛気が流出して体表に出なくてはならなくなるからです。つまり下方への作用が病状をさらに悪化させる可能性があるのです。タマネギとニンニクは特に衛気の強化に有効です。次にあげる温性の鶏肉料理がおすすめです。

黄耆風味の鶏肉と椎茸のロースト

（材料）
鶏肉：1羽分…骨付きで6個程度に切り分けられたもの。
水：1リットル
黄耆：薄切り2枚
塩、胡椒
オリーブオイル：デザートスプーン1杯
椎茸：250グラム…薄切りにする。
生姜：みじん切りティースプーン1杯分
ニンニク：1片…薄切りにする。

（作り方）
スロークッカー（長時間煮込むための鍋）に、骨付きの鶏肉、水、黄耆を入れて一晩煮る。

あるいは、オーブン（140度）で3時間以上煮込むか、コンロを最も弱火にしてとろ火で煮込む。鶏肉が乾かないよう、フタがきっちり閉まる鍋を選ぶこと。

こうしてストックができあがったら漉してスープをとっておく。鶏肉に塩・胡椒を振り、浅いロースト用の鍋に入れてオーブン（200度）で30分焼く。その間に、オリーブオイルでニンニク、生姜、椎茸をしんなりするまで炒める。これを先ほど漉したチキンストックに入れる。

鶏肉の表面に浮いた脂肪分を取り除き、椎茸とストックを混ぜたものに加え、よくあえる。オーブンに戻して25分間、時々スープをかけながら焼く。黄耆は繊維が多すぎるので、取り除いて盛り付ける。

フランスパンのクルトンや、ミックスベジタブルを添えて供する。

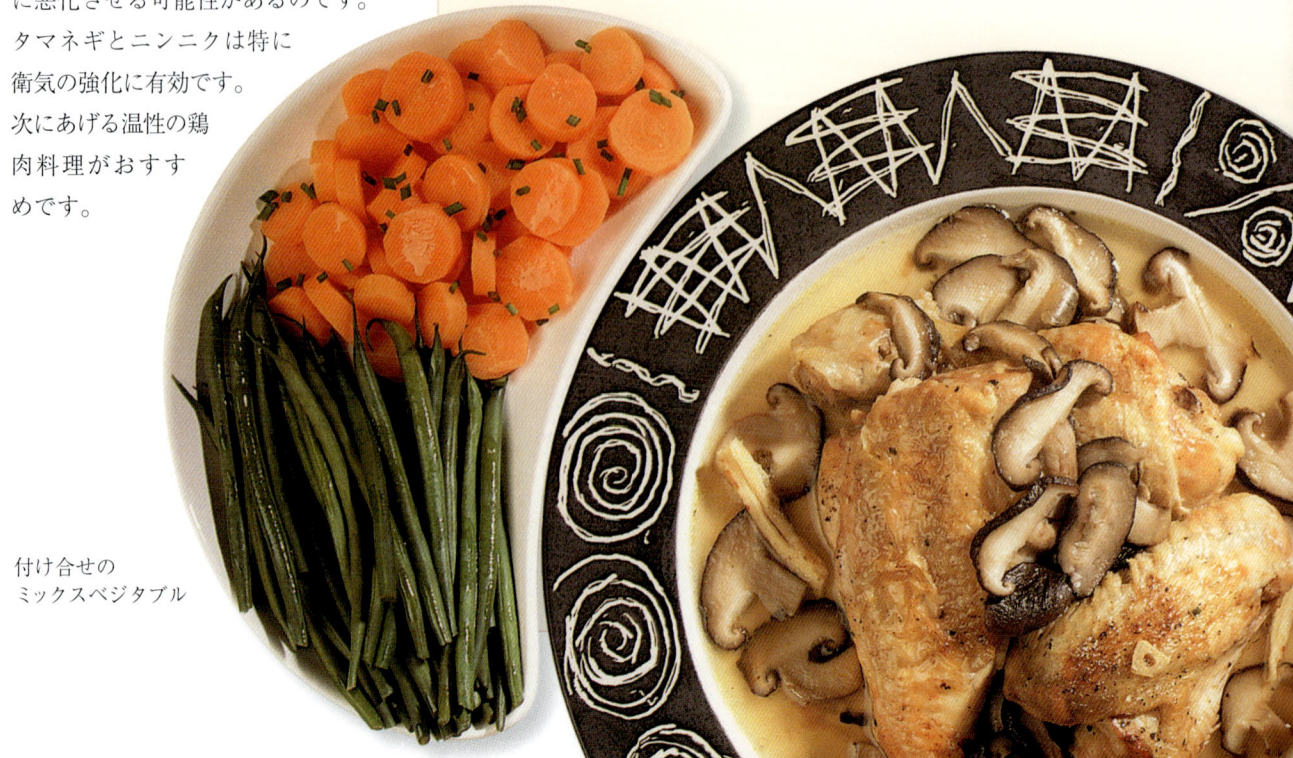

付け合せのミックスベジタブル

ヘルシーメニュー

ネギスープ

献立のヒント
前菜：ネギかタマネギのスープ
デザート：リンゴとブラックベリーのタルト

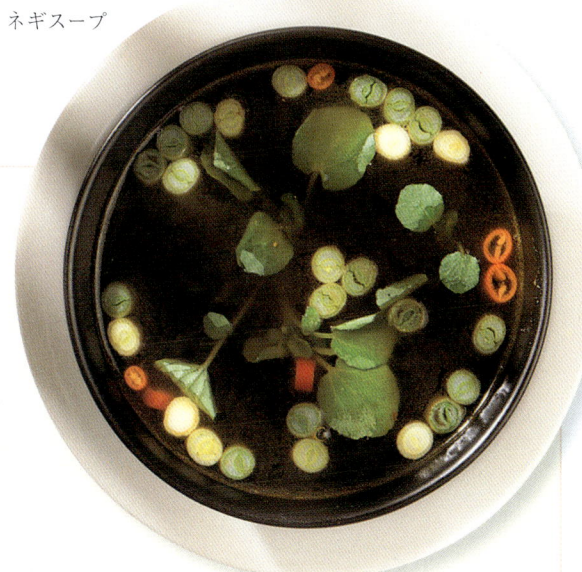

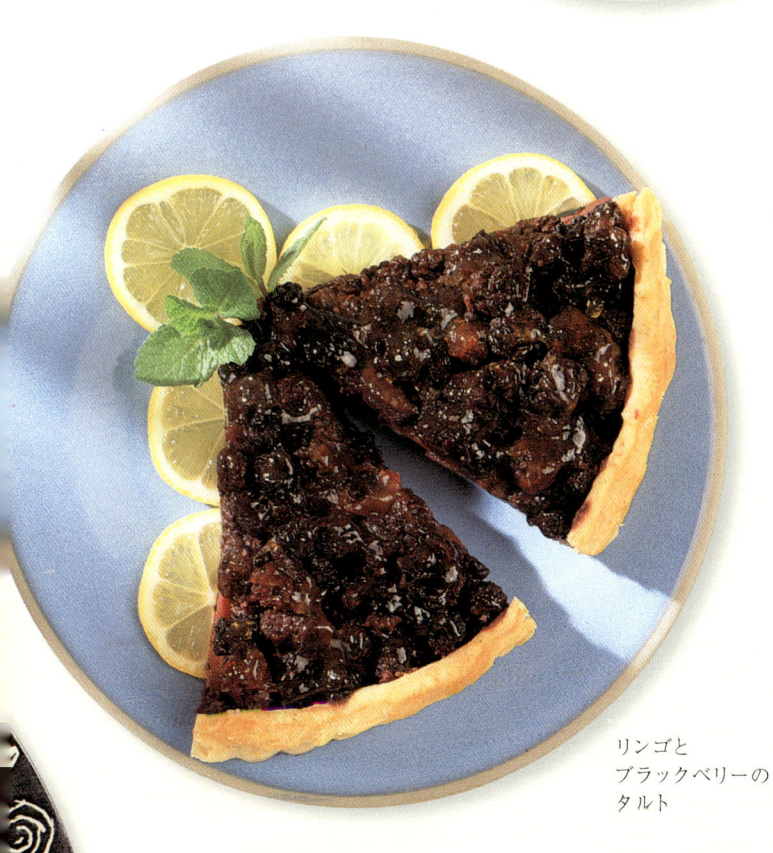

季節に合わせた料理の楽しみ方

春
天候が変わりやすいため、中庸の食物が必要。メニューの陰陽バランスを取り、体が天候の急激な変化に対応するのを助けることが大切。涼性や刺激性が過剰な料理は控えること。

夏
陽の傾向が強い時期なので、涼性の料理で陰を助ける必要がある。肉を控え、野菜や魚の料理をより多く食べるのが理想的。油分や脂肪分が多い食物も避ける。また、熱性のアルコールの摂取は控えること。

秋
気候は再び陰に傾き始めるので、温性の料理が必要。肉を増やし、陰性の強い果物を少し減らす。

冬
天候が寒性になるのに伴い身体も陰に傾くため、熱性の食物が必要。アルコールの量を増やし、微涼性の豚肉や鴨よりも、ラムや鶏肉など熱性の肉を食べること。

リンゴとブラックベリーのタルト

黄耆風味の鶏肉と椎茸のロースト

セルフヘルプ

薬膳粥

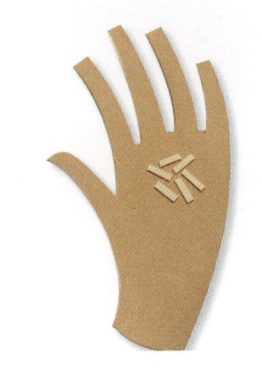

中国の家庭では、家族が軽い病気になると、様々な薬膳粥を作って治したり、処方された漢方薬の薬効を助けたりします。西洋人は粥を、インド在住の英国人に倣って「コンジー（congee）」と呼びますが、中国人は稀飯（シーファン）と言います。

コンジー（お粥）の作り方

コンジーは水分の多い米粥のことで、フタ付きの底の厚い鍋に米1カップと水6カップを入れるだけで簡単に作ることができます。

鍋をコンロの最も弱い火にかけ、最大6時間煮ます。粥が固まらないように、時々かき混ぜます。あるいは、スロークッカーを使って一晩煮てもいいでしょう。朝食に米粥を食べる場合は、後者の方法が適しています。朝起きたらなるべく早くかき混ぜましょう。

中国のある地域ではよく、プレインのコンジーに固ゆで卵や蒸しパンなどを添えて朝食に食べます。

その他にも、米に実に様々な材料を加えて色々な薬膳粥が作られています。

目的に合わせたバリエーション

通常の湯の代わりに、熟地黄（じゅくじおう）や枸杞子（くこし）などの薬草を混ぜたコンジーを作ることもあります。薬草はコンジーが半分煮えたところで加えます。

薬草湯の代わりにコンジーを食べるのは、伝統的な代替療法といえます。薬能を期待できる第2の手法なのです。

中国にはさまざまなコンジーを出す薬膳料理店があります。それぞれのコンジーは、特定の病症の治癒を目的としています。エビ、鶏肉のレバー、腎臓、豆、あるいは竹の子などを加えると、コンジーは完璧な食事となります。

朝食によく食されるコンジーには、中国産赤ナツメ、生姜、蜂蜜が入っています。生姜は「辛」の性質があるため、気と血の循環を助けます。また赤ナツメは神（しん）（精神）を鎮め、蜂蜜は消化系統を潤滑して心臓に滋養を与えるため、

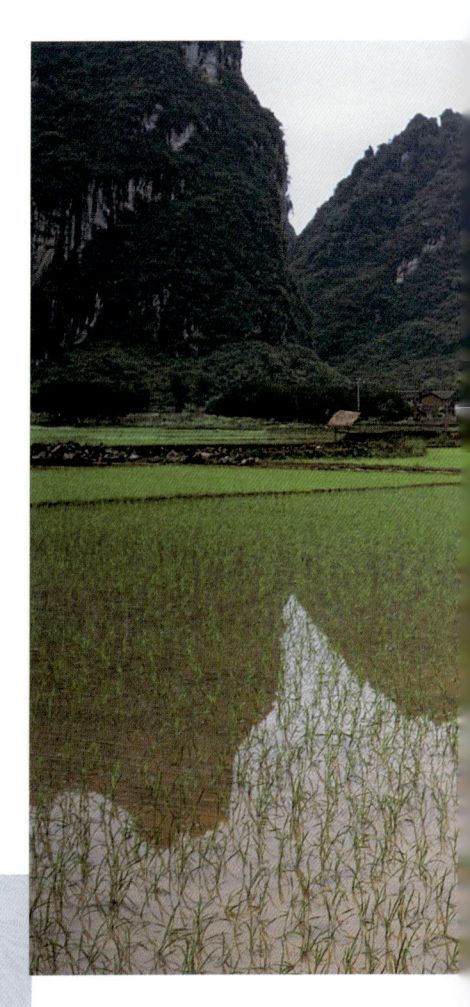

一日の始まりに食するには理想的な食事であるといえます。

なお米には利尿作用があるので、腎気虚あるいは腎陽虚の場合は控える必要があります。

下：米は中国の主食であるばかりか、コンジー（薬膳粥）に調理されると漢方薬にもなる。

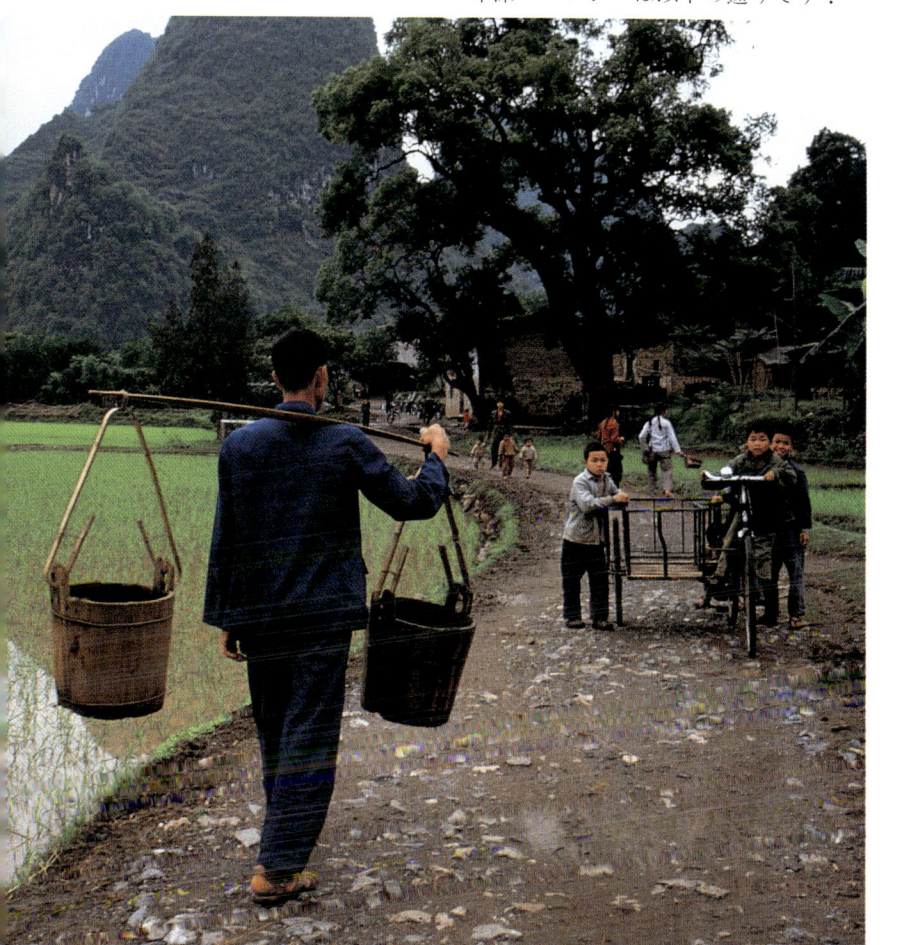

薬膳粥

コンジーは古来より、あらゆる病症に有効とされてきました。インド仏教の世界では伝統的に、牛乳と蜂蜜で作ったコンジーが体調不良全般を防ぐと考え、「生命、美、安楽、力」を与え、「餓え、乾き、風」を追い出し、消化を助け、「胆嚢を清浄する」と言われていました。

16世紀の漢方医である李時珍は、1552年から1578年の間に書いた『本草綱目』の中で、あらゆるコンジーを推奨しています。その中でも特に興味深いコンジーは以下の通りです：

右：仏教の世界では伝統的に牛乳と蜂蜜で作ったコンジーが体調不良全般を防ぐと考えられていた。

- 小麦粥：涼と鎮静の作用があり、心臓に滋養を与える。
- 栗子粥：腎臓を活性化し、腰を強化するのを助ける。
- 大根粥：消化を促し、器官を冷やす。
- 姜粥：乾姜（干した生姜）を粥に加え、消化不良や下痢の原因となる寒虚証を治す。
- 肝粥：刻んだ肝を粥に加えて、肝虚証を治す。
- 赤小豆粥：小豆は「赤龍豆」と呼ばれることもある、腎臓に強壮作用のある食物。赤小豆粥は、水分貯留や排尿障害の治療を助ける。
- 葱粥：消化系統の温薬として用いられる。下痢に適している。
- 杏仁粥：痰飲を伴う咳や喘息など胸部疾患の去痰薬として用いられる。

強壮酒

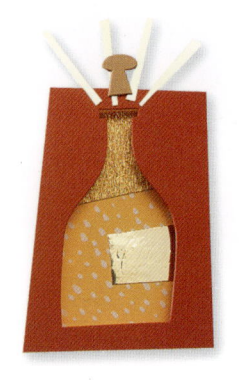

強壮酒は薬草を簡単に調合し服用できる方法です。多くは単一の薬草を使用していますが、特定の臓器やエネルギーにおける病症の回復をねらった複数の薬草を配合する伝統的強壮酒もあり、家庭で作ることができます。ここでは簡単に出来る自家製強壮酒の作り方をご紹介します。

強壮酒の作り方

強壮酒は、酢を醸造するための容器を利用すると非常に簡単に作ることができます。これは容量が2、3リットルのクロックポット（陶製のかめ）で、フタはなく、大きなコルクで閉じられ、底に小さな栓がついています。調理用具店、自家醸造の専門家あるいは陶器店で購入できます。この容器が適している理由は、強壮酒を底の栓から注ぎ、上から新しいワインを加えることができる点です。その他、ガラス瓶でも作ることができますが、その場合は飲む前に漉して下さい。

樽に薬草あるいは薬草を混合したものを入れます。ワイン（赤あるいは白ワイン）を注ぎます。通常は4〜8週間、最低でも2週間放置します。この際、薬草が完全にワインに浸るように注ぐことが重要です。そうでないと薬草がかびて、全部が無駄になってしまいます。毎日、シェリーグラス1杯を栓から注いで服用し、上から新しいワインを足せば、薬草が常にワインの中に浸っている状態を保つことができます。この状態で数ヵ月は使用可能です。

ガラス瓶を使う場合、250グラムの薬草（根を使用する場合）に約2カップのワインを注いでよく振って混ぜ、2〜8週間後、モスリン製の袋、ブドウ絞り器、ナイロン製の漉し器などで漉します。清潔なガラス瓶に保存し、シェリーグラスで服用して下さい。

上：中国では何世紀にも渡って薬用酒が作られている。

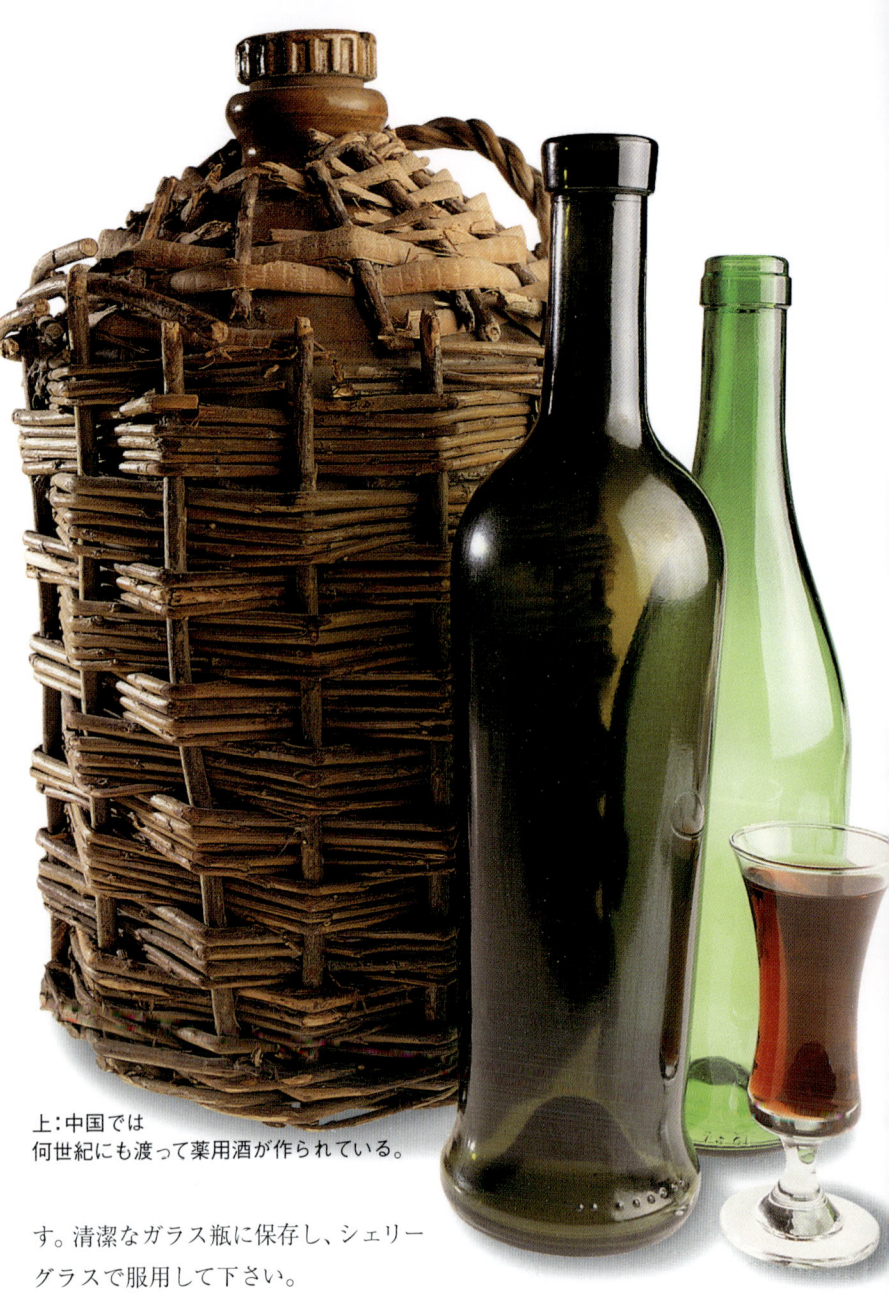

簡単に作れる自家製の強壮酒

- 大棗酒（たいそうしゅ）：中国の赤ナツメを丸ごと使用する。脾臓および胃の気を補充し、血に滋養を与える。

- 当帰酒（とうきしゅ）：当帰の根を刻んで使用する。血に滋養を与え、循環を活性化する、伝統的な婦人用の強壮薬。月経痛や月経不順の際は、半量を丹参（たんじん）にして配合する。当帰に、白芍（びゃくしゃく）、五味子（ごみし）、山薬（さんやく）、杜仲（とちゅう）、甘草（かんぞう）、枸杞子（くこし）を配合すると、伝統的な産後薬となる。最初の4種類の薬草の半量が、後の3種類の薬草の量と同じになるよう配合する。

- 党参酒（とうじんしゅ）：党参の根を刻んで使用する。気を全体的に強壮し、血の生成を促進する。特に脾臓、胃、肺に有効で、人参に比べてはるかに安価である。

- 杜仲酒（とちゅうしゅ）：杜仲の皮を刻んで使用する。腎臓と肝臓の気および精を強壮すると共に、腎虚に関連する腰痛、不妊／性不能症に有効である。

- 枸杞子酒（くこししゅ）：枸杞の果実を丸ごと使用する。肝臓と腎臓の陰を強壮し、視力を改善する。注意：テーブルスプーン1杯以上服用しないこと。過剰摂取は有害である。また枸杞子がエフェドリンに汚染されていた例があるので、必ず良質のものを入手する。

- 何首烏酒（かしゅうしゅ）：何首烏の根の薄切りを使用する。肝臓と腎臓の陰および精を強壮し、血に滋養を与える。伝統的な長寿の薬で、若白髪にも効く。

- 黄耆酒（おうぎしゅ）：黄耆の根を乾燥させて使用する。陽気と衛気（えき）を強壮する。

- 人参黄耆酒（にんじんおうぎしゅ）：人参とその倍量の黄耆を配合して作ると、強力な強壮酒ができる。肺の衰弱あるいはインフルエンザの病後に特に有効である。

- 山薬酒（さんやくしゅ）：山薬の根の薄切りを使用する。脾臓と胃を強壮し、消化を助ける。また腎臓と肝臓の気と精を強化する。

- クルミワイン：胡桃仁（殻を取ったクルミ）を使用する。肺、腎臓、精を強壮する。まだ腎虚に関連する腰痛や呼吸困難症にも利用される。

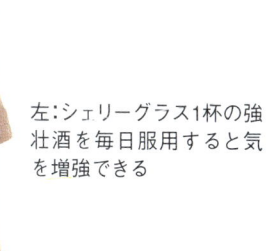

左：シェリーグラス1杯の強壮酒を毎日服用すると気を増強できる

健康のための指圧

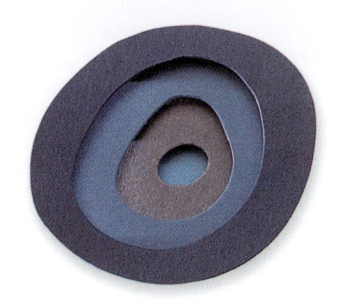

指圧は、伝統的な中国療法に基づくセルフヘルプの1つの技術で、病の予防を目的とします。黄帝は次のような言葉を残しています。
「……聖人（養生の道に特に精通した人）は已病（既に病気にかかっているもの）を治さずして、未病（まだ病気にかかっていないもの）を治す」

様々なマッサージ

あらゆる経穴に作用してエネルギーの流れや健康状態を改善する技術は、中国や日本のいくつかの療法の基盤ですが、この10年で西洋にも広まりました。

日本でも行われている指圧は、ここ1世紀の間に1つの治療法として発展しました。基本的な指圧の術は様々な形式に発展して、急救、仁神道、武術、導引などの名称がつけられています。

指圧はよく「鍼を使用しない鍼治療」と言われますが、各手法にあらゆる技術が盛り込まれている点を考えると、この表現は簡単すぎるかもしれません。

例えば武術、あるいは点穴療法は、つまむ、押す、叩く、打つ、気功マッサージ（96-97ページ参照）などの技術を要し、治療師は気を強化する技術に精通していなくてはなりません。最も重要な動きである「叩く」は通常、中指1本か、親指、人差し指、中指を合わせて、2、3秒ごとに経穴を数分間叩きます。この時、施術者は自分の生命エネルギーを、治療を行っている腕や指に集中します。「つまむ」は、主な経絡の始点である指、爪先、爪だけに行われるものです。「叩く」はエネルギーと血の流れを促進する技術で、あらゆる経絡を平手で5～10回叩きます。「打つ」も非常に似ていますが、4本の指と親指を使う点が異なります。

点穴療法にも、軽く握ったこぶしと親指の第2関節（先端ではない）を使って押す技術が含まれています。

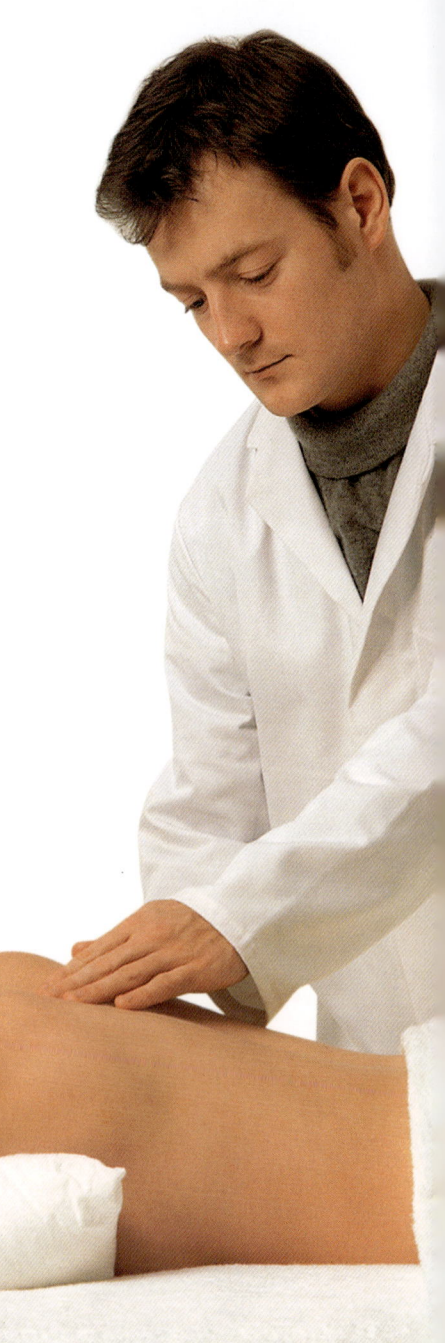

圧力をかける

西洋では一般的に、指圧とは親指の先で押すものだと考えられていますが、点穴療法に含まれる、握ったこぶしと親指の第2関節で押す技術の方がはるかに心地良いものです。親指の先や第1あるいは第2関節を使う方を好む人もいますが、爪を短く切っておくこと、最初は軽く押して効果を確認しながら始めること等に留意してください。

低下した気のレベルを引き上げるために、2～3分間押して手に治療エネルギーを最大限集中させます。ツボをやさしく回すような動きは、気滞を消散し、エネルギーの流れを改善するのに役立ちます。中国の療法士がみなそうであるように、施述者は集中力を維持することが重要です。気が散っていては効果的な指圧はできません。

どんな効果があるのか

中国人は何世代もの間に、自然に鍼や指圧の効果を受け入れるようになりましたが、西洋医学は常に科学的な説明を求め続けています。最近の学説は、鍼や指圧によるエンドルフィンの生成に注目しています。

エンドルフィンとは、下垂体で生成されるβリポトロピンという物質から作られるタンパク質の分子、つまりペプチドのことで、体内に備わる鎮痛成分です。エンドルフィンは内分泌腺に蓄えられ、内分泌の活動を制御し、脳の痛みを感じている部分にモルヒネのような麻酔作用を与えます。

エンドルフィンの分泌は神経系が制御します、神経は当然ながら痛みや外部からの刺激を関知し、刺激を受けると内分泌系に適切なエンドルフィンを分泌するよう指示します。経穴を押すことは、エンドルフィンの生成に同様の影響を与えると考えられています。

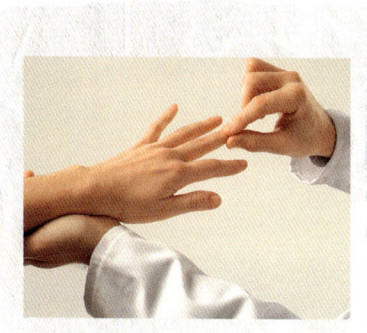

左：指圧治療は、慢性的な病気や軽い病気に適している。

上：「つまむ」は、主な経絡の始点である指、爪先、爪だけに行われる。

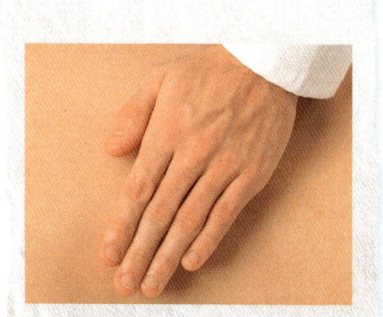

上：「叩く」は、あらゆる経絡を平手で5～10回叩いてエネルギーと血の流れを促進する。

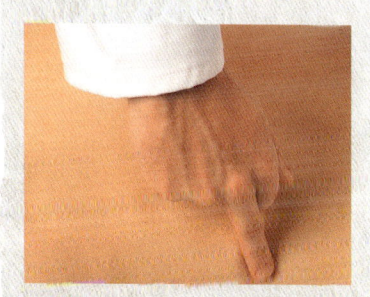

上：「突く」は、中指1本か、親指、人差し指、中指を合わせて、経穴を2、3秒ごとに数分間叩く。

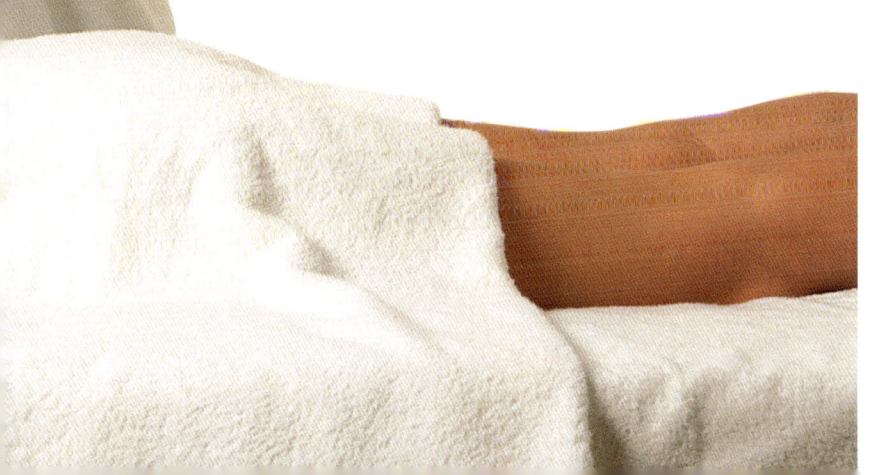

家庭で行う指圧による応急処置

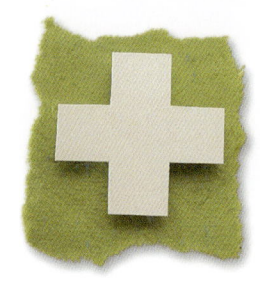

簡単に経穴を刺激できる指圧は、家庭で自然治癒型の軽い病気を治したり、応急処置を行うのに最適です。

経絡（エネルギーの流れ）のツボ（下図および次ページを参照）は経穴と呼ばれています。ツボは皮膚の下の小さなコブとして感じ取れる場合もあります。それを押すとたいてい気持ちよく感じられます。

ツボの場所を、（可能であれば）手で触れて、あるいは患者の親指の幅「寸」に基づく伝統的な計測方法を利用して（95ページ参照）、確かめてみてください。1.5寸は2本の指の幅に等しく、3寸は4本の指の幅に等しいことも念頭に置いてください。

361ヵ所のツボ（正穴）（88-89ページ参照）とは別に、特別なツボが多数存在します（奇穴）。次のページでは、比較的簡単に位置を確認できるツボ、それに関連する病症を紹介します。

経絡の略称

- 肺（LU）
- 大腸（LI）
- 胃（ST）
- 脾臓（SP）
- 心臓（HT）
- 小腸（SI）
- 膀胱（UB）
- 腎臓（KD）
- 心包（PC）
- 三焦（SJ）
- 胆嚢（GB）
- 肝臓（LV）
- 督脈（GV）
- 任脈（CV）

注意

- 皮膚が破れたり感染したりしている箇所、傷、火傷がある場所には指圧を行わないこと。
- 高熱、急性疾患、静脈瘤がある人には指圧を行わないこと。
- 妊娠している人の指圧は控え目に行う。特定の経穴を刺激し過ぎると流産を招くので注意。
- 高齢者、慢性病患者、心臓あるいは肝臓の疾患がある人への指圧は、専門家による施術に限るものとし、通常は行わないこと。
- 他の人に指圧を行う前に、自分でやってみて感触を確認すること。

注意：ここで示す治療法は、家庭で応急処置を行う自然治癒型の軽い病気が対象です。症状が続く場合は専門家に相談してください。

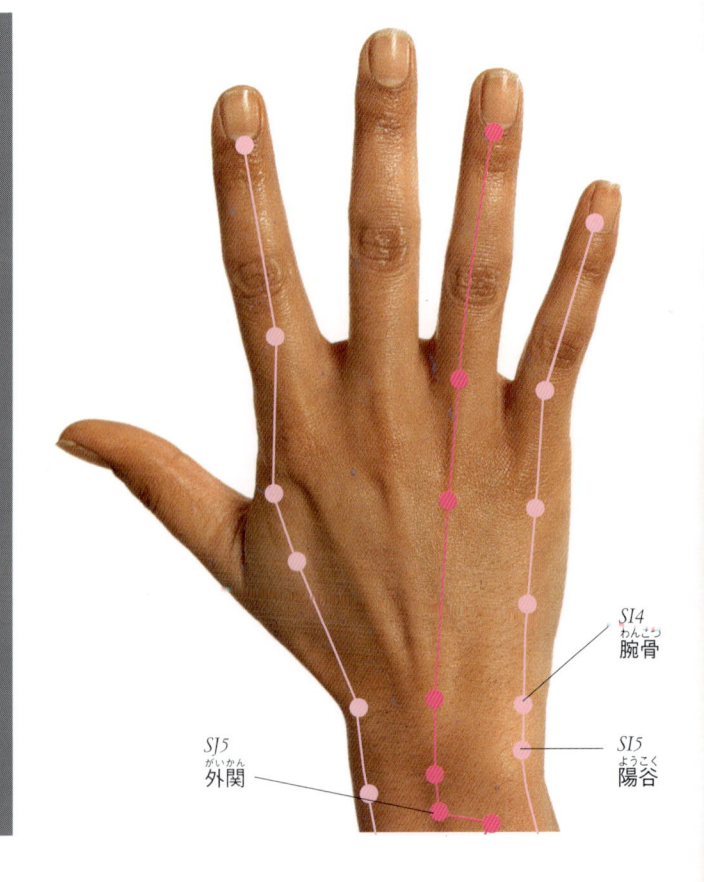

SI4 わんこつ 腕骨

SJ5 がいかん 外関

SI5 ようこく 陽谷

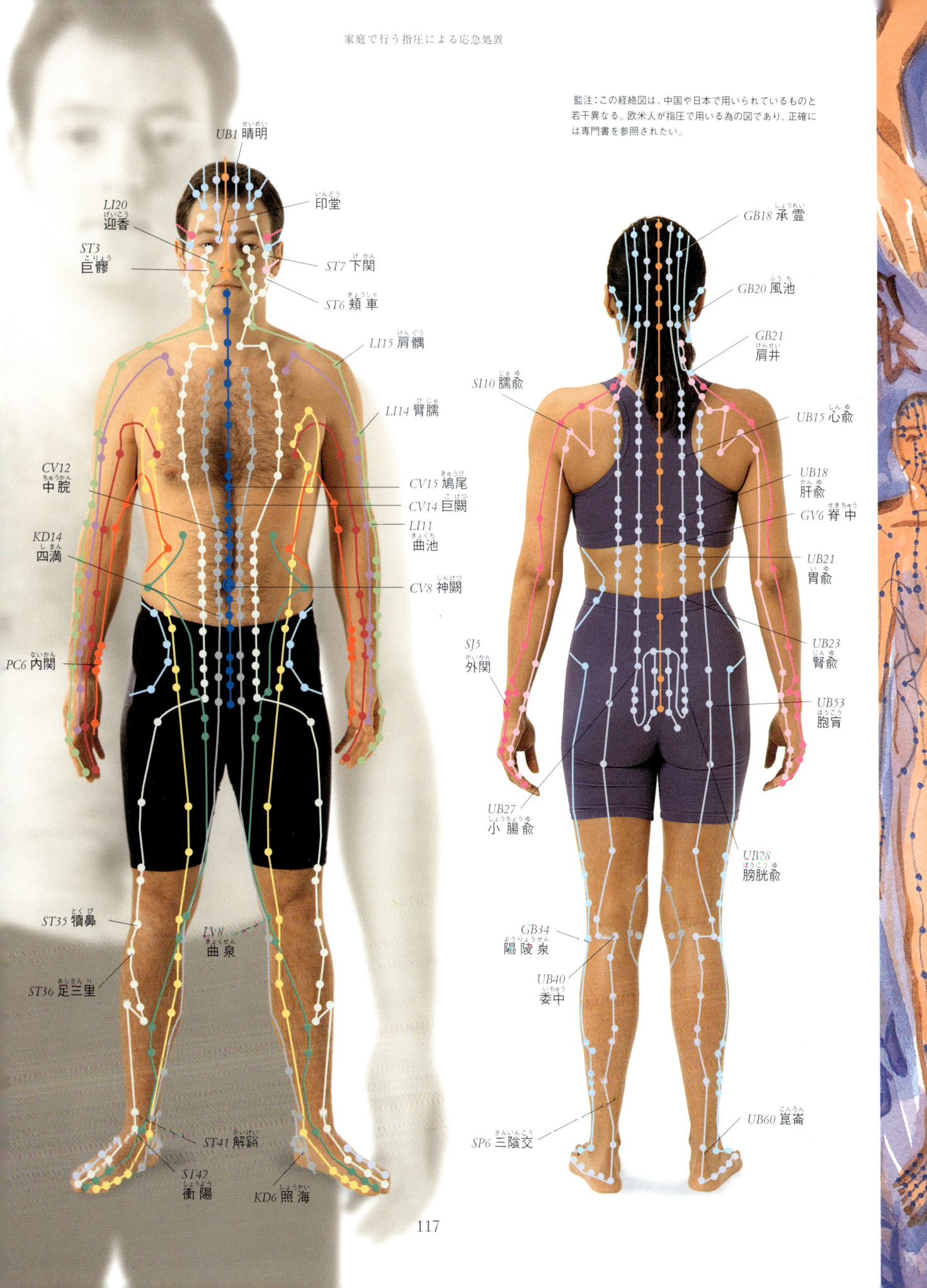

家庭で行う指圧による応急処置

監注：この経絡図は、中国や日本で用いられているものと若干異なる。欧米人が指圧で用いる為の図であり、正確には専門書を参照されたい。

- UB1 晴明
- LI20 迎香
- 印堂
- ST3 巨髎
- ST7 下関
- ST6 頰車
- LI15 肩髃
- LI14 臂臑
- CV12 中脘
- CV15 鳩尾
- CV14 巨闕
- LI11 曲池
- KD14 四満
- CV8 神闕
- PC6 内関
- ST35 犢鼻
- LV8 曲泉
- ST36 足三里
- ST41 解谿
- ST42 衝陽
- KD6 照海

- GB18 承霊
- GB20 風池
- GB21 肩井
- SI10 臑兪
- UB15 心兪
- UB18 肝兪
- GV6 脊中
- UB21 胃兪
- UB23 腎兪
- UB53 胞肓
- SJ5 外関
- UB27 小腸兪
- UB28 膀胱兪
- GB34 陽陵泉
- UB40 委中
- SP6 三陰交
- UB60 崑崙

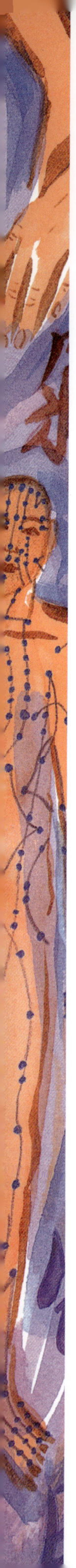

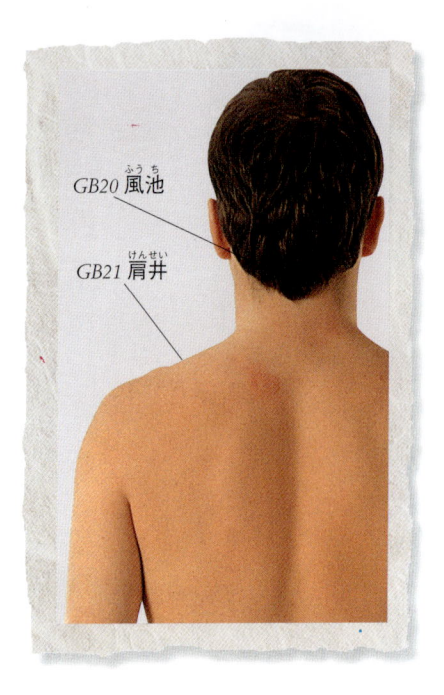

セルフヘルプ

LV1 大敦（だいとん）：爪先の親指の爪の生え際。これも自己治療に便利なツボ。2、3分間強く押すこと。

偏頭痛
GB20 風池（ふうち）：頭蓋骨の下部、2つの筋肉の間のくぼみ。このツボは指圧に敏感な場合が多く、首や頭のあらゆる緊張をほぐすのに役立ちます。不眠症やめまい、風邪、インフルエンザ、首の痛み、神経の高ぶりにも有効です。

眼精疲労
ST36 足三里（あしさんり）：脛骨（けいこつ）外側のくぼみ。膝頭から2寸下。

UB1 晴明（せいめい）：目の内側の角。敏感な場所なので、そっと押すこと。

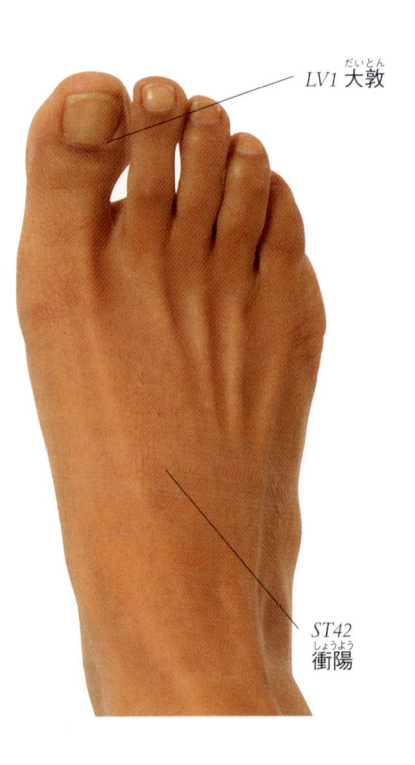

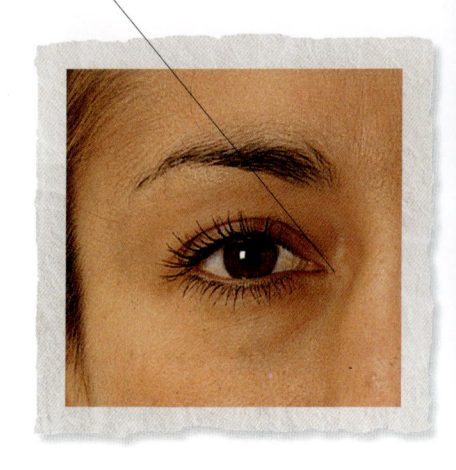

頭痛
いくつかのツボは頭痛に効きます。よく利用されるのは印堂（いんどう）（奇経の1つ）で、額中央の眉と眉の間にあります。頭脳を明晰にし、集中力を高めるツボでもあります。デスクワークが多い人は、午後に印堂を押すとエネルギーレベルを上げることができます。

その他、頭痛に有効なツボは以下の通りです：

GB21 肩井（けんせい）：第7頸椎上の首の根元の菱形筋、肩の最高部より少し下。中国ではGB21を単に押すのではなく、円を描きながら「突く」動作が好まれます。

L14 合谷（ごうこく）：親指と人差し指の間の水かきの部分、関節の間の最も高い位置。頭痛のほかに、痛み全般、特に手首と手の痛みを緩和します。

歯痛
指圧は、歯科治療を受けるまでの間、歯痛を一時的に和らげることができます。

LI14 臂臑（ひじゅ）：上腕の外側、肘と肩の間の三角筋の下。様々な歯の病気に有効です。

LI20 迎香（げいこう）：鼻腔と頬の境目。特に上の歯に有効です。

ST6 頬車（きょうしゃ）：あごの先の上、鼻より1寸下。下の歯が痛い場合に有効です。

ST7 下関（げかん）：上あごと下あごの境目。あごの力を抜くとくぼみがある所。

ST42 衝陽（しょうよう）：足の第2指と第3指の間の線上で、足で最も高い場所。

家庭で行う指圧による応急処置

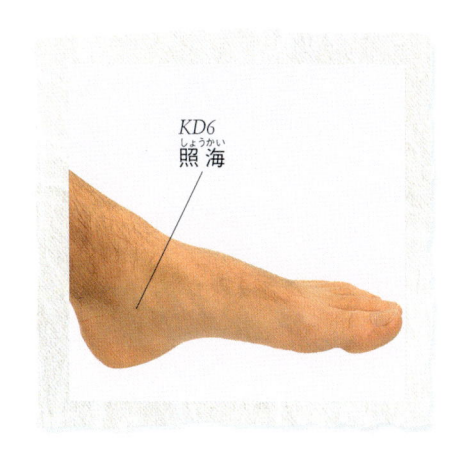

耳痛
KD6 照海(しょうかい)：距骨(きょこつ)(足首の骨)の内側のすぐ下にある小さなくぼみ。指圧に敏感な部分。腎臓のエネルギーに大きな影響を与えるツボで、耳痛を和らげるほか、生殖器官を助けます。

鼻詰まりと鼻水
ST3 巨髎(こりょう)：眼の真下で頬骨の下。頬のカーブに沿って目の少し下までなぞるとすぐ分かります。非常に柔らかい場所なので、頬骨に向かって押してください。鼻の病気や歯痛にも有効です。

鼻血
LI20 迎香(げいこう)：鼻腔と頬の境目。鼻に向かって優しく押すこと。通常の風邪や鼻詰まりにも有効です。

PC8 大陵(だいりょう)：手の平の中央、中指と人差し指の間、第3中手骨の横。2、3分間強く押す。もう一方の手にも同じことを繰り返してください。

喉の病気
LI14 臂臑(ひじゅ)(前ページの歯痛の項を参照)：首の緊張をほぐします。

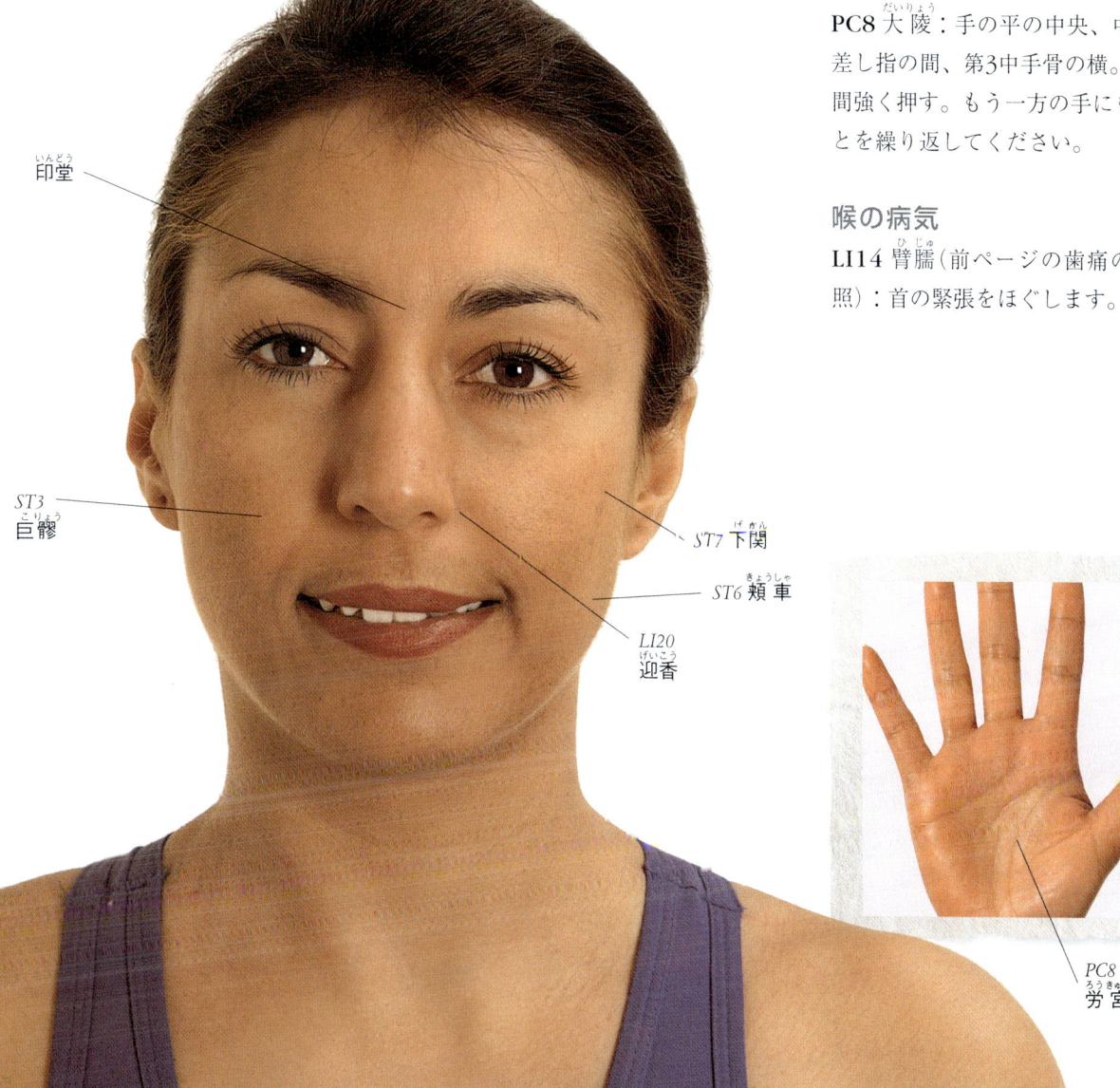

KD6 照海(しょうかい)

印堂(いんどう)

ST3 巨髎(こりょう)

ST7 下関(げかん)

ST6 頬車(きょうしゃ)

LI20 迎香(げいこう)

PC8 労宮(ろうきゅう)

肩こり
SI10 臑兪：肩甲骨の外側の端、腕と肩の関節のすぐ下。このツボを押すとしばしば痛むことがあります。肩と首全体に有効です。

腰痛および坐骨神経痛
GV6 脊中：第11胸椎のすぐ下。このツボを押すときは、患者が顔を下にして寝るか、体を腰から曲げるのが望ましく、自己治療が難しいツボです。小さい円を描きながら軽く押すこと。坐骨神経痛にも有効です。

また以下の膀胱経にも、同様に押すと腰痛に有効な経穴があります。

UB23 腎兪：第2および第3腰椎の間の真横。

UB57 承山：腓筋（ふくらはぎの筋肉）の中央のくぼみ。

UB58 飛陽：腓筋の端、UB57の下の、かなり外側。

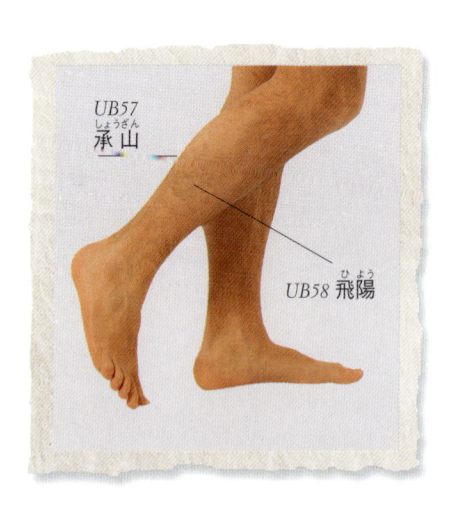

UB23 腎兪とUB57 承山は、いずれも坐骨神経痛に特に有効です。

関節リウマチ
UB15 心兪：第5胸椎の高さで1.5寸外側。円を描くように強く押すと、リウマチ痛や腰椎などの痛みが全体的に和らぎます。

LI5 陽谿：腕を体から離すと現れる、肩甲骨外側端のくぼみ、穴。このツボも肩の痛みを緩和します。

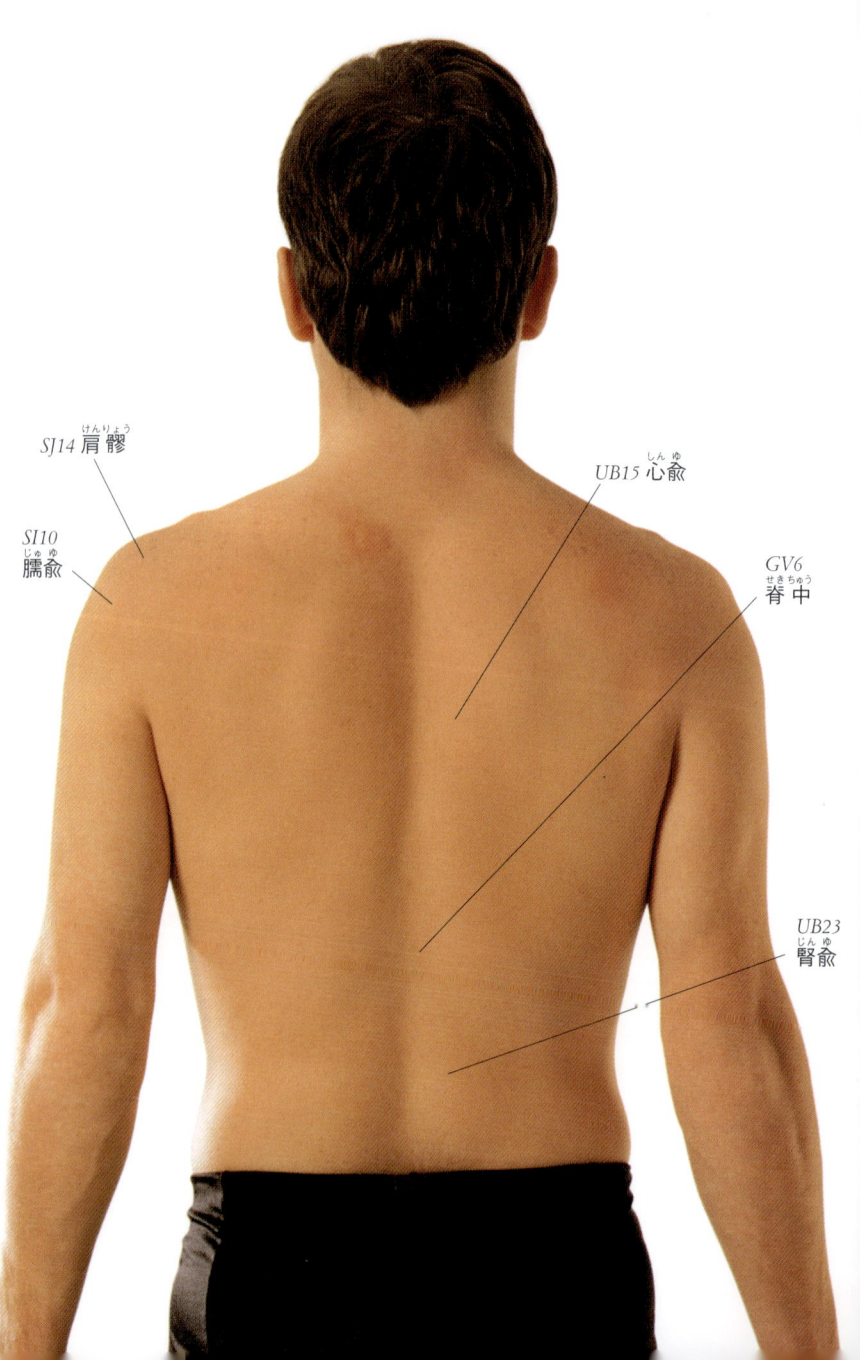

便秘

GB34 陽陵泉：腓骨（脚外側の細い骨）の最上部の下。膝の下の筋肉が集まっている場所にある小さなくぼみ。

腓骨の端を直接押すと、筋肉痛が和らぐほか、便秘などの腹部疾患にも効き、背中の張りをほぐします。

SP12 衝門：そけい部と寛骨（骨盤の前および側壁をなす厚い板状の大きな骨）の間の溝、恥骨の外側から3.5寸の位置。2、3分間、優しく押すこと。

下痢

ST25 天枢：へそより2寸外側。このツボを押すと、腹部のエネルギーの流れが正常になり、下痢と便秘の両方を緩和できます。

CV6 気海：腹部中央、へそより1.5寸下。月経障害や全身疲労にも有効。円を描くように回しながら押すこと。

腹部膨満

CV8 神闕：へその中心。2、3分間、小さく弧を描くように動きながら強く押すこと。

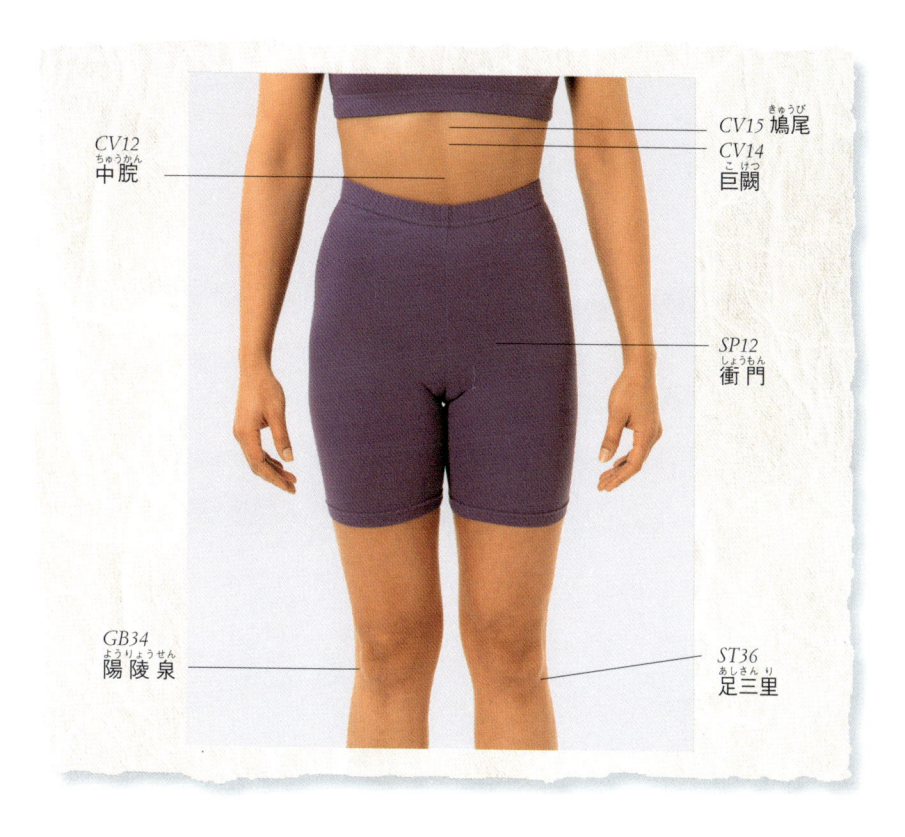

KD14 四満：へその下から2寸外側。この辺りは、体の両側を走る2本の肝経が1寸しか離れていません。2つのツボ全体をこぶしで強く押すこと。

消化不良／胸焼け

CV15 鳩尾：へそから上に7寸。患者が腹式呼吸で息を吸ったときに押し、息を吐いたときに離すこと。

CV14 巨闕：へそから上に6寸。CV15と同じように指圧します。いずれも腹痛を緩和します。

UB21 胃兪：第12胸椎の真横。患者は胃を下にした状態で横になります。2、3分強く押すこと。

吐き気

ST36 足三里（118ページの眼精疲労の項を参照）：小さい円を描きながら押すこと。腹痛にも有効です。

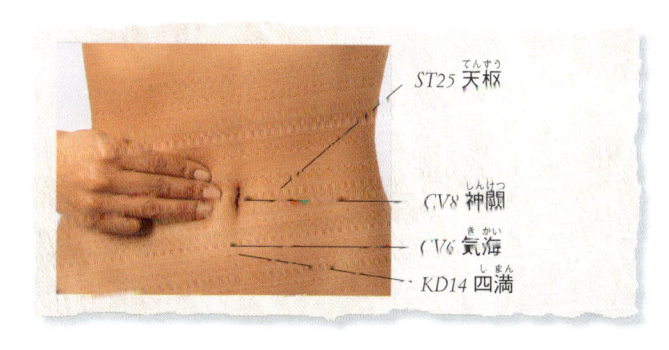

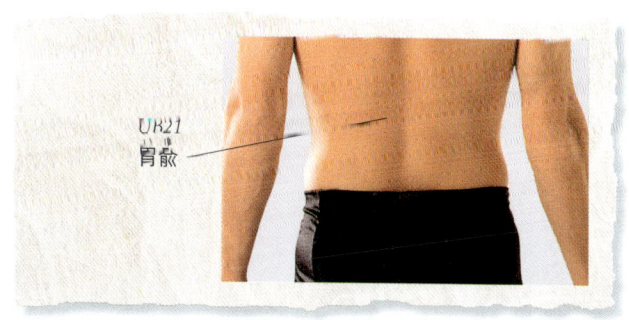

CV12 中脘：腹部の中央線上、へそより上に4寸。円を描くように強く押すこと。

膀胱炎

LV8 曲泉：膝の内側、膝を曲げたときにできるシワのすぐ上。円を描くように優しく押すこと。

膀胱経には膀胱炎を和らげるツボがいくつかありますが、自己治療を行う際に手が届きにくい場所に位置しています。

UB18 肝兪：第9胸椎の下から外側に1.5寸。

UB27 小腸兪：仙骨の最初のくぼみ。

UB28 膀胱兪：仙骨の3つ目のくぼみ。

UB53 胞肓：仙骨底の外側、臀部の両くぼみ、骨盤と仙骨の境目から約2寸。前立腺疾患、痔、便秘にも有効です。

月経痛／月経困難症

SP13 府舎：骨盤の下部より内側、そけい部中央より約2寸上。月経痛や消化不良など、腹部の緊張を緩和します。

月経前症候群

LU8 経渠：腕の親指側、手根骨（手の付け根にある骨）より1寸上にあるくぼみ。尺骨（腕の細長い骨）に向かって軽く押すこと。

SP6 三陰交：距骨（足首の骨）より約3寸上、脛骨の端のすぐ後ろ。骨に向かって2、3分押すこと。

緊張／ストレス

HT7 神門のように、手が届き易いツボは、仕事で忙しい時期に自己治療を行うのに適しています。忙しい1日の終わりにソファに横になり、友人かパートナーに足のツボをマッサージしてもらって寛ぐのは理想的なリラックス法でしょう。ストレスや緊張をほぐすのに有効なツボは以下の通りです。

KD1 湧泉：足裏のくぼみ、母指球。歩行により当然ながら肉厚になっているので、とても深いツボです。できるだけ強く押してください。

GB18 承霊：頭蓋骨側面、耳から頭蓋骨後ろ側に向かって斜め上になぞり、首の筋肉に沿ってまっすぐ上にひいた線と交わるあたりを探すと、簡単に見つかります。刺激に敏感な場所です。

GB44 足竅陰：足の薬指の先。

HT7 神門：手の小指よりまっすぐ下、手首のシワの上。

PC8 大陵：（119ページの鼻血の項を参照）

GB34 陽陵泉：（121ページの便秘の項を参照）

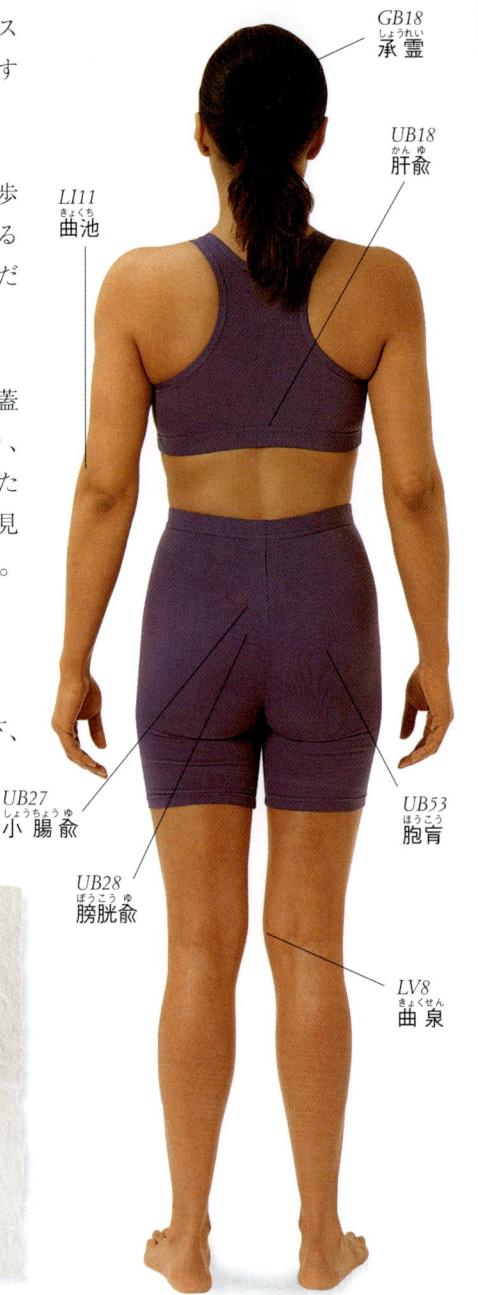

疲労

CV4 関元：へそから3寸下。腹痛、消化不良、排尿障害の際はこのツボを温めながら押すこと。

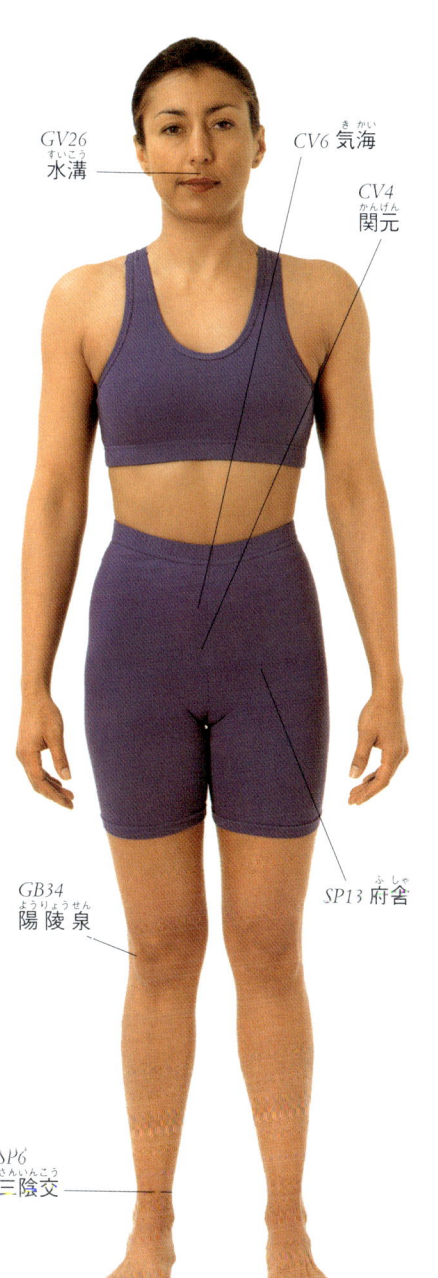

PC8 大陵：（119ページの鼻血の項を参照）

CV6 気海：（121ページの下痢の項を参照）

LI11 曲池：肘関節の前面、前腕と腕を曲げたときに現れるシワの外側。昔から免疫系統を刺激すると考えられており、肘の痛みや捻挫、熱、皮膚病のほか癬の治療にも用います。

ショック症状

ショック症状の回復に有効なツボもいくつかあります。

LU7 列缺：内腕、親指側の手首のシワから約1.5寸上。円を描くように優しく押すこと。

PC6 内関：内腕、手首のシワから2寸上。痛み全般の緩和に有効であるほか、めまい、吐き気、呼吸困難の治療にも利用されます。

PC9 中衝：中指の爪の生え際、人差し指側。

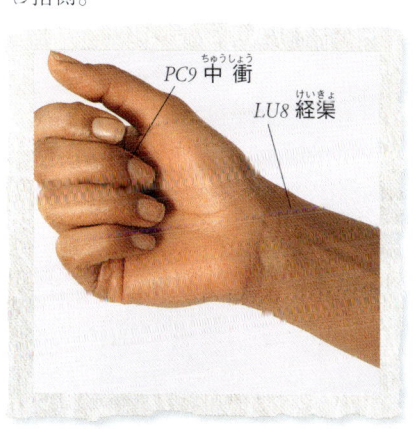

GV26 水溝：鼻の下、上唇まで3分の2の辺り。

以上の4つのツボは手が届き易く、治療が簡単です。2、3分間強く押してください。

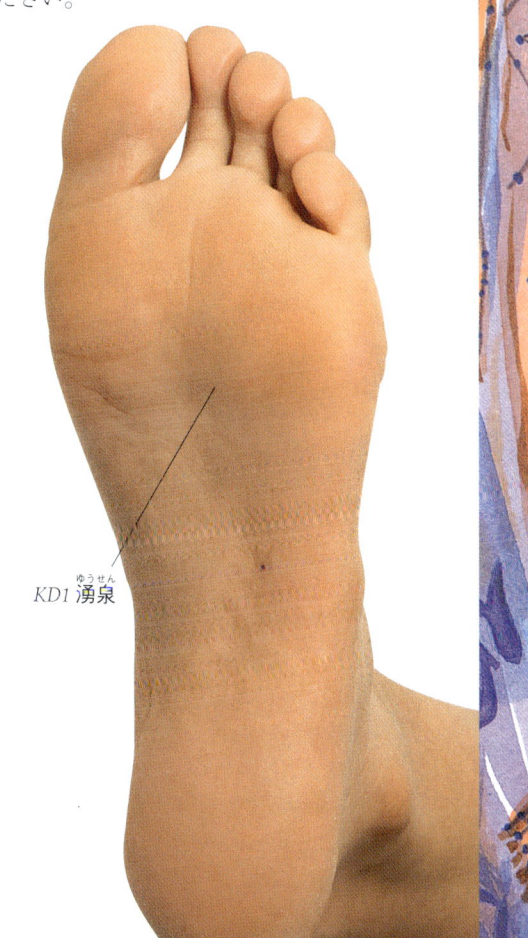

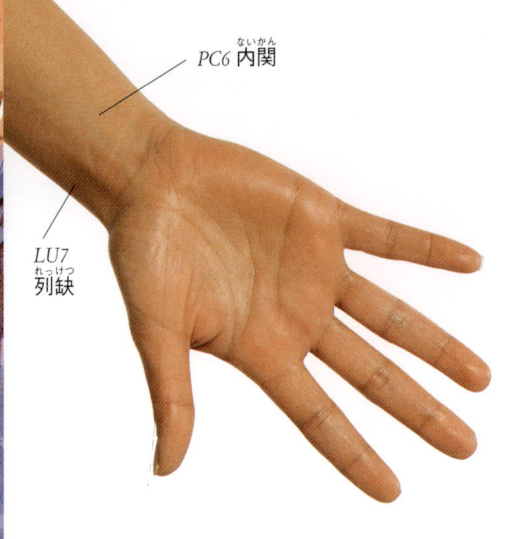

通常の風邪

LU7 列缺：（123ページのショック症状の項を参照）

GB20 風池：（118ページの偏頭痛の項を参照）

二日酔い

SP6 三陰交：距骨（足首の骨）より約3寸上、脛骨の端のすぐ後ろ。骨に向かって2、3分押すこと。痛み全般や月経前症候群の緩和に有効です。

乗り物酔い

PC6 内関（123ページのショック症状の項を参照）と**ST36 足三里**（118ページの眼精疲労の項を参照）は旅行中でも容易に手が届くツボです。中国では、PC6に力を加えられるようにデザインされた、乗り物酔い用のリストバンドが市販されています。PC6ほど手軽ではありませんが、同様に効果的なツボは**LV2 行間**で、足の爪先の親指と人差し指の間にあります。いずれも2、3分間強く押してから、小さく円を描きながら力を抜いてください。

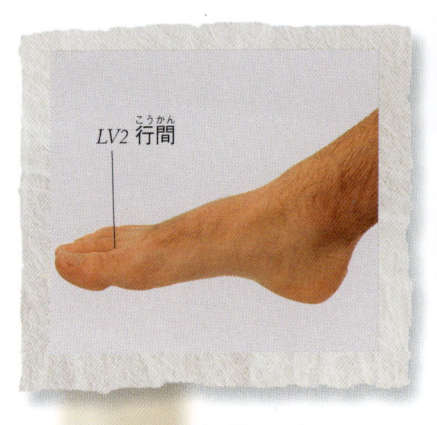

捻挫／特定の部位の痛み

首

UB10 天柱：頭蓋骨の下部の下、首の中心より1寸余り外側。

GB20 風池：（118ページの偏頭痛の項を参照）首にも有効。

肩

GB21 肩井：（118ページの頭痛の項を参照）関節炎にも有効。

LI15 肩髃：中国では、肩の損傷や捻挫のほか、関節炎の際に利用します。

肘

SJ5 外関：手首のシワから2寸上、手首裏側の腕の骨と骨の間。

LI11 曲池：（123ページの疲労の項を参照）

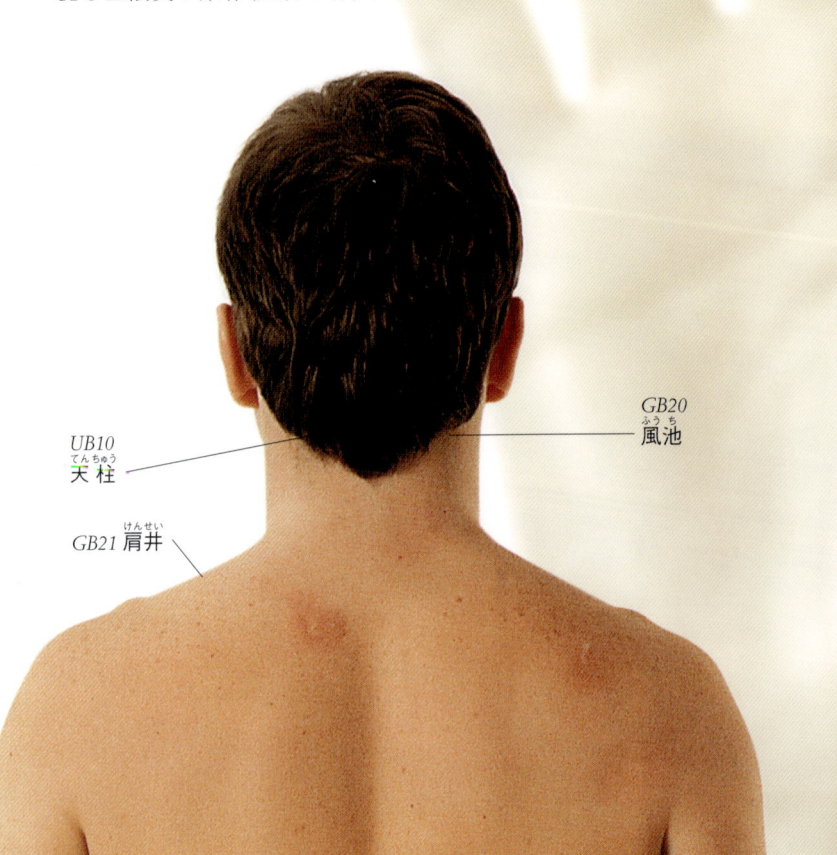

手首

SI4 腕骨：手と腕の境目、手の尺骨（腕の細長い骨）側にある手首の小さなくぼみ。

SI5 陽谷：手と腕の境目、手の尺骨側の端、尺骨の先端にあるくぼみ。

LI4 合谷：（118ページの頭痛の項を参照）手首の痛みにも有効。

膝

ST35 犢鼻：膝を曲げたときに現れる、膝頭の下のくぼみ。膝頭に向かって強く押すこと。

膝眼：膝を曲げたときに現れる、膝頭の下のくぼみにある奇穴の1つ。このツボも膝の痛みに有効です。

UB40 委中：膝の後ろ側にある腱と腱の中間点（117ページを参照）。背中や大腿部にも有効なツボです。少し円を描くように強く押すこと。

足首

UB60 崑崙：足首の外側の足首とアキレス腱の間。骨に向かって押すこと。

ST41 解谿：足の最上部の中心、腱と腱の間、足首の骨の上。

痛み

LI4 合谷：（118ページの頭痛の項を参照）

PC6 内関（123ページのショック症状の項を参照）

SP6 三陰交（前のページの二日酔いの項を参照）

125

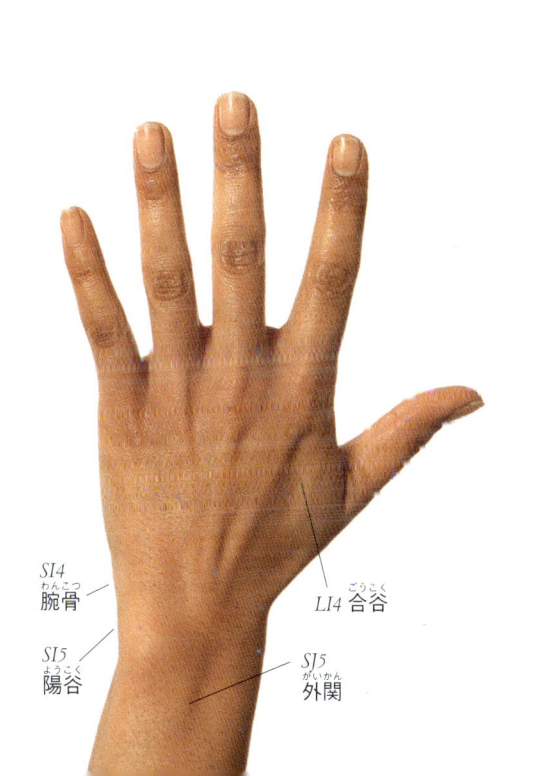

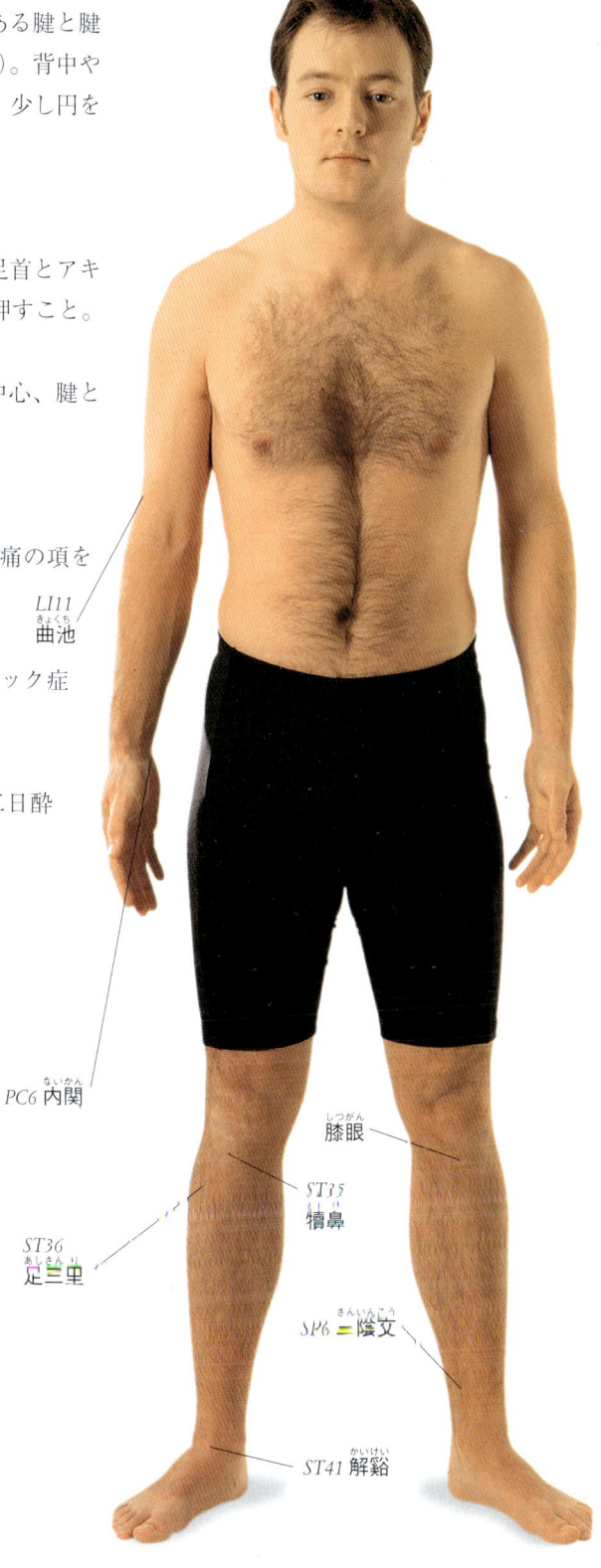

生命エネルギーをもたらす呼吸法

気功は中国で最も古い治療法で、その起源は黄帝や数々の道教家たちの時代にさかのぼります。気功は伝統的に「病を除き、長寿をもたらす」と考えられ、気を集中的に強化する運動を行います。

エネルギーを操る技術

「気」は一般的に「呼吸」あるいは「生命エネルギー」と訳されます。また「功」は、技術を習得するために要した時間、訓練の質、習得した技能などを意味します。したがって「気功」は「呼吸運動」あるいは「エネルギーを操る技術」のいずれとも訳すことができます。

気功は、単なるヨガの東洋版ではありません。ある程度のレベルに達すれば、健康や生命力の改善に利用できるセルフヘルプの1つの手法となり得ます。また気功は重要な治療技術でもあります。中国の伝統的な病院では通常、気功を専門に行う科があり、熟練した気功師が患者に癌などの慢性疾患の対処方法を指導しています。また、自らの気を利用して、重篤な病気の按摩療法の効果を高めています。例えば気功師は、自分の手にエネルギーを集中させて、四肢が麻痺した脳卒中患者や、脳に損傷を受けた乳児に刺激を与えることもあるのです。

気功は、身体全体の健康と幸福のためのセルフヘルプ療法の簡単な手法として利用されます。ただし、そのためには練習とひたむきな努力が必要です。中国人は「気功で最も重要なことは忍耐だ」と言います。

気功は一般的に以下の3つの主なグループに分類されます：

- 静功：一種の瞑想、つまり「精神の鍛練」を行います。
- 動功：呼吸法に中心に行います。
- 動静結合：西洋でもっとも知られている形式で、さまざまな姿勢や動きが含まれる、「身体の鍛練」と言えます。

下：気 ― 生命エネルギーをもたらす呼吸法 ― は、私たちや周囲に満ちた生命力。

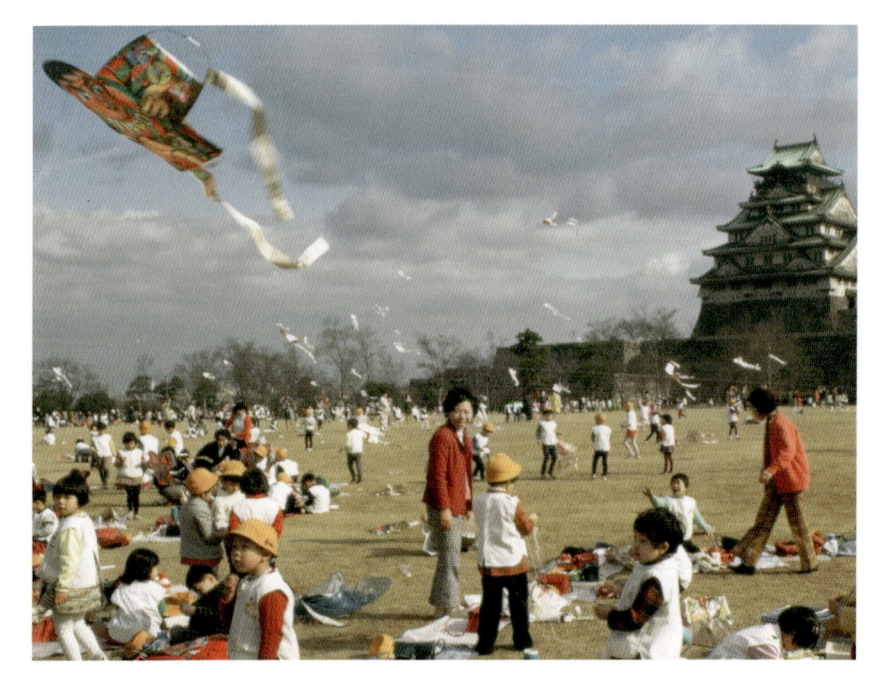

これらの異なる形式はさらに陰陽に基づいて捉えられます。受動的あるいは静的な状態（瞑想状態）は陰性で、活動的あるいは動的な状態（呼吸）は陽性なのです。気功の動と静の姿勢や動き、これらが1つになってこそ全体を成し、すべての動きが制御、意識されて、完全なものになるのです。

気功は、行う時間帯も重要で、気の時計（28-31ページ参照）に合わせることが理想的です。例えば呼吸運動は、肺気が活発な時間帯（3-5am）に行うべきです。その後、大腸に関連する気が

生命エネルギーをもたらす呼吸法

左：気功の立位には18の異なる動きが含まれている。

流れる時間がやってきます。春と夏は、肺気が盛んな陰の時間帯に行い、陽の補充が必要な秋と冬は、大腸に関連する陽性の臓器の時間帯に行うべきです。

静功

静功はまず、心を鎮めることを目的とするシンプルな立位（立禅。中国理論では神（精神）が座ると考える）から始め、落ち着いた精神状態を得ます。シンプルな立位といっても、全部で18の異なる意識的な動きが伴い、決して簡単ではありません。

1. 足は肩幅の広さに広げてまっすぐ立ち、体重を均等にのせます。

2. 膝の力を抜き、すこし緩めて、気と血がスムーズに流れるようにします。

3. 股関節の力を抜きます。

4. 気が「下半身のドア」から逃げないよう、股に少し緊張感をもたせます。膝頭を上げて下半身の力を抜いてから、合陰部を少し引き上げるようにするとよいでしょう。

5. 同様に肛門にも緊張感を持たせて引き上げます。

6. ゆっくりと胃を恥骨の上に引き上げ、元気（人間が生まれもっている気）の抑制を助け、全身の気の流れを改善します。

7. 胴部（ウェスト）の力を抜き、気をへその下5センチ、深さ7.5センチにある丹田に戻らせ、沈ませます。丹田は気が蓄えられる主な場所の1つです。ウェストの力を抜くには、肩を引き上げ、息を吐きながら、力を抜いて下ろすとよいでしょう。

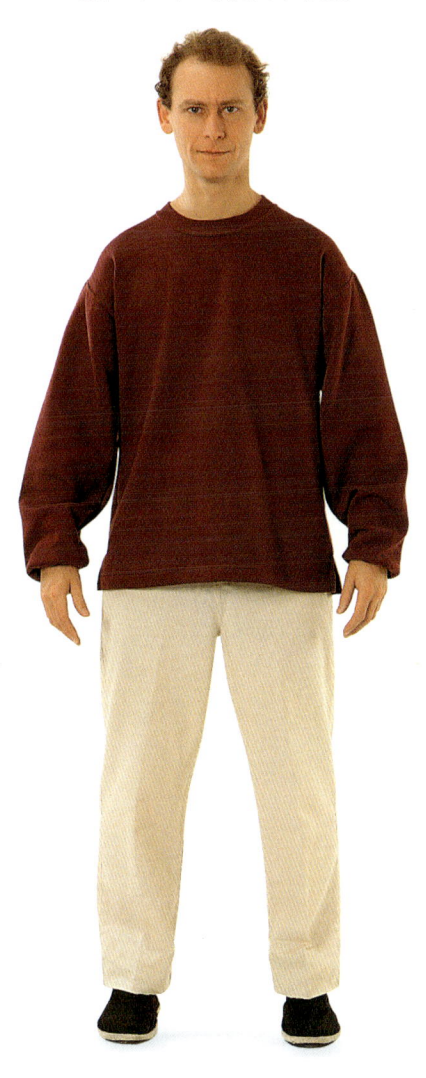

8. 胸腔を広げるために、胸を引きます。

9. 脊椎がまっすぐになるよう背中を伸ばし、肩の力を抜いて均等な高さにします。この動きは心と肺を鎮め、任脈と督脈の交流を助けます。

10. 肩関節の力を抜くと、首もリラックスできます。

11. 次は肘です。少し曲げてから力を抜いて下に降ろします。

12. 肘は体から少し離し、脇の下に空間ができるようにします。

13. 気が指先まで流れるように手首の力を抜きます。少し指を曲げて軽く握り、こぶしを作るとよいでしょう。

14. 次に、「頭を吊る」姿勢をとります。頭が紐で吊られているイメージを描き、体の中央にまっすぐに置きます。

15. あごを引きます。

16. 目を閉じます。強く閉じる必要はありませんが、まぶたは閉じてください。

17. 唇と歯は軽く閉じます。

18. 舌を上あごにつけます。この動きは中国で「橋を架ける」動作と呼ばれます。こうして任脈と督脈を通わせます。

このように「決して単純ではない」立位ができたら、静かに呼吸をし、心を落ち着かせ、丹田に意識を集中させます。熟練した気功師はしばしば、この姿勢で何時間も立ち、気を集中させます。

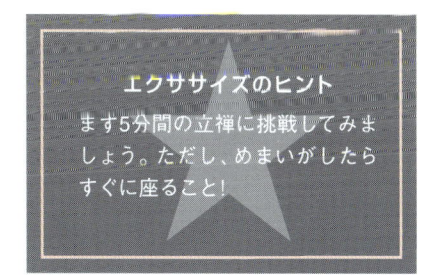

エクササイズのヒント

まず5分間の立禅に挑戦してみましょう。ただし、めまいがしたらすぐに座ること！

動功

呼吸法を改善することは、気を構築するために重要な技術であると考えられています。生命エネルギーである気は、肺と深い関係があるからです。気功師は、より深く息を吸い、より少なく吐き出すことにより、体内のエネルギーを強化できると考えています。受動的なヨガの呼吸法と違って、気功の呼吸法は動的で、動作を伴います。

最も簡単な運動は「健康歩法」と呼ばれるもので、静功の立位から始まります。かかとを地面につけ、つま先を少し浮かせて前方に歩きはじめます。この時、頭と腰の力を抜き、腕はゆっくり左右に揺らします。一歩進むごとに片手が丹田の上で止まるようにします。

歩くあいだ視線は、中国人の言葉を借りると「花を愛でるように」、左右に動かします。

> 花の咲く低木の間を、
> 顔に微笑みをたたえ、
> 軽やかな気持ちで、
> ゆっくりと歩く

呼吸は鼻から行います。2歩で息を吸い、1歩で吐きます。

注意
心臓疾患や高血圧の人は、気功の呼吸法を用いないで自然呼吸を行ってください。

動静結合

気功には、体の各部分を活性化、強化し、生まれつきもっている健康上の弱点を克服する、一連の動き(型)が数多く存在します。

気功の型は、長々とした太極拳より簡単な場合が多く、また明確に健康を目的としています。

八段錦(はちだんにしき)は、各段階に3～4の動作しか含まれない非常に簡単な型で、段階的に筋肉をリラックスさせ、四肢と胸を伸ばし、循環を改善し、消化系、神経系、脊椎、背中を強化します。最後は全身にエネルギーを与えて、集中力を高めて終わります。

もっと長い動きもあります。大雁飛翔(Dayan qigong)は野生のガンを真似た128の動作を含みます。最初の64の動作は後天の気を助け、残りの64の動作は天性の気を助けることを目的としています。この動きは道教から生まれたもので、他の道教の療法と同様に、加齢を遅らせ、長寿をもたらすと考えられています。

すべての気功の型には、気を活性化し動かす動作である「起勢」と、活性化された気をもとの蓄積場所に戻す「収勢」の動作が含まれます。収勢まで完了しないと、気が失われ、努力のすべてが無駄になります。気功の型の詳細については、書籍やビデオが数多く市販されているほか、気功師による気功教室も開催されています。

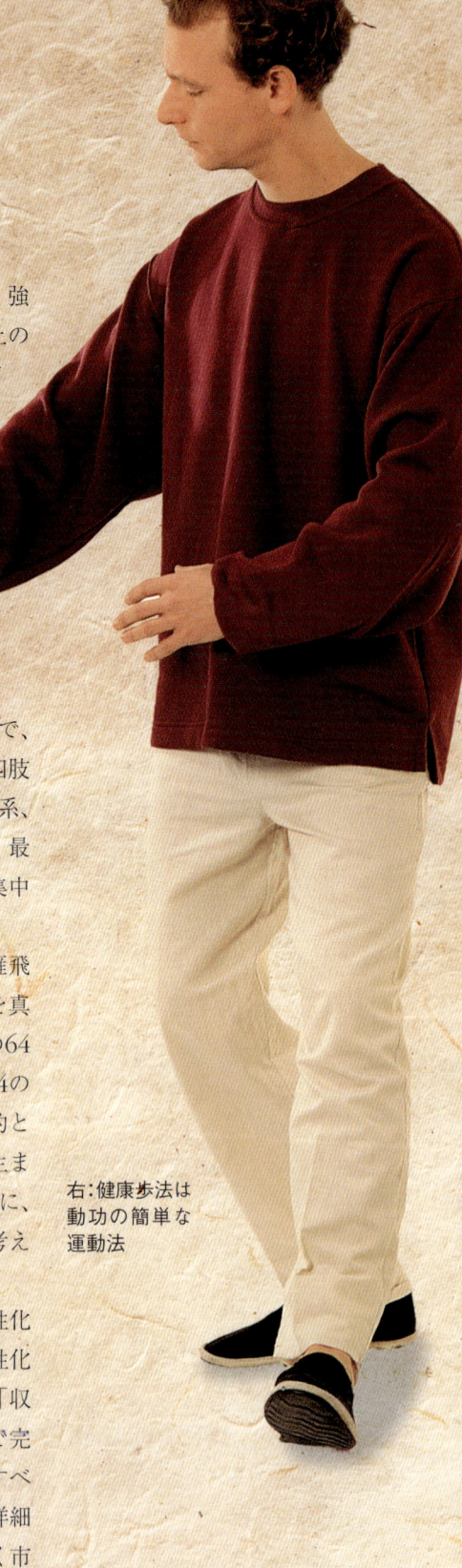

右:健康歩法は動功の簡単な運動法

弓を引く

　八段錦の基本的な動作に「弓を引く」動作があります。この動きは、体を伸ばす動作と呼吸に意識を集中しながら、ゆっくり慎重に行わなくてはなりません。胸部に意識を集中して、血の循環を助けるとともに、腕と肩に筋肉にエネルギーを与えます。

1. 前述の立位をとる。

2. 息を吸いながら横に一歩踏み出し、馬に乗った時のように膝を曲げます。それと同時に、胸の前で腕を交差させます。この時、右腕を外側、左腕を内側にします。

3. 左手の親指と人差し指を伸ばし、他の3本の指を曲げて左手を押し出します。この時、右手は堅く握って後ろに引き、弓を引くような形をとります。

4. 息を吐き、2の動作に戻ります。息を吸い、3の動作を逆向き（右手を伸ばす）で繰り返します。

5. この動作を最低10回繰り返して、最初の立位に戻ります。

片腕を上げる

　これも八段錦に含まれる動作で、消化系を強化し、肝臓、胆嚢、脾臓、胃にエネルギーを与えます。

1. 立位をとる。

2. 息を吸いながら右腕を頭の上まで上げます。この時、手の平は上向きにし、指は左を指すようにします。同時に、左手は指を閉じて前方に向け、手の平を下にして押し下げます。

3. 息を吐きながら立位に戻ります。

4. 2の動作を左腕で繰り返します。つまり、息を吸いながら左腕を上げ、指は右を指します。

5. 息を吐きながら立位に戻ります。
この運動は最低10回繰り返します。

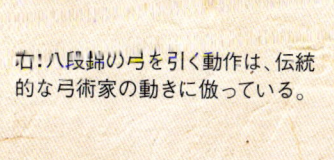

上：片腕を上げる運動は、消化系を強化し、腹部の臓器にエネルギーを与える。

右：八段錦の弓を引く動作は、伝統的な弓術家の動きに倣っている。

太極拳とインナーバランス

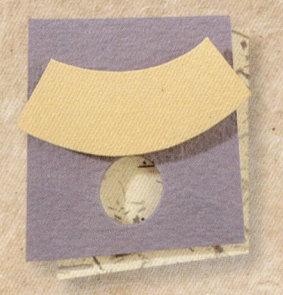

太極拳は、内的調和を目指す、気功の数多くのスタイルの1つです。中国武術の一種としてみなされる場合もあります。その場合、ボクシングのように両手と足を使い、相手の気を攻撃します。

姿勢を整える運動

気功と同様に、太極拳は良い姿勢、呼吸法、静かな精神状態を目指します。いずれも瞑想はもちろん、武術に必要不可欠です。太極拳では呼吸法より姿勢を重視します。これは接近戦の場合、バランスと正しい姿勢が最終的に防備と攻撃の技術の要となるからです。

中国医学の他の分野と同様に、太極拳の起源も道教に関連があり、後年になって仏教の少林寺により深く結びつきました。

仏教は5世紀に菩提達磨によってインドから中国に伝えられました。彼は信者の精神的および身体的訓練を推進するにあたって、当時広く行われていた運動の方式を取り入れました。これが太極拳の原型となったのです。

瞑想と静かな精神状態は、彼らにとってなくてはならないものでしたが、少林寺の僧はカンフーを使った戦いの腕前にも評判がありました。しかし、攻撃のためではなく、健康の改善、ひいては精神向上の手段に利用していました。

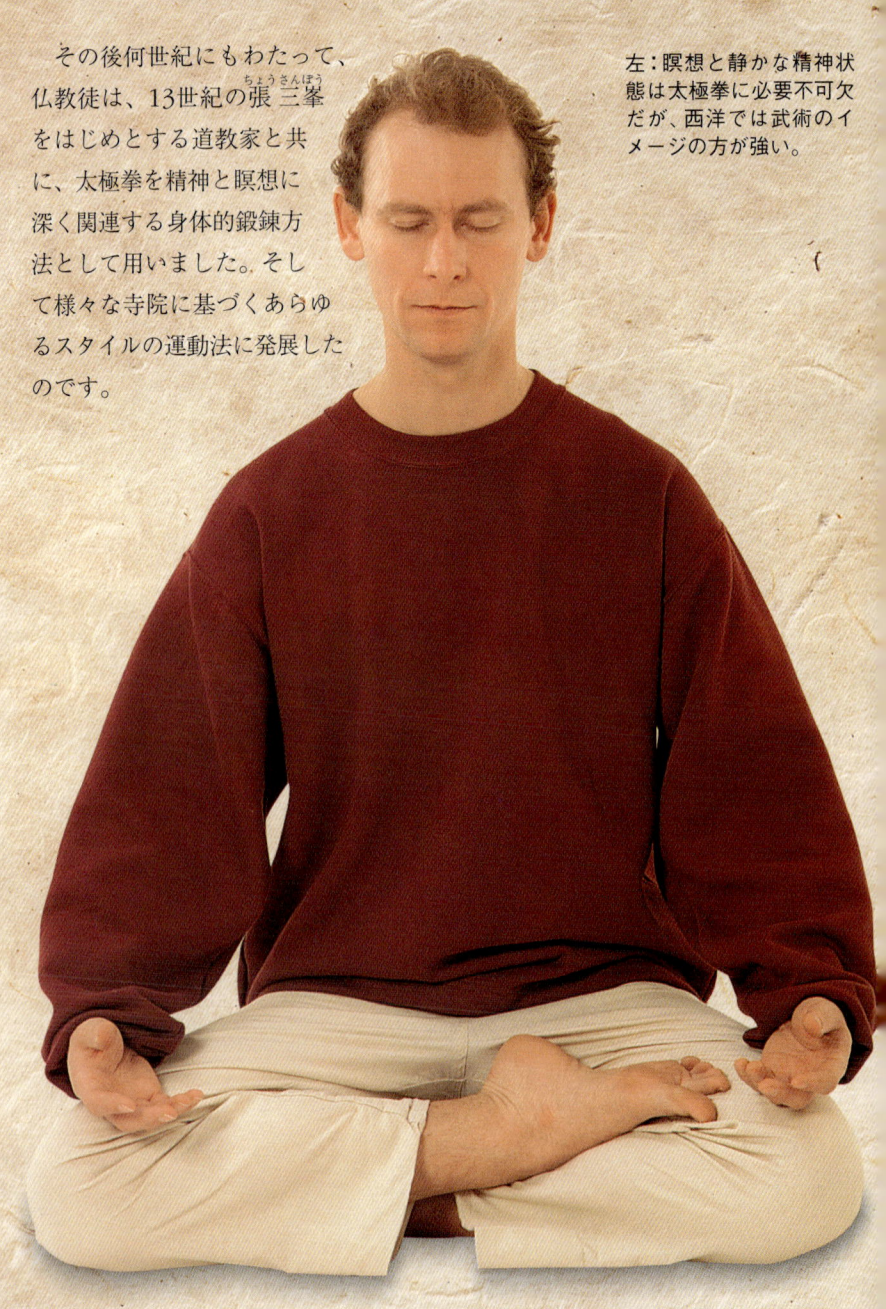

その後何世紀にもわたって、仏教徒は、13世紀の張三峯(ちょうさんぽう)をはじめとする道教家と共に、太極拳を精神と瞑想に深く関連する身体的鍛錬方法として用いました。そして様々な寺院に基づくあらゆるスタイルの運動法に発展したのです。

左：瞑想と静かな精神状態は太極拳に必要不可欠だが、西洋では武術のイメージの方が強い。

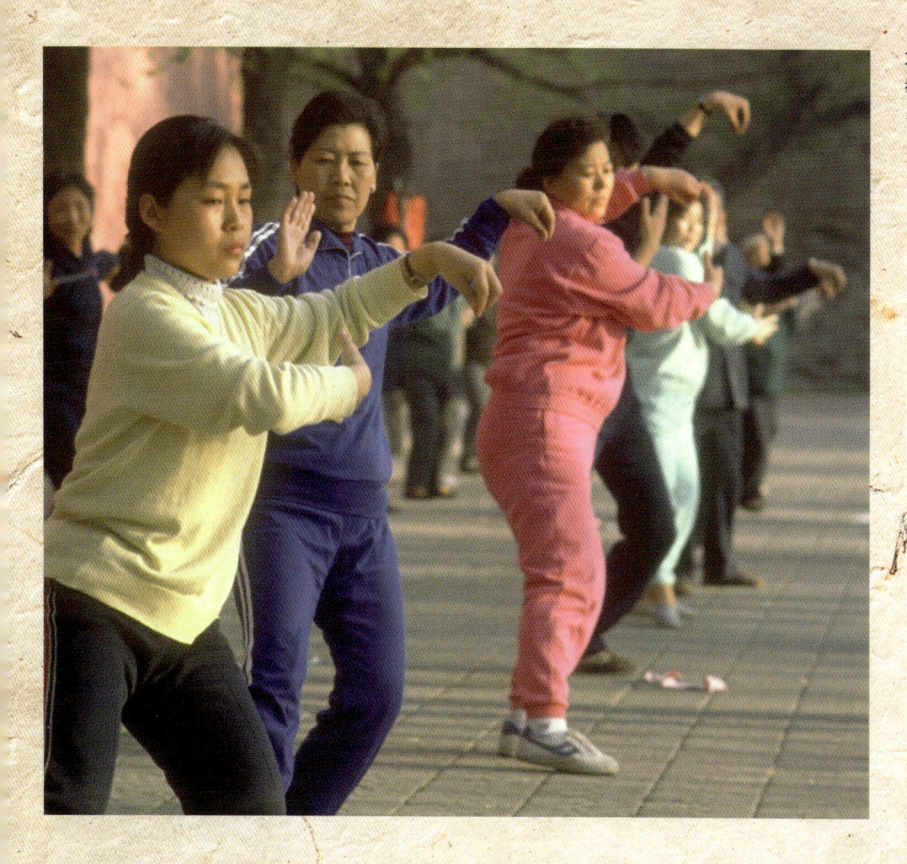

左：集団で行う太極拳は今でも中国ではおなじみの光景。

秘密裏に伝授された太極拳

1644年、満州族が中国を制して清王朝を設立しました。満州族の新しい皇帝は、寺院における太極拳の歴史を知り、その技術を自分も習得したいと考えました。そこで楊露禅（Yang Lu-chang, 1799-1872）を講師として迎え入れました。しかし楊師は、気を強化する優れた技術を侵略者である満州族に教えることに躊躇し、精神性を伴わない、動作が遅い、より優美な動きに修正した太極拳を伝授したと伝えられています。

良い太極拳は彼の息子にだけ伝授されました。これが楊式太極拳に発展し、皇帝家に伝えられた優美な動きは、中国貴族の余暇として流行しました。

1900年～1910年の革命により、余暇としての太極拳は西洋に伝わりました（通常、t'ai-chi exercise（太極運動）あるいはChinese ballet（中国舞踊）と呼ばれます）。しかし、太極拳の「拳」は、こぶし、あるいはボクシングを意味しています。寺院で実践されていた本来の太極拳は、楊家が伝え、広め、現在では西洋でも幅広く教えられています。楊式太極拳は、気および精神力を向上させることを重視し、通常の太極拳は、バランスと形式化された戦闘技術により重きを置いています。

大いなる究極

「気」は、空気、動作、力を意味する。一般的に「生命エネルギー（vital energy）あるいは「天性のエネルギー（intrinsic energy）」つまり「元来備わった、永久かつ究極のエネルギー」と訳される。太極は、気の調和やバランスを表しており、一般的に「大いなる究極（the grand ultimate）」と訳される。太極拳の熟練者は気を「精神力」、つまり「精」（精気）に変えることができると考えている。そのため、太極拳を武術として実践する場合、気は「精」を相手に放出するために使われる。もう1つ重要なのは「力」、つまり体を動かすことによって生み出させる身体的な力である。「力」は直接的な動作が必要だが（例えばパンチを出す場合など）、「精」は間接的な動作を意味しており、はずみをつけるために一旦後ろに下がらなくとも打撃を与えることができる。

太極拳の実践

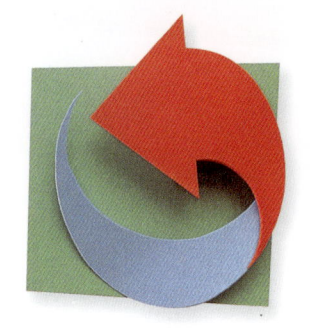

太極拳は、気功と同様に、瞑想を行い、精神状態を落ち着かせ、全身の自然のリズムと、気が蓄えられているエネルギーセンター「丹田(へそから7.5センチ下)」に意識を集中させることから始まります。

長い一連の動作（型）

太極拳は、気功と同様に、各動作の形式と型を多数学び、やはり気功と同様に、気に意識を集中する覚醒の状態でそれを行わなければなりません。型は100通りを超える動作を含む長いものもあります。したがって、太極拳の学校で良い師範につき、時間をかけて習得することが最も望ましいといえます。各動作をいったん習得すれば、すぐに一連の動作を通して出来るようになります。気功のシンプルな動作は、詳細を解説した書籍で容易に習得できますが、太極拳の一連の動作は複雑で、説明を文字にすると長くなり、必然的に分かり難くなってしまいます。

一連の動作に含まれる各動作には、さらに小さな動きが含まれます。ときにそれは非常に細かく、精密な場合があります。一連の動作を習う場合、ひとまとまりの動作を何度か練習してから、段階的に切れ目ない全体の動きにまとめていきます。

楊露禪（Yang Lu-chang）が考案した楊式太極拳には108の動作が含まれます。これを1940年代に鄭曼青（Cheng Man-ch'ing）が37の動作に短縮しました。その他、西洋で教えられている人気のあるスタイルには、武式太極拳、陳式太極拳、武当太極拳、孫式太極拳などがあります。

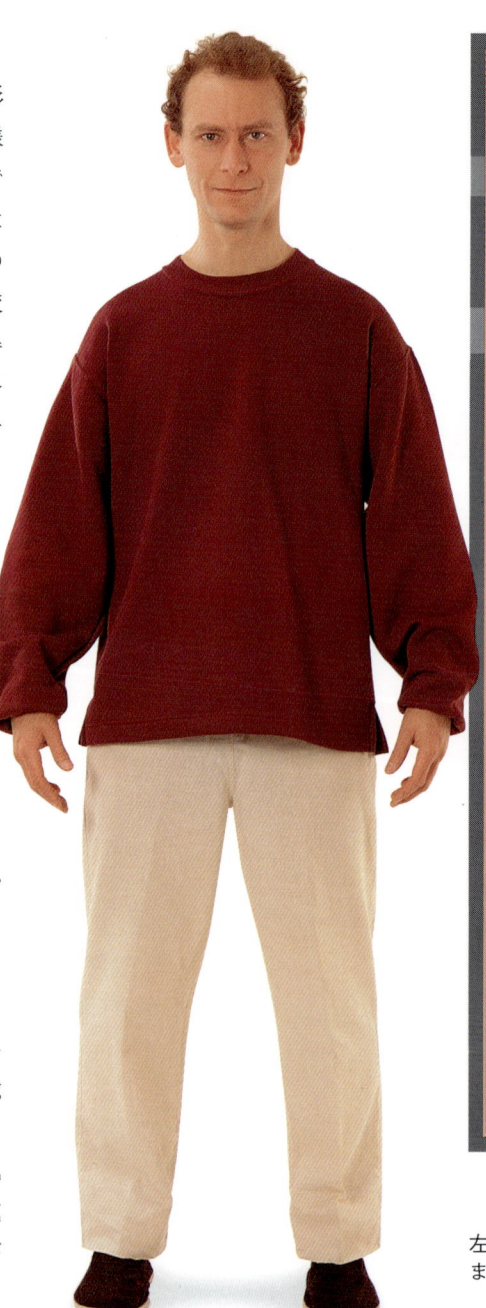

太極拳の5つの心得

1. 幅広くかつ多岐にわたって学ぶこと。自分を狭めてはならない。

2. 調べて質問すること。なぜ太極拳が優れているかを自問する。

3. 慎重に熟考すること。正しく理解できるよう心がける。

4. 論理的に調べること。概念を明確に区別し、正しい方向性を見定める。

5. 真摯な気持ちで練習すること。

「Traditional Chinese」
（翻訳：Waysun Liao）

左：ステップ1：
まず立位をとり雑念を払う。

太極拳の実践

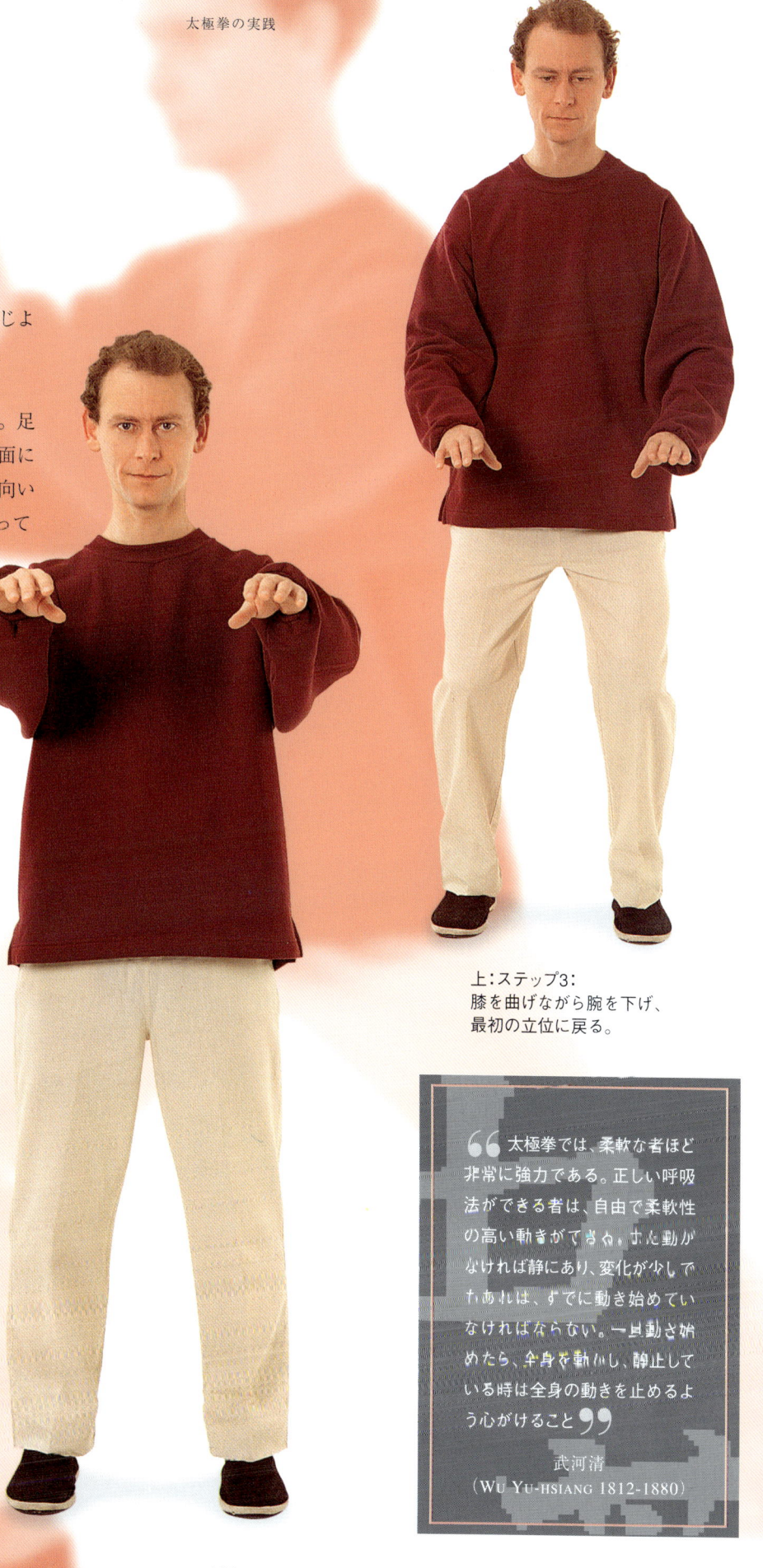

起勢

太極拳の型の大半は、気功と同じように立位から始まります。

1. まず体の力を抜いて立ちます。足は肩幅の広さに開き、つま先は正面に向けます。動作の始まりは、北を向いて立つことが伝統的なきまりとなっています。頭と首はまっすぐに伸ばし、頭頂部は頑丈な針金で上に引っ張られているように、少し引き上げます。腕は腹部の横に力を抜いて垂らし、自然に呼吸します。視線はまっすぐ遠くを見るようにし、意識は丹田に集中してください。

2. 手と腕を、正面の肩の高さまで上げます。

3. 膝を曲げて体勢を低くしながら、手を腰の位置まで下ろします。

4. 立ち上がりながら、正面で腕がまっすぐ伸びるまで手を上げ、最初の立位の位置に戻ったら力を抜きます。

この一連の動作を数回繰り返します。

右：ステップ2：
肩の高さまで腕を上げる。

上：ステップ3：
膝を曲げながら腕を下げ、最初の立位に戻る。

> 太極拳では、柔軟な者ほど非常に強力である。正しい呼吸法ができる者は、自由で柔軟性の高い動きができる。中心動がなければ静にあり、変化が少しでもあれば、すでに動き始めていなければならない。一旦動き始めたら、全身を動かし、静止している時は全身の動きを止めるよう心がけること

武河清
(WU YU-HSIANG 1812-1880)

太極拳と健康

太極拳は、柔軟性と力を強化するとともに、気と精を助けます。また姿勢を改善する優れた手法とも考えられています。

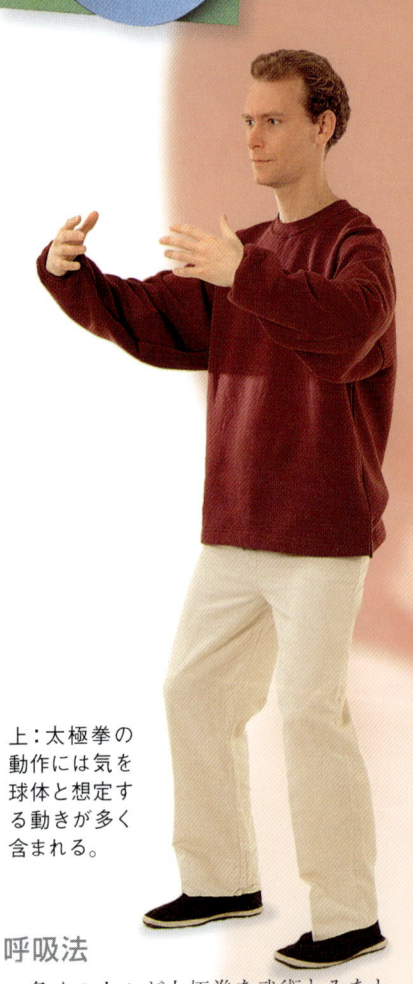

消します。太極拳の型の多く含まれる、瞑想を深める特徴的な動作として、手の中に球体をした「気」を持っていると想定する円を描くような動きがあります。時には空中にその気の球体を投げ出す動作が含まれることもあります。もちろん、最後に必ずそれを受け止めて自分のエネルギーを戻さなくてはなりません。鍛錬を積むと、気の球体のエネルギーを手の中にぴりぴりとした感触と共に感じ取ることができるようになります。

瞑想を伴う太極拳の重要な点は、下腹部に集中して呼吸する、つまり胃の筋肉を使って息を吸ったり吐いたりすることです。中国の治療師はこの種の動きが腹部の臓器(特に肝臓、腎臓、脾臓)における血の循環を改善するほか、心の機能を整えると主張しています。これは、胃が息を吸ったり吐いたりする際に、横隔膜が動き、下方の脊椎の神経を刺激するからだと言われています。

上:太極拳の動作には気を球体と想定する動きが多く含まれる。

呼吸法

多くの人々が太極拳を武術とみなしていますが、気功との関連性からいって、実際は健康療法の1つに数えられます。バランスと力の向上や、姿勢と頭頂部をヒモで吊られているような立位を重視する点は、武術に関連があります。

また太極拳は、経絡の気の流れをスムーズにし、あらゆる停滞と閉塞を解

鳥の尾を掴む

太極拳の型の名称は、動作そのものを描写することが多く、これから説明する型も、攬雀尾つまり「鳥の尾を掴む」あるいは「雀の尾を掴む」動作と呼ばれています。まず、最初の立位から始めます(127ページ参照)。右手を伸ばして手の平を上に向け、上方に動かします。この時、全体重を右足にかけ、左足を横に出します。左手の平を下に向け、右手の肘を曲げて、両手の平が向かい合うようにします。

1. 左足を1歩出します。この時かかとから床につくようにします。同時に、左手の前腕を伸ばし、右手を下ろします。この腕の動作が終了するまでに体重を前に移動します。

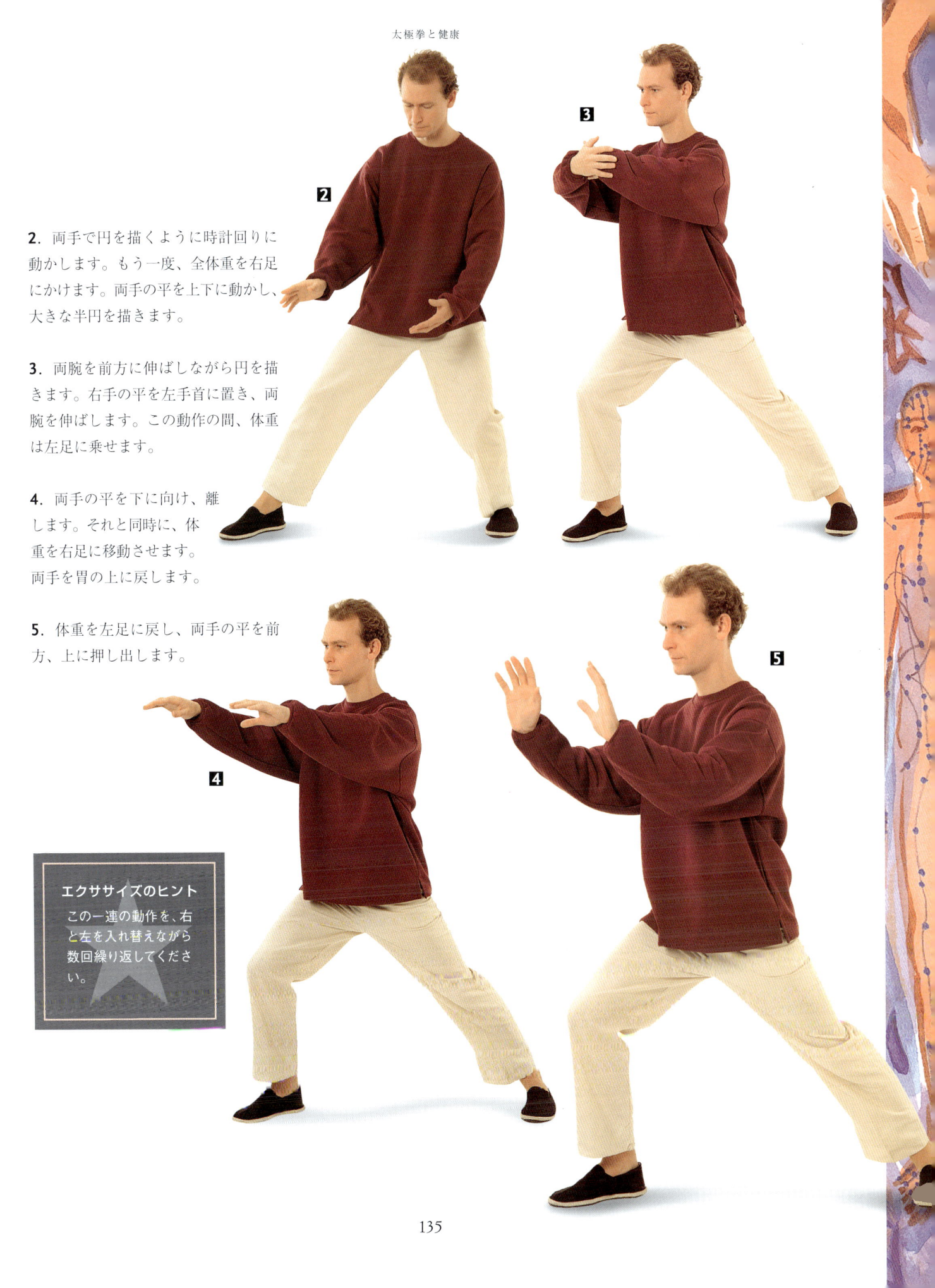

2．両手で円を描くように時計回りに動かします。もう一度、全体重を右足にかけます。両手の平を上下に動かし、大きな半円を描きます。

3．両腕を前方に伸ばしながら円を描きます。右手の平を左手首に置き、両腕を伸ばします。この動作の間、体重は左足に乗せます。

4．両手の平を下に向け、離します。それと同時に、体重を右足に移動させます。両手を胃の上に戻します。

5．体重を左足に戻し、両手の平を前方、上に押し出します。

エクササイズのヒント
この一連の動作を、右と左を入れ替えながら数回繰り返してください。

監修のことば

　高度な専門性を持った漢方医学を、一般の人に分かりやすく解説した書物を書くのは極めて難しい。この医学が、西洋医学とは異なった文脈を持ち、しかも必ずしも統一された体系を有しているわけではないからである。このことは、中国と文字を共有する日本においてよりも、西欧において、より顕著である。

　欧米人の身体観は西洋医学に基づいている。彼らにとって漢方医学の身体観はおそらく想像を絶するものであろう。ところで、西欧化された現在の日本に住む我々の身体観も、すでに江戸時代の姿を失い、西欧人のそれとほぼ同じものになっている。

　貝原益軒（1630～1714）が『養生訓』（1613刊）を書いた頃の日本人の身体観が、中国人の身体観に匹敵していたのを見るとき、1つの文化が絶えるとは、こういうことなのだという感を深くする。

　このような現代の日本人にとって、漢方薬や鍼灸は、材料や技術は昔のままであっても、理論はすでに未知のものである。これらの学問を学習する際には、西洋医学的な知識をバックボーンとした身体観で理解する以外に方法はない。

　もちろん、日常会話の中に残存している漢方医学や鍼灸の用語があるので、西欧人よりは理解しやすいのであるが、それがどの程度であるのか、はっきりしない。

　そういう日本の人々にとって、本書は、純粋の西欧人がこの医学をどのように理解するかということを知る格好の読み物である。

　お読みいただけばお分かりのように、本書は中国伝統医学の全般的な入門書である。中国医学の歴史、生理学や病理学を含む身体観、漢方薬とそれを用いた処方、鍼灸治療、指圧、食事療法（薬膳）、気功や太極拳など、中国医学の全領域に亘る知識が、程良く述べられている。その中でも、誰にでもすぐに応用できる中国薬膳に最も力点が置かれ、しかもそれがかなり西欧化された形で紹介されているのは、日本人にとってやや奇異な感じを抱かせるが、著者が、本書に実用的な意味を待たせるべく努力し、なおかつ、この医学の全貌を要領よく述べようと意図した英文の本であることを考えると、そのことは当然と思えるし、それによって得られる知識の内容も、日本の読者には新鮮に映るであろう。

　読者諸賢は、このことをよくお含みいただき、本書を役立てていただきたい。

安井廣迪

用語解説

指圧
中国の治療法で、体内エネルギーの流れのバランスを整え、停滞を解消する。経絡上のツボに適合する体表上の特定の箇所を押す。

経穴
経絡を流れる体内エネルギーを調整できる場所。

関節炎
関節組織の痛みを伴う炎症。

耳介(じかい)
耳殻、外耳の最外部。

気管支炎
気管支(肺に空気を送る管)の炎症。

経絡
気が流れる目に見えない経路で子午ともいう。体表や体内にある。

衝脈(しょうみゃく)
全身を巡る脈で、奇経(きけい)の1つ。

禁忌
病症への悪影響を及ぼす要因。治療法を用いてはならない場合。

吸引(カッピング)
ガラス製か竹製のカップ内の真空を利用して体表に気や血を集める治療方法。

帯脈(たいみゃく)
すべての脈を「束ねている」、奇経の1つ。

湿(しつ)
中国医学では、体のだるさ、疲労、手足が重い、全身の倦怠感を引き起こす、陰の病症の原因であると考えられている。

丹田(たんでん)
体のエネルギーが集まるところ。中国医学では、上丹田(眉の間)、中丹田(胴体の中心)、下丹田(下腹部)の3ヵ所に気が蓄えられていると考える。

煎じ薬
薬草を煮詰めて抽出分を取り出す処方。

虚証
気、血、津液(しんえき)などの基本要素が欠乏する、あるいは臓腑が機能不全を起こしている状態。

督脈(とくみゃく)
すべての陽経をつかさどる、奇経の1つ。

水腫(むくみ)
水分貯留により発生する痛みを伴わない腫れ。

八綱(はっこう)
陰陽の原則に基づく中国医学における病症を構成する要素:表・裏、寒・熱、虚・実。

外(邪)
中国医学において身体に外から影響を及ぼすと考えられている要素。

五行
水、気、火、金、地からなる、自然界の観察に基づく中国医学の基本的な考え方。

腑
陽に分類される中空臓器。

ホリスティック
人間を、身体、心、精神からなる1つの存在であると捉える考え方。

内傷
中国医学における体内の不調和。

津液(しんえき)
体液。津は軽い体液、液は濃い体液を意味する。

精(せい)
生命と人の向上に必要不可欠な本質的要素。

髄
中国医学において脳や脊柱を満たしていると考えられている物質。

医薬、本草
医療に使用される物質。効能や使用方法の科学。

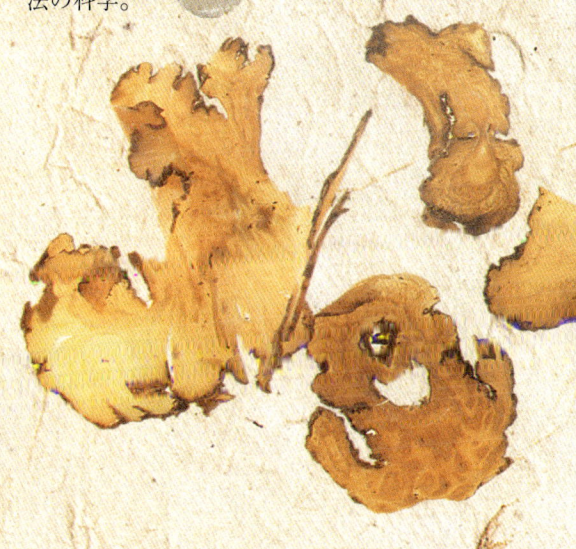

子午
気が流れる目に見えない経路。鍼治療では59の子午（そのうち主要なものは12）があると考えられている。

モグサ
ヨモギを乾燥させたもの。灸治療で鍼の先端や、筒の中に丸めて詰めて燃やし、熱を生じさせる。

灸治療
モグサを燃やして経穴に温熱を与える治療法。体内の気を温め、その流れを促進するといわれている。

粘液
体内のあらゆる膜から分泌される粘液性の体液。

気
宇宙の生命力、生命エネルギーを表す中国の言葉。生命のすべての要素の基本である。経絡を通って全身に浸透している。

気功
呼吸に重きを置いた、動と静を含む一連の動作。

任脈
陰経すべての働きを維持する奇経の1つ。

三焦
消化の過程を表す。臓器を示すこともある。

神
精神。人間の基本的要素で、生命力を示す。中国医学における三宝の1つで、目の輝きに表れると考えられている。

太極拳
運動および瞑想方法の1つの形式で、西洋では一般的に武術と関連付けられている。

湯
スープ。薬草を服用するための、伝統的な剤型。

道・道教
中国の哲学および精神論。

三宝
気、精、神を総称する言葉。

チンキ剤
アルコール器剤の薬草の治療薬。

強壮
中国医学における1つの作用。血と気の強化などを意味する。

衛気
外邪が体内に侵入するのを防ぐ、防衛機能を持つ気。皮膚のすぐ下を流れている。

血
血液。

陽
中国哲学における完全に相反する2つの事柄の1つ。より能動的、活動的、そして温かい側面を意味する。陰を参照のこと。

陰
中国哲学における完全に相反する2つの事柄の1つ。より受動的、内向的、そして冷たい側面を意味する。陽を参照のこと。

臓腑
中国医学用語で陰陽の性質をもつ臓器を表す。西洋の解剖医学における臓腑とは意味が異なる。

索引

あ

青ネギ　62
味　53, 53, 104-105, 105
アミガサユリ(薬草)　84
按摩　96-97　「指圧」も参照のこと。
胃　18, 29
怒　21, 34
医者　8
痛み　125
陰　102-103
陰　30, 97, 102-103
　按摩　97
　経絡　30
　食物　102-103
陰と陽　10-11, 37, 99
烏賊骨　86
運動　97, 128-130, 134
衛気　25, 44, 108
エネルギーを操る技術　126-127
応急処置　116-125
黄耆　45, 70, 108, 113
黄耆酒　113
黄芩　52, 56, 70
黄連　69
オグルマ(薬草)　83
オケラ(薬草)　58
恐　21
驚　20
オナモミ(薬草)　60
思　20
オランダビユ　60

か

海狗腎　87
海蛤殻　86
海馬　87
顔　39
夏枯草　81
何首烏　49, 55, 68
何首烏酒　113
過剰摂取　105
汗　119, 125
藿香　71
葛根　66
悲　21, 47
カニ　102

火麻仁　70
鴨　103
カルダモン(薬草)　77
関係　10-11
感情　14, 20-21, 35
関節　88, 125
関節炎　33
甘草　44, 48, 49, 56, 66, 113
肝臓　16, 17, 29, 107, 113
款冬花　72
旱蓮草　68
艾葉　58, 93
丸薬　55
木　12
気(生命エネルギー)　22, 24-25
　気を操る　90
　循環　37
　毎日の気の流れ　31
桔梗　45, 46, 54, 71
キク　72
起源　6-50
気功(呼吸法)　126-128
枳殻　46
枳実　84
既成の漢方薬　56
季節に合わせた料理の楽しみ方　109
菊花　46, 54, 72
基本要素　12-13, 12
吸角(カッピング)　94-95, 94
嗅診　41
灸療法　49, 93
強壮酒　112-113
杏蘇散　46
杏仁　46, 82
気を操る　90
金櫻子　72
金銀花　45, 71
緊張　23
キンミズヒキ(薬草)　81
牛肉　106
玉米鬚　85
銀翹散　45
クコ(薬草)　6
枸杞子　9, 67, 110, 113
枸杞子酒　113
クズ(薬草)　66
胡桃仁　69, 113

黒茶　100
経穴　28-29, 28, 90, 92, 95
桂枝　44, 51, 67, 100
桂枝湯　44
鶏内金　86
経絡　28-31, 31, 54, 92
　奇経　30
　12正経　29
　定義　89
　名称　89
血　26, 35, 113
血余炭　86
健康　10, 106-109, 134-135
健康な食事　99
月経困難症　122
月経痛　122
月経前症候群　122
下痢　120
玄参　83
更年期障害　49
香附　81
藁本　66
厚朴　56, 68
呼吸　126-130, 134
穀芽　67
虎骨　87
米　67, 110-111
コルツフット(薬草)　72
胡蘆巴　69
コンジー(粥)　110
蛤蚧　87
牛黄　87
五行　12
五行色体表　13
五行論　12-13
五志　12

139

牛膝 48, 75
呉茱萸 80
ゴボウ（薬草） 75
牛蒡子 45, 75
ゴマノハグサ（薬草） 83
五味子 45, 47, 80, 113

さ

柴胡 56, 60
左帰飲 49
サジオモダカ（薬草） 84
山査 78
サンザシ（薬草） 78
山梔 85
三七 76
サンシチニンジン 76
蚕砂 87
山茱萸 49, 78
三焦 19, 19, 29
サンダルウッド 79
山薬 49, 52, 78, 113
山薬酒 113
坐骨神経痛 119
指圧 96-97, 114-125
指圧療法 114-125
四君子湯 55, 56
姿勢を整える運動 130
シソ 85
紫蘇葉 46, 85, 99
七情 20-21
シナモン（薬草） 67
砂仁 77
酒炙黄芩 56
小茴香 82
消化不良 121
生姜 44, 46, 79
証の分類 36
生脈参 47
生薬 8-9, 51-85, 86-87
　強壮酒 112-113
　処方箋 56
　服用 55
　薬草の部位の名称 51
逍遥散 56
食事 99
植物の代替物 86
食物 100-105, 109

陰 102-103
陽 100-101
ショック症状 123
白髪 113
白芍薬（薬草） 58
心 14, 15, 29, 121
神（精神） 27
辛夷花 9, 82
津液 26-27
診断 6-50, 45
心包 29
耳痛 119
邪 32-33, 32, 37
麝香 87
熟地黄 48, 49, 79, 110
女貞子 9, 75
精 22
腎臓 16, 17, 29, 113
スイカズラ（薬草） 71
睡眠障害 31
ストレス 123
　外感病 44-45
　証 44-49, 53
　内傷病 46-47, 47
　薬性 52
頭痛 116
青娥丸 48
清暑益気湯 45
精神 14, 27, 27
聖人 63
性的不能症 113
青皮 45
生命エネルギー 「気」も参照のこと。
生命力 126-127, 126
西洋参 80
赤芍 61
切診 42-43
浙貝母 46, 84
セルフヒール 81
セルフヘルプ 98-135
仙鶴草 81
川芎 48, 62
先天性疾患 35
旋覆花 83
舌診 40
桑寄生 48, 77
蒼耳 60

蒼朮 45, 60
葱白 62
桑葉 46, 77
臓 14-17, 16
臓器 14-19, 16

た

太極拳 128, 130-135
　「気功」も参照のこと。
太極拳の5つの心得 132
大蒜 48, 63
大棗 44, 63
大棗酒 113
大麻 70
沢瀉 9, 45, 49, 84
タマネギ 101
痰飲 34
丹参 64, 108, 113
胆嚢 29, 86-87
大黄 54, 62
檀香 79
チェロキーローズ 72
地球の基本要素 12
竹茹 85
茶 9, 60, 100
中国 95
中国医学の歴史 7
中国西部 95
中国中部 95
中国東部 95
中国南部 95
中国北部 95
腸 18, 29
長寿 113
治療方法 50-98
陳皮 61
通常の風邪 124
ツルドクダミ（薬草） 68
伝統療法 94-97
湯 55
トウイノコズチ（薬草） 75
唐辛子 105
当帰 7, 45, 48, 55, 56, 64, 100, 113
当帰酒 113
党参 63, 113
党参（薬草） 64

索引

陶製の容器　55
冬虫夏草　86, 87
トウネズミモチ(薬草)　75
豆腐　103
トウモロコシのひげ　83
杜仲　48, 65, 113
鶏肉　100, 107, 107, 108-109
道教　7, 10, 26
独活　48, 64
独活寄生湯　48

な

ナツメ　63
ナツメグ　76
肉荳蔲　76
ニシン　100
肉桂　48, 51
人参　45, 47, 48, 55, 56, 76, 80, 104, 108, 113
人参黄耆酒　113
ニンニク　63, 107, 107
ネギ　101
捻挫　125
喉　118
乗り物酔い　124

は

肺　16, 16, 29, 46, 113
歯痛　117
背痛　48, 119
吐き気　121
ハチク(薬草)　85
薄荷　45, 46, 59
八綱　36
鼻　41, 41, 118
ハマスゲ　81
鍼治療　88-89, 91, 96, 96
半夏　59
梅花鍼治療　96
麦門冬　45, 47
バター　100
ハナナ　102
ハナヨリ(薬草)　71
脾臓　15, 29, 106
蓽撥　59
疲労　123
ビターオレンジ　84

白芍　9, 44, 48, 56, 58, 113
びゃくじゅつ　白朮 45, 56, 58
病理学　36-37
臍　18-19
フェヌグリーク(薬草)　69
フェンネル(薬草)　82
腹部膨満　121
附子　56
フジウツギ　74
不調和　13, 37
二日酔い　124
不妊症　113
粉末薬　55
茯苓　46, 48, 49, 56, 65
聞診　38-43
偏頭痛　117
便秘　120
方向性　54
補骨脂　48, 60
膀胱　18-19, 29
膀胱、胆嚢　18-19, 29
膀胱炎　122
望診　38-43
防風　48, 65
牡丹(薬草)　74
牡丹皮　49, 74

ま

麻黄　7, 74
豆類　102
マンダリンオレンジ　61
ミカン　61
水　12
蜜蒙花　74
耳のツボ　92
脈　43
目　38, 117
瞑想　130, 130, 132-133
メニュー　106-109
モクレン(モクレン科)　9, 68, 82
桃　101
問診　42

や

薬膳粥　111
薬理作用　54
ヤドリギ　77

病　13, 32-35, 36, 45
ヤマイモ(薬草)　78
夜明砂　87
ヤモリ　86-87
憂　21
熊胆　87
陽　30, 97, 100-101　「陰と陽」も参照のこと
　按摩　97
　経絡　30
　食物　100-101
抑制　10-11
ヨモギ(薬草)　58, 93
喜　20

ら

ラビジ(薬草)　62, 66
ラム　101
攬雀尾　134
リウマチ　119
竜胆草　73
療法　8, 96, 110-111, 110-111
料理　100, 110
　献立のヒント　106, 107, 109
料理(食物)　104-105
理論　6-50
リンドウ(薬草)　73
ルバーブ　62
霊芝　73
歴史　7-9
レタス　103
連翹　45, 46, 73
鹿茸　87
六味地黄丸　49

The practical Chinise Medicine

First published in Great Britain in 2000
by Godsfield Press Ltd
A division of David and Charles Ltd
Winchester House,
259–269 Old Marylebone Road,
London NW1 5XJ

© 2000 Godsfield Press
Text © 2000 Penelope Ody

Designed for Godsfield Press by
THE BRIDGEWATER BOOK COMPANY

DESIGNER *Jane Lanaway*
PICTURE RESEARCHER *Liz Eddison*
ILLUSTRATIONS *Jane Hadfield, Joan Corlass*
PAPER MODELS *Mark Jamieson*
MEDICAL ILLUSTRATIONS *Mainline Design*
CHINESE CALLIGRAPHY *Stephen Raw*

All rights reserved. No part of this publication may be reproduced, stored in a retrieval system, or transmitted in any form or by any means, electronic, mechanical, photocopying, recording, or otherwise.

Penelope Ody asserts the moral right to be identified as the author of this work.

Printed and bound in China.

Acknowledgements

The publishers wish to thank the following for the use of pictures:

Art Directors & Trip: Ask, p.99; J. Highet, p.86; A. Tovy, p.33t; P. Treanor, p.53tl; M. Watson, p.87

Corbis: Horace Bristol, p.93l; Jack Fields, p.126; Wolfgang Kaehler, p.131; Earl Kowall, p.94b; Phil Schermeister, p.54tr

The Image Bank: Chuck Kuhn, p.12tl; D. Redfearn, p.12t; Michael Salas, pp.5 and 12bl; Thomas Schmitt, p.12tr

Harry Smith Collection: pp.74tc and 83tl

Tony Stone Images: Chave/Jennings, pp.1 and 57; Andy Cox, pp.24–25b; Margaret Gowan, pp.110–111b; Pat Hermansen, p.33b; Zigy Kaluzny, p.89; Yann Layma, p.37; Laurence Monneret, pp.25tr and 31tr; Les Wies, pp.54–55

Superstock: Paul Kuroda, p.35b

Key: b = bottom; c = center; l = left; r = right; t = top

Special thanks go to **East West Herbs**, Kingham, Oxfordshire, UK, for help with properties.

産調出版の自然療法＆自然治癒力のガイド

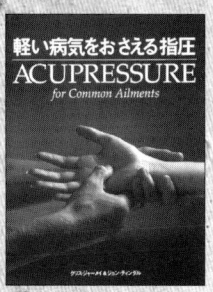

軽い病気をおさえる指圧

クリス・ジャーメイ／
ジョン・ティンダル 共著

自然治癒力を高め、
免疫機能を活性化させる

日ごろ悩まされているいろいろな症状を緩和する自助治療法、指圧、そのテクニックおよびツボの位置をわかりやすく紹介します。

本体価格2,300円

ホメオパシー大百科事典

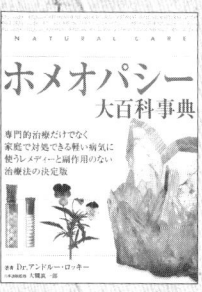

アンドルー・ロッキー著
大槻真一郎 日本語版監修

補完医療の一つとして広く利用され、高い効果をあげているホメオパシー。その主な理論と療法をわかりやすく紹介。さらに320レメディーについて、綿密な研究に裏付けられた詳細な説明を加えた決定版。

本体価格7,800円

ナチュラルファミリードクター

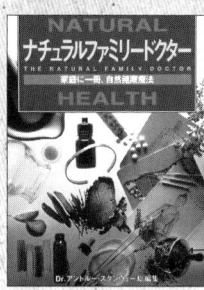

Dr.アンドルー・
スタンウェー総編集

いっさい化学薬品を
使わない家庭医学書

薬や化学薬品ではなく、ナチュラルな自然療法で自分と家族の健康管理。各種ナチュラル療法も紹介。

本体価格3,816円

「関節炎」を克服する

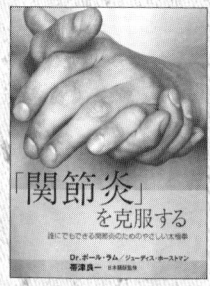

Dr.ポール・ラム／
ジューディス・ホーストマン 共著
帯津良一 日本語版監修

誰にでもできる関節炎の
ためのやさしい太極拳

「関節炎を和らげる太極拳」は、ポール・ラム博士自らの経験に基づき、ベテランのリウマチ専門医たちの協力を得て、特別に考案されたものです。

本体価格2,600円

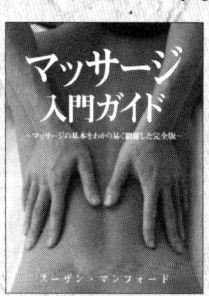

マッサージ入門ガイド

スーザン・マンフォード著

マッサージの基本を
わかり易く網羅した完全版

マッサージによく使われるオイルの種類とその働き／基礎テクニック／体の部位ごとの基本マッサージ／応用テクニック／体の部位ごとの応用マッサージ／特定の目的のためのマッサージ

本体価格2,880円

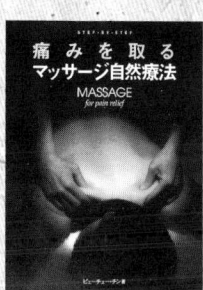

痛みを取るマッサージ自然療法

ピェーチェー・チン著

薬に頼らず、触ることで痛みをやわらげていく中国古来の自然療法。頭痛、歯痛、腹痛、手足の痛みといった、いろいろな痛みのケアに役立つマッサージの方法を紹介。

本体価格2,800円

ハーブセラピー

アン・マッキンタイア著

ナチュラルな方法で症状を
やわらげる自然治癒法

私達の間に古く伝わり、信頼されている知識に新しい光を当てて、セルフ・ヘルプや病気の予防・治療のためのハーブの使い方、ハーブ療法の基本、安全な治療のためのマイ・ハーブ薬の作り方・使い方を紹介します。

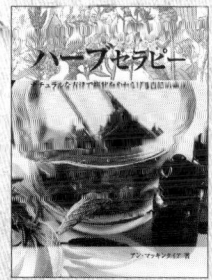

本体価格2,200円

花のもつ癒しの魅力

アン・マッキンタイア著

フラワーヒーリング図鑑

花がもつ癒しの力を、薬草、アロマテラピー、ホメオパシー、フラワーエッセンスなどを通じて解説。約100種の花の特徴・治療法を紹介。

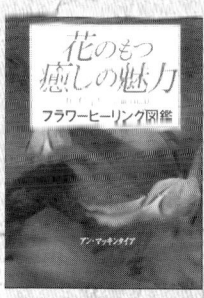

本体価格4,640円

PRACTICAL CHINESE MEDICINE
中国医学の百科

著　者：ペネラピ・オディ (Penelope Ody)
英国ブリストル大学で化学を学んだ後、ビジネスおよび技術関係の新聞記者を多年にわたって務める。その後、英国のSchool of Phytotherapyでハーブ医療、中国広東省広州にある広州中医薬大学で中国伝統医学を学ぶ。現在は、「英国メディカルハーバリスト協会(National Institute of Medicinal Herbalists)」の会員であり、英国ハーブソサイエティのフェロー。また、バッキンガムシア州で独自の治療法を実践している。『英国ハーブ療法ハンドブック』、『メディカルハーブ：薬用ハーブ完全図解ガイド』などハーブ医療や家庭医学に関する著書を多数出版。

日本語版監修者：安井廣迪 (やすい ひろみち)
1972年順天堂大学医学部卒業。北里研究所付属東洋医学総合研究所を経て、現在安井医院院長。その間、(旧)西ドイツ・マールブルク大学およびゲッティンゲン大学にて、医史学およびヨーロッパ民間療法の研究を行う。1985年より天津中医学院客員教授。編著書に『近世漢方治験選集(解題)』全14巻、『医学生のための漢方医学入門』など。

翻訳者：玉嵜敦子 (たまざき あつこ)
関西学院大学法学部卒業、在学中米国サンディエゴ US International University に留学。ニュース記事、環境関連文書などノンフィクション分野を中心に翻訳活動中。

発　　行　2003年8月1日
本体価格　2,800円
発 行 者　平野　陽三
発 行 所　産調出版株式会社
　　　　　〒169-0074 東京都新宿区北新宿3-14-8
ご 注 文　TEL.03(3366)1748
　　　　　FAX.03(3366)3503
問 合 せ　TEL.03(3363)9221
　　　　　FAX.03(3366)3503
　　　　　http://www.gaiajapan.co.jp

Copyright SUNCHOH SHUPPAN INC. JAPAN2003
ISBN 4-88282-335-7 C2047
Printed and bound in China

落丁本・乱丁本はお取り替えいたします。
本書を許可なく複製することは、かたくお断わりします。